# TRAITÉ

## DES

# APPLICATIONS DE L'ÉLECTRICITÉ

## A LA THÉRAPEUTIQUE

## MÉDICALE ET CHIRURGICALE

PAR

## A. BECQUEREL

Médecin de l'hôpital de la Pitié,
Professeur agrégé à la Faculté de médecine de Paris, etc.

AVEC 6 FIGURES INTERCALÉES DANS LE TEXTE

# PARIS

## GERMER BAILLIÈRE, LIBRAIRE-ÉDITEUR

RUE DE L'ÉCOLE-DE-MÉDECINE, 17.

| Londres et New-York, | Madrid, |
|---|---|
| H. BAILLIÈRE, libraire. | Ch. BAILLY-BAILLIÈRE, libraire. |

1857

DELLE, F. HOME, HUTCHINSON, KINNEIR, LARROQUE, MARCET, N ARCUS,
MARTINET, MAUNOIR, MENGHINI, PEARSON, POMMER, RÉCAMIER, SPERANZA,
YOUNG, ETC. ;

*SUIVIS DE RÉSUMÉS GÉNÉRAUX ;*

# PAR A. L. J. BAYLE,

DOCTEUR EN MÉDECINE, PROFESSEUR AGRÉGÉ,
ET ANCIEN BIBLIOTHÉCAIRE ADJOINT DE LA FACULTÉ DE PARIS,
MÉDECIN DES DISPENSAIRES DE LA SOCIÉTÉ PHILANTROPIQUE,
MEMBRE DE L'ACADÉMIE ROYALE DE MÉDECINE DE NAPLES,
ET DE PLUSIEURS AUTRES SOCIÉTÉS SAVANTES.

———

# A PARIS,

CHEZ J.-B. BAILLIÈRE,
LIBRAIRE DE L'ACADÉMIE ROYALE DE MÉDECINE,
RUE DE L'ÉCOLE DE MÉDECINE, N. 13 bis ;
A LONDRES, même Maison, 219, Regent Street.
1837.

# TRAITÉ



## APPLICATIONS DE L'ÉLECTRICITÉ

### A LA THÉRAPEUTIQUE

# TRAITÉ

## DES

# APPLICATIONS DE L'ÉLECTRICITÉ

## A LA THÉRAPEUTIQUE

## MÉDICALE ET CHIRURGICALE

PAR

## A. BECQUEREL

Médecin de l'hôpital de la Pitié,
Professeur agrégé à la Faculté de médecine de Paris, etc.

AVEC 6 FIGURES INTERCALÉES DANS LE TEXTE

— ⊙ —

# PARIS

## GERMER BAILLIÈRE, LIBRAIRE-ÉDITEUR

RUE DE L'ÉCOLE-DE-MÉDECINE, 17.

| **Londres et New-York,** | **Madrid,** |
|---|---|
| H. BAILLIÈRE, libraire. | Ch. BAILLY-BAILLIÈRE, libraire. |

## 1857

# PRÉFACE.

L'ouvrage que je livre maintenant au public n'est que la rédaction développée d'une série de leçons, faites à l'hôpital de la Pitié, dans le cours de l'année 1856.

Ce cours, dont le résumé a été publié dans la *Gazette des Hôpitaux*, a été accueilli avec quelque faveur par les élèves et par un certain nombre de médecins qui ont bien voulu y assister. C'est ce qui m'a décidé à lui donner les développements nécessaires pour en faire un *Traité complet*, tout en en élaguant ce qui n'avait pas immédiatement trait à la thérapeutique ; si je fais maintenant cette publication, c'est qu'elle me paraît répondre à un besoin du moment, et qu'il me semble utile de fixer, dès à présent, quel est l'état réel des applications de l'électricité à la médecine et quelle est positivement leur valeur thérapeutique.

Depuis plus d'un siècle qu'on a commencé à s'en occuper, l'art d'appliquer l'électricité à la médecine a subi de nombreuses vicissitudes. Pendant la deuxième moitié du xviii° siècle, la découverte de la machine électrique et de la bouteille de Leyde, mit entre les mains d'un certain nombre de physiciens ou de médecins un agent à l'aide duquel ils obtinrent ou crurent obtenir des succès réels et nombreux. C'est par suite de leurs expériences que furent publiés les travaux de Mauduyt, Sigaud de la Fond, Mazars, et bien d'autres.

Il est probable que la nouveauté des moyens employés, et l'espèce de merveilleux qui entourait cet agent, contribuèrent à la grande vogue que ces applications obtinrent à cette époque. Elles ne tardèrent pas toutefois à tomber dans un discrédit qu'elles ne méritaient peut-être pas aussi complétement.

Au commencement de notre siècle, la découverte de la pile permit d'appliquer l'électricité d'une nouvelle manière, et d'en faire usage sous forme de courants. Pendant plus de trente années, des physiciens et des médecins zélés essayèrent de substituer le nouvel appareil aux anciennes machines électriques, mais ils ne purent jamais donner à ces applications la vogue qu'elles avaient eue autrefois, ni réveiller un enthousiasme éteint.

Pendant cette période, les études auxquelles ces savants se livrèrent furent à peu près stériles, et leurs publications sont maintenant tombées dans l'oubli. C'est ce qui arriva aux œuvres d'Aldini, de Fabré-Palaprat, de Sarlandière, d'Andrieux et de bien d'autres.

La découverte des courants d'induction, la construction d'appareils plus simples, plus commodes à manier, introduisirent de nouveaux éléments pour la solution de la question des applications de l'électricité à l'art de guérir. C'est cette période qui date à peu près de vingt-cinq ans, qui dure encore aujourd'hui et qui doit être étudiée avec plus de soin.

Les hommes qui depuis cette dernière époque se sont livrés aux applications de l'électricité à la médecine sont nombreux et peuvent être partagés en plusieurs classes.

Les uns, *physiciens* éminents, ont tracé d'une main sûre les lois des courants électriques, les règles qui doivent guider le médecin dans l'application de cet agent à l'organisme vivant, enfin les principes que l'on doit suivre dans la construction des appareils dont on peut faire usage.

Les autres, *constructeurs* ou *inventeurs* plus ou moins habiles, ont varié de différentes manières la construction des machines électro-magnétiques et magnéto-électriques.

D'autres, *physiologistes* ou *expérimentateurs*, se sont servis des courants électriques, pour étudier l'action et les propriétés des nerfs et des muscles, pour en déduire des lois physiologiques et quelquefois pour en tirer des inductions thérapeutiques.

D'autres, plus particulièrement *médecins,* se sont livrés avec une ardeur trop peu contenue, à des applications thérapeutiques. Ce sont surtout les travaux de ces derniers qui parfois ont conduit aux écarts les plus fâcheux : applications inutiles ou dangereuses ; connaissances insuffisantes de la pathogénie et de la nature des maladies ; conclusions thérapeutiques exagérées et quelquefois fausses ; voici ce que l'on trouve malheureusement trop souvent parmi les modernes électriseurs.

C'est pour essayer de débrouiller un peu le chaos qui s'est introduit dans toutes ces applications de l'électricité à la thérapeutique, que j'ai entrepris la publication de l'ouvrage que je livre aujourd'hui au public.

Il s'agit, en effet, d'essayer de résoudre les problèmes suivants :

1° Quel est le meilleur appareil à mettre entre les mains des médecins ? Quel est celui qui est le plus simple, le moins dispendieux, le plus facile à manier, le moins sujet à se déranger? Quel est celui, en un mot, qu'il faut préférer ?

2° Quelles sont les véritables lois de l'action des courants électriques sur les divers tissus et les différents appareils de l'organisme ? Quels sont les physiciens et les physiologistes auxquels il faut véritablement rapporter l'honneur de leur découverte ?

3° Quelles sont les indications et les contre-indications de l'emploi de l'électricité en médecine ?

4° Quelles sont les maladies dans le traitement desquelles on peut, d'une manière rationnelle, conseiller l'emploi de l'électricité ?

5° Quels sont les résultats positifs que l'on obtient? Quelle est la part réelle des succès et des insuccès ?

6° Quels sont enfin les dangers qui peuvent souvent être le résultat de l'emploi intempestif ou mal dirigé de l'électricité ?

Pour résoudre ces questions diverses cet ouvrage a été divisé en *trois parties* bien distinctes.

On trouvera d'abord sous le titre d'*introduction*, un historique résumé des principaux travaux publiés sur les applications de l'électricité à la médecine.

La *première partie* est destinée à la description des principaux appareils que l'on peut mettre en usage pour ces applications.

La *deuxième partie* présente l'exposé des lois de l'action des courants électriques sur les divers tissus organiques et les règles à suivre pour les appliquer à l'organisme vivant et au traitement des maladies. Nous en avons éliminé complétement toutes les questions qui se rattachent à la physiologie pure. (Fonctions des nerfs. action musculaire, etc.)

La *troisième partie*, la plus développée, est consacrée à l'*application proprement dite de l'électricité à la thérapeutique médicale et chirurgicale*. Cette partie est terminée par un chapitre relatif aux *inconvénients* et aux *dangers* que peuvent présenter dans certaines circonstances les applications de l'électricité.

25 janvier 1857.

# TRAITÉ

DES

## APPLICATIONS DE L'ÉLECTRICITÉ

A LA THÉRAPEUTIQUE

### MÉDICALE ET CHIRURGICALE.

---

## HISTORIQUE.

---

L'histoire des applications de l'électricité à la médecine peut être divisée en *trois périodes* bien distinctes.

La *première* comprend toute l'époque pendant laquelle on ne faisait usage que de la machine électrique, de la bouteille de Leyde, et d'autres appareils ayant pour base l'application des effets de l'électricité statique.

La *deuxième*, celle pendant laquelle on a mis à profit la pile galvanique, et spécialement la pile à auges et l'électro-puncture.

La *troisième* comprend enfin tout le temps pendant lequel on a fait usage des courants interrompus et des appareils d'induction. Elle renferme par conséquent l'époque actuelle, pendant laquelle les applications de l'électricité à l'art de guérir ont pris leur plus grand développement.

---

# PREMIÈRE PÉRIODE.

**Applications à la médecine des machines électriques, de la bouteille de Leyde, et des batteries électriques.**

Jallabert, en 1748, s'est livré à une étude sérieuse et assez complète de l'électricité considérée sous le point de vue de ses rapports avec l'organisme.

Il étudia les effets de l'électricité sur les êtres vivants, et il prétendit qu'elle produisait l'accélération du pouls et l'augmentation de la chaleur du corps. Suivant lui, cet agent accélérerait le retour des menstrues chez les femmes et produirait des convulsions involontaires dans les muscles paralysés.

Jallabert rapporte un cas de guérison d'un paralytique par l'électricité; l'observation en est fort incomplète. Dans un chapitre à part il cherche à établir quelques règles qu'il regarde comme indispensables pour l'emploi d'un agent qu'il considère comme un remède aussi prompt et efficace qu'il est dangereux.

L'abbé Sans publia en 1772 et en 1773 un ouvrage sur la *guérison de la paralysie par l'électricité* (1 vol. in-12). Dans ce travail l'auteur rapporte huit cas de guérisons complètes ou incomplètes de paralysies par l'électricité, et quelques autres cas de simples améliorations; il cherche à réfuter l'opinion de ceux qui ne croient pas à l'efficacité de cet agent dans ces maladies et ne peut guère se rendre compte des insuccès de Morand, de De Lassonne et de Nollet.

L'abbé Sans ne fait pas connaître dans ce travail ses procédés opératoires. Indépendamment des faits qui lui sont propres il rapporte quelques cas de guérisons de paralysies obtenues par Sigaud de la Fond en 1777.

En 1778, Mauduyt rendit compte à la Société de médecine des expériences qu'il avait entreprises sur les applications de l'électricité à la médecine. Son travail a pour base quatre-vingt-deux observations de paralysies, de stupeurs ou d'engourdissements, de rhumatismes, de rhumatisme goutteux, de surdité, d'amaurose, d'aménorrhée, etc., etc. Il commençait le traitement par le bain électrique, dont il augmentait peu à peu la durée jusqu'à trois heures par jour; ensuite il tirait des étincelles de diverses parties du corps; rarement il employait la commotion générale; il recommande en même temps de faire usage d'autres médications.

Ce travail est suivi d'un deuxième, dans lequel il traite des effets généraux, de la nature et de l'usage de l'électricité comme médicament. Voici ses conclusions :

1° L'électricité positive accélère les pulsations du pouls et la négative les ralentit. Elle augmente les transpirations insensibles, excite la sueur et fréquemment la salivation. Si elle est très forte, la sueur et les salivations peuvent être excessives; assez souvent elle amène des urines troubles et des évacuations chez les gens constipés.

2° Elle déplace des douleurs anciennes et rebelles; elle rend la chaleur aux parties qui ont une sensation de froid habituelle ou invétérée; elle guérit des membres atrophiés et décolorés; elle dissipe des œdèmes; elle rétablit des paralysies de sentiment et de mouvement complètes ou incomplètes; elle ramène des évacuations critiques supprimées; elle augmente la sécrétion des cautères et vésicatoires. Il n'a pas observé qu'elle produisît de l'agitation; souvent elle procure du calme et du sommeil.

Quant aux indications de l'électricité, Mauduyt regarde cet agent comme favorable dans les paralysies, les affections chroniques par suppression d'évacuation, et généralement toutes les fois qu'il convient de fluidifier les liquides et de donner du ton aux solides.

Il la croit nuisible quand il y a excès de sensibilité et d'irritation nerveuse.

La plupart de toutes ces assertions sont contestables, mais il est curieux de les rapporter pour l'histoire de la science.

L'abbé Bertholon (1780) s'occupe de l'électricité dans un travail qui a pour titre : *De l'électricité du corps humain dans l'état de santé et de maladie* (2 vol. in-8). La première partie, qui traite de l'électricité du corps humain dans l'état de santé, n'est guère qu'un tissu d'hypothèses. La deuxième partie, consacrée à l'application de l'électricité, mérite encore ce reproche à un plus haut degré. L'auteur classe les maladies selon qu'elles dépendent d'une plus ou moins grande quantité du fluide électrique contenu naturellement dans le corps humain. De là il part pour recommander l'emploi de l'électricité dans les cas où cet agent lui semble en moindre proportion. Pour donner une idée de l'esprit de l'ouvrage, je ne choisirai qu'un seul exemple. L'électricité est un excellent moyen contre les dartres et autres maladies cutanées, parce que ces affections dépendent d'une diminution du fluide électrique contenu normalement dans l'organisme.

Bertholon conseille également l'électricité dans les maladies convulsives, et surtout dans les paralysies, affections dans lesquelles il se borne à rappeler les succès obtenus par Jallabert, Sauvages, Sigaud de la Fond. Quant à la méthode à employer pour appliquer l'électricité, l'abbé Bertholon en indique cinq : 1° le bain, 2° l'impression du souffle, 3° les aigrettes, 4° les étincelles, 5° la commotion. La seule dénomination de ces moyens indique assez ce dont il s'agit pour que j'aie besoin d'y insister. Il admettait que les séances par bain ou impression devaient durer deux heures par jour ; celles par aigrettes ou étincelles un quart d'heure ; enfin, les commotions ne devaient être données qu'au nombre de douze à quinze par séance.

La même année (1780) vit paraître un Mémoire de Mazars de Cazelles, sur l'*électricité médicale*, mémoire publié à Toulouse. Dans ce travail, l'auteur rend d'abord compte des résultats obtenus par Mauduyt à Paris, et publie ensuite les résultats qu'il a obtenus lui-même avec l'électricité négative. Il publie 20 observations :

3 cas de rhumatisme goutteux suivis de guérison.

1 cas de sciatique guéri rapidement.

1 cas de tumeur blanche amélioré.

1 cas d'engelures guéries rapidement.

1 hystérie convulsive avec contractions guérie après cinq mois de traitement.

13 cas de paralysies pour lesquels on a obtenu les résultats suivants :

5 insuccès complets. C'étaient des paralysies générales ou des paralysies très anciennes.

6 améliorations plus ou moins grandes. Il s'agissait d'hémiplégie.

2 guérisons. C'étaient deux paralysies hystériques.

On voit que ces résultats publiés avec bonne foi n'ont pas été si merveilleux que le croit l'auteur. Malgré cela je pense qu'ils sont encore bien exagérés.

En 1781, Sigaud de la Fond publie un travail qui est plutôt l'historique de ce qui a été fait jusqu'alors pour les applications de l'électricité à la médecine qu'un véritable traité original.

En 1782, Mazars de Cazelles fait paraître un deuxième Mémoire sur l'électricité, et publie 46 observations dont voici le résumé :

23 cas de paralysies, dont 9 insuccès complets, 6 améliorations et 8 guérisons, parmi lesquelles 1 paralysie hystérique et 1 paralysie saturnine.

1 hystérie guérie.

3 ophthalmies chroniques sans aucune amélioration.

5 amauroses, dont 3 insuccès, 2 améliorations très grandes.

3 rhumatismes articulaires chroniques guéris.

3 tumeurs blanches, dont 1 amélioration, 2 insuccès.

3 rhumatismes goutteux, dont 2 guérisons, 1 insuccès.

2 sciatiques guéries.

2 engelures guéries.

1 observation indéterminée.

On voit ici que les insuccès balancent presque les succès. Beaucoup de ces observations, du reste, manquent de détails suffisants pour affirmer que le diagnostic a été exact.

Depuis cette dernière époque (1788 et 1792), Mazars publia de nouvelles observations de guérisons des maladies les plus diverses par l'électricité. Ces affections sont toutes de la même nature que celles que nous venons d'énumérer.

Cavallo (1785), dans son *Traité complet d'électricité,* en consacra une partie aux applications de cet agent à la médecine; on y trouve l'exemple d'un fâcheux accident dû à l'administration intempestive de l'électricité, accident rapporté par le docteur Hart de Shrewsburg. Une fille de seize ans, électrisée pour une paralysie atrophique du bras droit, tomba paralysée de tout le corps après la deuxième séance d'électrisation ; quinze jours après, cette paralysie accidentelle fut guérie et l'on revint à l'électrisation ; mais la troisième séance ramène la paralysie générale qui disparut en laissant la malade dans son état primitif. Cavallo donne les procédés à suivre pour appliquer l'électricité dans les maladies. Ces procédés sont toujours les mêmes, la machine électrique, la bouteille de Leyde, les tabourets isolants, modifiés de différentes manières. Il est inutile d'y insister.

Alexandre de Humboldt publia en 1799 ses *Expériences sur le galvanisme*, ouvrage dans lequel il insiste longuement sur l'irritation des fibres musculaires et nerveuses sous l'influence de cet agent. Cet ouvrage, traduit par Jadelot, fit une grande sensation ; il est basé sur des expériences sérieuses, et c'est un des premiers traités qui relatent des expériences dans lesquelles l'auteur ait fait usage de la pile galvanique. On y trouvera beaucoup de faits relatifs à l'irritabilité musculaire, faits qui sont vrais et irrécusables, et que tous nos électriciens modernes semblent avoir perdu de vue et complétement oubliés. Il faut toutefois distinguer dans cet ouvrage les faits réels et positifs des explications trop souvent théoriques.

Sigaud de la Fond publia en 1802 un ouvrage intitulé *De l'électricité médicale* (1 vol. in-8), traité dans lequel il résume les faits connus avant lui.

Dans une première section, l'auteur étudie l'électricité d'une manière générale, ses divers modes et ses effets sur le corps de l'homme. Voici les propriétés qu'il lui attribue :

L'électricité accélère le mouvement des fluides dans le système capillaire animal, ainsi que les pulsations du pouls.

L'électricité augmente le produit de la transpiration insensible, de même que toute espèce d'évacuation.

L'électricité enfin augmente la chaleur animale et donne du ton aux fibres animales.

L'électricité positive jouit spécialement, suivant ces auteurs, de ces diverses propriétés.

Dans la deuxième section, Sigaud de la Fond examine les appareils convenables à l'administration des fluides électriques et les diverses manières d'en faire usage ; il emploie les modes suivants :

1° Bain électrique ;

2° Électrisation par étincelle ;

3° Électrisation par voie d'irroration ;

4° Électrisation par frictions ;

5° Électrisation par voie d'insufflation ;

6° Électrisation par voie d'exhaustion ;

7° Électrisation par voie de commotion.

Tous ces modes sont décrits avec soin.

La section troisième est consacrée aux maladies auxquelles le fluide électrique a été jusqu'à présent administré avec succès. Dans cette section, la plus longue de son livre, il étudie presque toutes les maladies du cadre nosologique, maladies qu'il range dans les dix classes suivantes :

1° Maladies de la superficie ;

2° Maladies fébriles ;

3° Maladies inflammatoires ;

4° Maladies spasmodiques ;

5° Des essoufflements ;

6° Des débilités et des paralysies : c'est dans cette section qu'il rapporte vingt-sept observations de guérisons de paralysies ;

7° Des douleurs ;

8° Du vertige ;

9° Des flux ou maladies évacuatoires ;

10° Des maladies cachectiques.

Presque toutes les maladies sont passées en revue, et dans la plupart l'auteur rapporte quelques cas de guérison. On ne saurait donc s'imaginer la confusion qui règne dans cet ouvrage. On y trouve cependant quelques faits curieux, quelques cas remarquables de guérison qu'il serait peut-être utile de rappeler ; mais ces faits peu nombreux sont noyés au milieu de tant d'erreurs, de tant de fausses interprétations, qu'il vaut mieux ne pas perdre son temps à lire actuellement un tel ouvrage, on n'en tirerait certes aucun profit.

Pascalis publia en 1819 un *Mémoire sur l'électricité médicale, renfermant le traitement qui peut assurer le succès de son application.* Après quelques préliminaires, l'auteur étudie les cas qui peuvent requérir l'administration de l'électricité ; il rappelle d'abord brièvement les résultats auxquels sont arrivés les auteurs qui l'ont précédé, il examine ensuite les maladies suivantes :

1° Les paralysies. Il ne fait guère que discuter les faits de Mazars de Cazelles, Sigaud de la Fond, et surtout ceux de Mauduyt ; nous n'y avons trouvé aucun fait propre à l'auteur. 2° L'amaurose. Après avoir rappelé quelques succès obtenus par Wilkinson, Bonnefoix, de Saussure, de Hall, de Wesley, de Westleins, il fait ressortir l'incertitude qui règne encore à cet égard, et au lieu de présenter les moyens de la lever, il passe en revue les médicaments qui, suivant lui, pourraient aider l'action de l'électricité. 3° La surdité et les rhumatismes, 4° les maladies convulsives, 5° l'aménorrhée, 6° les affections laiteuses, 7° les hémorrhoïdes, 8° les flueurs blanches, 9° l'inflammation, 10° les fièvres intermittentes, 11° les scrofules, sont étudiés par M. Pascalis dans autant de sections à part. C'est toujours le même système, rappel de quelques succès obtenus, indication de médicaments pouvant aider l'action de l'électricité, mais aucun fait personnel, aucune observation propre à l'auteur, puis des vues théoriques et qui la plupart du temps n'ont absolument rien de scientifique. L'auteur termine son travail par l'exposé de divers moyens d'administrer l'électricité. Ce sont : la machine électrique, les étincelles, l'isolement, les aigrettes, les frictions électriques, les commotions : tous les moyens employés par Sigaud de la Fond, Mazars, Mauduyt.

Thillaye publia en 1803 son *Essai sur l'emploi médical de l'électricité et du galvanisme*. C'est le premier travail sérieux et complet qui ait été entrepris sur cette branche de l'art de guérir. L'auteur examine successivement : 1° les diverses méthodes d'application ; 2° les circonstances dans lesquelles il faut en faire usage ; 3° les modes qu'il convient d'employer suivant les différents cas ; 4° les dangers qui peuvent résulter soit du mode d'électrisation lui-même, soit aussi des circonstances dans lesquelles on l'emploie ; 5° l'association de l'électricité à d'autres remèdes, soit pour en hâter et en favoriser les effets, soit pour s'opposer aux métastases que cet agent pourrait déterminer.

Les méthodes d'application décrites par Thillaye

sont les suivantes : 1° le bain électrique, 2° l'électrisation par pointes, 3° l'électrisation par étincelles, 4° les commotions électriques, 5° les commotions galvaniques. Il conseille l'emploi de l'électricité dans les maladies suivantes : les rhumatismes récents et anciens, les ophthalmies, la surdité, l'épilepsie, les mouvements convulsifs, le tétanos, et surtout la paralysie. La chorée et les tremblements lui ont fourni des succès assez nombreux, puis viennent quelques cas d'amaurose, de douleurs arthritiques et d'asphyxie, de dartres, de scrofules, le traitement mercuriel.

On voit qu'une grande partie des maladies du cadre pathologique pouvaient, d'après Thillaye, se trouver très bien des applications de l'électricité.

Parmi les dangers ou plutôt les contre-indications, il indique la sensibilité vive du sujet, la phthisie pulmonaire, l'époque de la menstruation, les phlegmasies viscérales, les hémorrhagies; il conseille de préférer les guérisons lentes aux guérisons rapides.

Nous rapprocherons des mémoires précédents le travail publié en 1847 par Pallas. Bien qu'assez récent, on le croirait composé cinquante ans plus tôt. Cet ouvrage a pour titre : *De l'influence de l'électricité atmosphérique et terrestre sur l'organisme, et de l'effet de l'isolement électrique considéré comme moyen curatif et préservatif d'un grand nombre de maladies* (1 vol. in-8).

Le titre seul de cet ouvrage indique son plan et le but qu'il prétend atteindre.

La première partie est consacrée à l'exposé des phénomènes généraux de l'électricité.

La deuxième, à l'action de l'électricité sur l'économie animale. C'est surtout dans cette partie que Pallas étudie les effets de l'isolement; il examine ensuite dans autant de chapitres la géographie physique du globe, l'atmosphère, l'eau naturelle, le calorique, qui nous semblent avoir peu de rapport avec le but que l'auteur s'est proposé dans son livre; il recherche ensuite les sources de l'électricité naturelle, les phénomènes électriques qui se passent dans l'atmosphère et au centre de la terre, l'action de l'électricité sur la nature et sur l'homme. L'un de ses chapitres les plus longs est intitulé: *De l'électricité considérée comme cause de maladies*.

Les deux derniers chapitres sont enfin destinés à étudier les effets de l'isolement électrique sur plusieurs maladies, puis des considérations générales sur cet isolement lui-même.

Cet ouvrage contient çà et là quelques faits intéressants rassemblés par l'auteur, mais ce n'est en résumé qu'une réunion d'idées purement théoriques et de conceptions qui ne sauraient être prises au sérieux. Après l'avoir lu avec attention, nous n'y avons rien trouvé qui pût nous être de quelque utilité.

----

# DEUXIÈME PÉRIODE.

## Applications du galvanisme et des piles à la médecine.

Aldini, de Bologne, publia en 1804 son *Essai théorique et expérimental sur le galvanisme* (2 vol. in-8). Il consacre la première partie à étudier la nature et les propriétés générales du galvanisme; il développe minutieusement toutes ses propriétés, et note avec soin l'action de ce fluide sur les nerfs, les muscles, etc., etc. La deuxième partie est destinée à apprécier les effets du galvanisme sur les forces vitales. Il étudie son action sur les animaux, chez les suppliciés, et sur le cadavre de l'homme dans le cas de mort naturelle ; ses expériences sont très curieuses et ceux qui désireraient approfondir cette question devront en lire la description originale. La troisième partie est intitulée : *De l'application du galvanisme à la médecine.*

Dans cette partie, l'auteur étudie d'abord les différences qui existent entre l'administration du galvanisme et celle de l'électricité ordinaire. C'est lui qui le premier considéra la pile galvanique comme un appareil contenant en lui-même une série de petites bouteilles de Leyde, et bien entendu il conseille l'emploi de cet appareil de préférence à tous ceux qui jusqu'alors avaient été mis en usage. Pour les maladies de la vision, Aldini applique le galvanisme aux cécités sans désorganisation de l'organe et aux simples affaiblissements de la vue ; il employait également l'électricité pour les surdités nerveuses, et il l'appliquait à l'aide d'un appareil perfectionné par lui.

Aldini employait encore le galvanisme chez les noyés et pour les différentes espèces d'asphyxies, pour la folie, les hernies, l'étranglement interne, l'aménorrhée, les affections rhumatismales, la sciatique, le goître, etc. On voit qu'il est question ici des maladies les plus diverses, maladies dans le plus grand nombre desquelles le galvanisme ne peut évidemment procurer aucune amélioration.

Aldini s'occupe ensuite de l'influence du galvanisme sur les fluides animaux, il entre dans de longues considérations touchant les effets du galvanisme sur l'économie animale ; il y a là quelques faits curieux noyés au milieu de beaucoup d'idées théoriques.

Le deuxième volume d'Aldini contient une suite de mémoires dans lesquels on trouve encore : 1° des conjectures sur l'influence du galvanisme dans les sécrétions animales ; 2° des expériences sur les suppliciés ; 3° des études sur les organes des poissons électriques ; enfin, 4° des expériences sur l'électricité animale. Il n'y a rien dans tout ceci qui nous intéresse beaucoup.

Sarlandière est le premier qui employa la pile galvanique qu'il appliqua à l'*électro-puncture;* il a publié quelques mémoires sur ce sujet.

En 1828, Fabré-Palaprat, qui se livrait aux applications de l'électricité à la médecine, donna une traduction de l'ouvrage de Labaume, intitulé : *Du galvanisme appliqué à la médecine* (1 vol. in-8). Cette traduction est précédée d'une préface du médecin français, préface dans laquelle il indique d'abord les précautions à prendre dans les applications du galvanisme et l'emploi du graduateur pour doser l'électricité comme tout autre médicament ; enfin l'usage de l'acupuncture, qui permettait d'appliquer l'électricité avec plus de force et plus de certitude, et de la faire pénétrer dans les organes. Fabré-Palaprat donne ensuite le résumé d'un certain nombre de cas de guérisons qu'il a obtenues au moyen de l'électricité. Ce sont les maladies les plus diverses, des cécités, des spasmes extatiques (sur lui-même), des apoplexies, des entérites chroniques, etc. Il est évident que si l'auteur croit avoir guéri toutes ces maladies, il faut qu'il se soit fait une étrange illusion. Nous trouvons, par exemple, la guérison d'un hydro-sarcocèle volumineux de sept ans de date, guérison effectuée en quelques séances ; la guérison du tænia, de l'épilepsie, de la monomanie homicide, etc.

L'ouvrage de Labaume, qui vient ensuite, est divisé de la manière suivante : 1° Expériences acquises du pouvoir curatif de l'électricité ; 2° applications qu'on en peut faire dans chaque maladie ; 3° ses propriétés médicales ; 4° le meilleur mode d'administration ; 5° ses effets immédiats et subséquents ; 6° les maladies dans lesquelles l'auteur lui accorde la plus grande efficacité. Ces maladies sont tellement nombreuses, qu'elles comprennent presque tout le cadre pathologique. Aussi dirons-nous de Labaume ce que nous avons dit de Fabré-Palaprat, et le reproche le plus doux que l'on puisse faire à toutes ces prétendues guérisons, c'est d'admettre que leurs auteurs se sont fait d'étranges illusions à leur égard.

MM. Andral et Ratier publièrent en 1831, dans le *Dictionnaire de médecine et chirurgie pratiques* , en 15 vol. in-8, un bon article sur l'*électricité*. Ils présentent bien le véritable état de la science à cette époque et une appréciation judicieuse des prétendues guérisons obtenues dans une foule de maladies. On y trouve un résumé des travaux de M. Andrieux sur l'électricité. Ce résumé forme les quinze propositions suivantes.

1° Dans l'état actuel des connaissances, l'électricité produite par différents appareils peut être introduite dans le domaine de la thérapeutique, non pas comme un moyen spécifique applicable à tous les cas sans distinction, mais comme un agent physique extrêmement puissant, dont les effets peuvent être prévus, calculés, modifiés et dirigés avec plus de facilité et de prévision que ne le peuvent être la plupart des médicaments connus, et avec lequel on peut susciter dans l'économie les phénomènes les plus divers, et, par conséquent, remplir un très grand nombre d'indications curatives.

2° Mais pour obtenir de semblables résultats, l'électricité doit être administrée d'une tout autre façon qu'elle ne l'a été jusqu'à présent, car la plupart des faits n'ont été qu'entrevus, mal appréciés et mal décrits.

3° La perfection des appareils est de la plus haute importance. En effet, les moindres circonstances suffisent pour faire varier les résultats d'une manière extraordinaire ; aussi ne peut-on se promettre de succès, si l'on ne possède un appareil instrumental complet, et si l'on n'a pas une grande habitude de le disposer et de le faire agir, ce qui restreindra toujours beaucoup l'usage de l'électricité.

4° Les appareils employés pour produire, ou plutôt mettre en mouvement l'électricité sous la machine électrique et la pile galvanique. Il convient de les avoir d'une grande dimension, afin de pouvoir disposer d'une quantité d'électricité assez considérable, dans le cas où l'on aurait affaire à des sujets peu sensibles à l'impression de cet agent. Mais ce qui importe surtout, c'est d'avoir des moyens de régler et de mesurer l'action de l'électricité. La physique les fournira à celui qui saura les chercher ; le pendule, le calcul des distances, etc., sont employés dans ce but, de diverses manières que nous ne pouvons mentionner ici.

5° L'électricité produite par la pile galvanique paraît être de la même nature que celle qui est dégagée par la machine, au moins si l'on en juge par les résultats. Elle produit sur les parties qu'elle touche une stimulation très active, qui semble se transmettre le long des nerfs et qui amène des résultats divers, suivant la nature des tissus sur lesquels on la dirige, comme aussi suivant la durée de l'application et l'activité de l'appareil.

6° De même que la chaleur, l'électricité peut se borner à stimuler les parties, ou bien agir chimiquement
sur elles et les désorganiser. Ainsi, l'on peut par son
moyen produire l'excitation de la peau, sa rubéfaction,
sa vésication, et même sa mortification plus ou moins
étendue.

7° Lorsqu'on l'applique aux organes exhalants et
sécréteurs, on active leurs fonctions, mais sans en modifier les produits. On fait sécréter à volonté les glandes
salivaires et lacrymales, le foie et les reins.

8° Si l'on agit sur les organes contractiles, on les
provoque à fonctionner dans le sens qui leur est propre :
ainsi, l'on fait contracter à volonté tel muscle ; on provoque l'évacuation des substances contenues dans l'estomac et les intestins, en y activant le mouvement
péristaltique, ou bien, au contraire, en y provoquant un
mouvement opposé. On peut également opérer artificiellement l'expulsion de l'urine, en dirigeant le conducteur sur les parois de la vessie.

9° On a pu même dans quelques cas, en dirigeant
l'électricité sur l'utérus, y provoquer une exhalation
sanguine.

10° Excepté les cas où le contact des conducteurs
ayant été prolongé, il en est résulté une désorganisation des tissus, les effets de l'électricité ont beau être
actifs, il ne reste pas de traces de leur action. Ainsi,
après des secousses musculaires telles que pourrait
les produire une forte dose de noix vomique, les sujets
des expériences ne conservent aucun souvenir de l'impression qu'ils ont reçue.

11° L'électricité peut être dirigée à volonté sur telle
ou telle partie, en plaçant les conducteurs sur les principaux troncs nerveux qui s'y rendent, ou bien en y

enfonçant des aiguilles qui deviennent des conducteurs plus directs.

12° Tandis qu'un médicament introduit dans l'économie détermine des effets qu'il n'est pas toujours facile de prévoir et de calculer, et surtout qu'il est impossible de borner quand ils prennent un développement exagéré, la stimulation électrique peut être portée sur tel ou tel point, y être contenue et accrue à volonté, y être suspendue à l'instant même. On peut exciter à volonté une partie sans qu'aucune autre participe à l'excitation, ou bien, au contraire, stimuler l'organisme tout entier, en respectant une partie délicate ou malade.

13° Il est facile de concevoir les applications rationnelles que l'on peut faire d'un agent qui se montre à la fois si puissant et si docile, si l'on peut s'exprimer ainsi. Outre les divers degrés d'excitation de la peau qui constituent des moyens d'excitation directe ou révulsive, l'électricité se montrera suivant le besoin, vomitive, purgative, sialagogue, emménagogue. Quel moyen précieux dans l'empoisonnement par les narcotiques, pour débarrasser le tube intestinal des matières vénéneuses qu'il renferme, sans exercer sur lui une action souvent nuisible, comme les vomitifs. On peut également, dans la paralysie de la vessie, l'employer pour rappeler la tonicité de la tunique musculaire et remplacer l'évacuation mécanique par la sonde, à laquelle on est souvent réduit. Et dans cet état analogue de l'estomac, dans ces dyspepsies atoniques qui succèdent aux gastrites chroniques, et dans lesquelles les aliments ne pouvant pas être poussés par l'action péristaltique affaiblie, subissent l'influence des réactions chimiques : un moyen qui fait contracter les faisceaux charnus sans courir le risque de rappeler la phlegmasie de la muqueuse, n'est-il point à tenter ? Dans l'asphyxie, l'électricité s'est montrée efficace ; elle pourrait l'être dans la paralysie indépendante de lésion organique ; et si elle n'a eu que des succès équivoques, celá tient à ce qu'on n'en a pas su tirer le parti dont elle est susceptible. Elle n'a jamais été employée que d'une manière timide et imparfaite.

14° Cependant, malgré son étonnante énergie, il s'en faut que l'électricité soit un remède universel. Dans une foule de cas où son emploi paraissait parfaitement indiqué, elle est restée absolument inefficace. Toute la puissance de la médecine dans la guérison des maladies est contestable et problématique.

15° Il n'y a que les effets immédiats de l'électricité sur lesquels on puisse compter. Avec de bons appareils, et en se maintenant dans les conditions identiques, on peut les produire à coup sûr et reproduire autant de fois qu'on voudra. Reste l'art difficile de les appliquer à la thérapeutique.

16° Ici, comme ailleurs, on peut difficilement profiter de l'expérience des autres ; et il est certain que celui qui voudra administrer l'électricité sans s'être familiarisé avec les appareils et sans en connaître par expérience tous les effets immédiats, s'exposerait à la voir entre ses mains, ou rester stérile, ou même devenir dangereuse.

On voit que M. Andrieux avait beaucoup d'idées justes et contribua à restreindre beaucoup le cadre des maladies dans lesquelles on employait l'électricité.

Sarlandière a publié dans plusieurs journaux le résultat de ses observations sur l'emploi médical de l'électricité.

L'ouvrage de M. Coudret, sur *l'électricité médicale,*

publié en 1837 (1 vol. in-8, fig.), n'est qu'un ensemble d'idées théoriques desquelles l'auteur déduit toute une thérapeutique spéciale. Il ne renferme aucun fait positif qu'il soit utile de rappeler ici.

Dans le *Dictionnaire de médecine* en 30 volumes, M. Guérard a publié un excellent article sur l'électricité, article que l'on consultera toujours avec fruit.

De 1830 à 1838, de nombreuses applications de l'électricité à la médecine sont faites par beaucoup de médecins tant en ville que dans les hôpitaux.

En 1830, M. Rayer introduit une pile à auges dans son service à l'hôpital de la Charité, et la fait servir à traiter des paralysies de toute espèce.

Magendie prescrit pendant dix ans (de 1830 à 1840) de nombreuses applications médicales de l'électricité.

Deux de ses élèves, M. C. James et M. de Puysaye, ont publié, dans leurs thèses inaugurales, le résumé des résultats vraiment remarquables obtenus par ce célèbre physiologiste dans des cas de paralysies, d'amaurose, et surtout dans des névralgies. Je fus témoin à cette époque d'un très beau cas d'amaurose essentielle guérie par l'électro-puncture, et de plusieurs cas de guérison complète d'hémiplégie faciale rhumatismale opérée sous les yeux de Magendie.

M. Andral, dès son entrée à l'hôpital de la Charité, en 1836, fit employer l'électricité dans plusieurs maladies. Pendant mon internat sous lui, en 1839, je traitai spécialement plusieurs cas de paralysie saturnine qui, je dois l'avouer, se montrèrent presque tous rebelles.

Dès cette époque, beaucoup de médecins de la ville et des hôpitaux se livraient à ces applications en traitant les paralysies par l'électricité.

Aucun ouvrage spécial ne résuma toutefois les tentatives qui furent faites à cette époque.

On essayait de vérifier toutes les assertions émises du moment qu'on avait commencé à employer cet agent. On voulait rechercher la vérité au milieu des exagérations énormes, singulières et nombreuses, qui avaient été publiées.

On tâtonnait, en un mot, avec des appareils incomplets et insuffisants.

A cette époque, on faisait usage de piles à auges de 20 à 40 couples, plus ou moins chargées, et donnant par conséquent un courant plus ou moins fort à ses deux pôles positif et négatif.

On faisait agir ce courant par interruption, soit que l'expérimentateur pratiquât lui-même les interruptions, soit qu'il employât le pendule imaginé par Fabré-Palaprat.

Ce dernier appareil fut, du reste, peu en usage, il était plus simple d'interrompre et de rétablir soi-même le courant à volonté.

Dans toutes ces applications on faisait un usage à peu près constant de l'électro-puncture, à l'aide de laquelle on localisait parfaitement l'électrisation et l'on pouvait obtenir des effets énergiques, réels et durables.

Les travaux de cette époque sont à peu près complétement oubliés aujourd'hui, faute d'hommes qui s'y soient voués d'une manière spéciale, et qui aient songé à faire valoir les résultats auxquels ils avaient pu arriver; car les succès obtenus alors ne sauraient être mis en doute, et ils n'ont pas encore été dépassés par les résultats les plus récents qu'on ait publiés.

Si l'on voulait bien les chercher, on les trouverait du

reste consignés dans la plupart des traités de thérapeutique publiés à cette époque, ainsi que dans plusieurs thèses soutenues à la Faculté. Le *Traité de matière médicale et thérapeutique* (1$^{re}$ édition), de MM. Trousseau et Pidoux ; le *Traité de matière médicale et thérapeutique*, de M. Galtier ; le *Grand traité de physique* de M. Becquerel père ; les thèses de MM. C. James et de Puysaye, dont j'ai déjà parlé ; la thèse de concours de M. le professeur Gavarret ; celle de M. Regnault pour l'agrégation ; l'article Électricité du *Dictionnaire de médecine* en 30 volumes, de M. Guérard, sont là pour attester que l'on s'occupait beaucoup, pendant toute cette période, des applications de l'électricité à la médecine.

---

# TROISIÈME PÉRIODE.

### Emploi des appareils d'induction.

La construction des appareils de Pixii en France, de Saxton et de Clarke en Angleterre, firent espérer des instruments d'une grande énergie et à l'aide desquels on pourrait se livrer désormais à des applications plus faciles, plus nombreuses et plus étendues de l'électricité à l'art de guérir. Plusieurs causes s'opposèrent à ce que ce résultat fût immédiatement atteint. Ces appareils étant tous dispendieux, leur volume étant considérable, leur prix très élevé, leur maniement difficile, on ne pouvait les graduer à volonté, et ils avaient presque toujours une énergie formidable. On en fit donc très peu usage, et aucune publication ne fut faite relativement aux résultats thérapeutiques qu'on a pu obtenir avec eux.

En 1836, M. Masson, en appliquant une roue dentée et des bobines d'induction à une pile, a été l'inventeur du premier appareil d'induction applicable à la thérapeutique. Son appareil est bon, et est encore employé à l'exclusion de tout autre par plusieurs médecins. Son mémoire, publié la même année dans les *Annales de chimie et de physique*, a été beaucoup trop oublié par les personnes qui se sont occupées depuis d'électricité. Nous ne saurions trop engager les médecins qui se livrent à cette branche de l'art de guérir à en prendre connaissance. C'est véritablement M. Masson qui le premier a conseillé l'emploi de l'électricité localisée sans pratiquer l'électro-puncture. Son mémoire est celui d'un physicien et non d'un médecin; on ne pouvait donc, à cette époque, lui demander des résultats thérapeutiques.

En 1838, MM. Breton frères construisirent un petit appareil électro-magnétique très peu volumineux, très portatif, peu dispendieux et d'un usage facile. Cet appareil a été placé par lui dans plusieurs services d'hôpitaux. En 1839, M. Breton me confia un de ces appareils qui me servit à traiter plusieurs paralysies saturnines dans le service de M. Andral. Plus tard (1840), il lui substitua son appareil magnéto-électrique, appareil infiniment préférable et qui se répandit rapidement dans la pratique médicale.

De 1840 à 1850, le nombre dé cas qui ont été traités par les appareils de MM. Breton, tant à Paris qu'en province, est énorme. Il n'est pas d'hôpital de Paris qui n'ait eu dès cette époque un ou plusieurs de ces appareils, dont on faisait un usage journalier. Malheureusement, tous les résultats obtenus sont à peu près perdus pour la science. Chacun recueillait une , deux , trois ou quatre observations. On mettait l'électricité en usage dans les maladies les plus diverses, mais aucun médecin ne songea à rassembler un certain nombre d'observations, à réunir celles qui étaient analogues, et à exposer les résultats obtenus. Cela est malheureux pour les inventeurs de l'instrument, qui n'ont pas pu démontrer ainsi sa supériorité incontestable dans un grand nombre de cas.

Si j'ai insisté ainsi sur la construction de cet appareil, c'est qu'il n'y a pas eu de publication à cet égard, et que je pense que c'est la manière dont il s'est répandu dans la pratique médicale qui a été le signal de la grande extension qu'a prise, dans ces derniers temps, l'application de l'électricité à la médecine.

M. Duchenne, de Boulogne, a fait paraître en 1852 son premier *Mémoire sur l'électricité*, mémoire suivi de plusieurs autres, et en dernier lieu, son *Traité de l'électrisation localisée*.

M. Duchenne est certainement le médecin dont les travaux ont le plus fait avancer la science de l'électricité médicale, et dont le nom y sera attaché de la manière la plus honorable et la plus durable.

Il a mis une sagacité très grande, une persistance des plus louables dans toutes ses études sur l'électricité. Elles l'ont conduit à des résultats aussi remarquables qu'intéressants, et qui éclairent d'une vive lumière la physiologie et la thérapeutique. Aussi tout médecin qui s'occupe des applications de l'électricité à la médecine doit-il être bien pénétré de tous les résultats auxquels il est arrivé et de tous les principes qu'il a établis.

Sans doute, tout n'est pas parfait dans son œuvre, il

y a des exagérations que j'aurai occasion de signaler.
Je me trouverai plusieurs fois en contradiction avec lui
et je combattrai quelques-unes de ses opinions. Mais ce
ne sont que de petites taches qui ne déparent pas l'ensemble de ses travaux, et s'il y tient avec un peu trop de
ténacité, ce n'est que le résultat de la faiblesse d'un auteur pour l'œuvre qu'il a créée.

Je n'analyserai pas ici les nombreux mémoires qu'il
a publiés, ni son *Traité de l'électrisation localisée* (1855,
1 vol. in-8, fig.). Ces analyses se trouveront forcément
à chaque instant sous ma plume dans cet ouvrage, et
en parler ici serait un hors-d'œuvre.

Depuis les mémoires et l'ouvrage de M. Duchenne,
il a paru plusieurs travaux sur l'électricité, travaux dont
quelques-uns ne sont qu'une paraphrase ou qu'une
simple analyse des travaux ainsi que de l'ouvrage de
M. Duchenne.

M. Debout a publié dans trois numéros du *Bulletin
général de thérapeutique* de très bonnes analyses des
principaux faits découverts par M. Duchenne.

M. Bougard a publié dans trois numéros (juin, juillet, août 1856) du *Journal de médecine, de chirurgie et
de pharmacologie de Bruxelles*, un long mémoire sur
l'*électricité médicale*. Ce mémoire n'est autre chose
qu'une analyse pure et simple, avec un peu de critique,
du *Traité de l'électrisation localisée* de M. Duchenne.

M. Guitard, de Toulouse, a publié en 1854 une *Histoire
de l'électricité médicale* qui forme un petit volume. C'est
un résumé de l'état actuel de la science à cette époque.
On y trouve un historique assez complet, surtout pour ce
qui concerne les travaux des auteurs qui se sont occupés des premières applications de l'électricité à la médecine. Je signalerai aussi dans cet ouvrage un chapitre

intéressant : c'est le chapitre IV, qui est le recueil d'observations de guérisons par l'électricité. Il a choisi ses observations dans un grand nombre de mémoires ou journaux, et il en a fait un chapitre à part pour ne pas surcharger inutilement son *Histoire de l'électricité* de faits de détail.

M. Valerius, de Gand, a publié de 1852 à 1856 plusieurs mémoires sur l'*électricité médicale*. Il est peut-être le seul auteur qui, tout en reconnaissant la vérité de la plupart des principes établis par M. Duchenne, ait eu de l'originalité et une originalité juste et utile. Je ne saurais donner trop d'éloges à ses différents mémoires que j'ai lus avec un grand intérêt, et dont j'essaierai de faire profiter le lecteur lorsque les sujets dont il traite se trouveront sous ma plume.

Je signalerai enfin comme la publication la plus récente l'article ÉLECTRICITÉ du *Manuel de matière médicale, de thérapeutique et de pharmacie*, de M. Bouchardat (3ᵉ édition, 1856-1857, t. I, p. 430). Cet article, bien complet, est dû à M. le docteur Moretin.

# PREMIÈRE PARTIE.

L'électricité peut être administrée à l'aide des appareils dans lesquels elle s'accumule à l'état statique, ou bien au moyen des instruments qui fournissent des courants électriques, c'est-à-dire qui développent cet agent à l'état dynamique.

**§ 1. — Emploi de l'électricité accumulée à l'état statique et fournie par les machines ordinaires à frottement.**

On peut administrer l'électricité statique de trois manières :

1° Par l'étincelle des machines électriques ordinaires.

2° A l'aide de l'électrisation par isolement.

3° Au moyen de l'électrisation par la décharge d'un condensateur.

### 1° *Étincelles de la machine électrique.*

Pour électriser au moyen des étincelles, on dispose le patient comme il suit : on lui fait successivement approcher les parties malades des conducteurs métalliques de la machine électrique en action, et en les plaçant à une distance convenable pour que ces étincelles agissent d'une manière suffisamment énergique sur ces dernières. On peut se demander si dans cette opération on n'a pas fait passer momentanément à l'état de courant l'électricité répandue à l'état statique sur toute la surface du corps du malade, et si, par conséquent, on ne produirait pas ici, au minimum il est vrai, des effets analogues à ceux de l'électricité dynamique.

Les effets que l'on produit à l'aide des étincelles sont d'autant plus énergiques que la machine avec laquelle le patient est en communication est elle-même plus forte et plus chargée, et que les étincelles ont été plus nombreuses et répétées avec plus de fréquence. Malgré cela, les effets que l'on produit ainsi ne sont jamais bien intenses, car ces courants instantanés sont faibles et ne traversent que les parties superficielles du corps.

La sensation déterminée par les étincelles, sans être douloureuse, est presque toujours désagréable lorsqu'elles ont une certaine intensité ; elles peuvent tout au plus produire des contractions fibrillaires et légères des muscles superficiels. Si on les prolonge, elles augmentent un peu la sensibilité cutanée, font rougir la peau et y produisent quelquefois un léger érythème. En résumé, l'action qui résulte de l'application des étincelles est une électrisation cutanée légère, analogue à celle que l'on obtient au moyen de pinceaux ou de brosses métalliques placées à l'extrémité de l'un des réophores.

On les a employées contre des névralgies et des paralysies, mais je ne pense pas qu'on ait cité des faits bien réels de guérison. Ce moyen d'électrisation participe, du reste, quoique à un moindre degré, de quelques-uns des inconvénients inhérents au mode suivant.

### 2° *Électrisation par isolement.*

Pour appliquer l'électricité de cette manière, ou, comme on le dit vulgairement, pour administrer le bain électrique, on place l'individu que l'on veut y soumettre sur un tabouret isolant, on le met ensuite en communication avec les conducteurs d'une bonne machine électrique. Il en résulte que le corps entier du patient se charge d'électricité qui s'y trouve au même degré de tension que dans les conducteurs métalliques de la machine avec lesquels il est en contact.

Dans cet acte, une partie de l'électricité est répandue sur la surface du corps à l'état statique, tandis que l'autre s'écoule incessamment dans l'air ambiant; cet écoulement se traduit par une sensation toute particulière que le sujet éprouve à la peau et spécialement aux cheveux. Je ne sais à quelle maladie on pourrait appliquer les bains électriques ainsi administrés, si ce n'est à certaines débilités de l'organisme, à des états de faiblesse générale, des anémies, etc.; mais je doute qu'on puisse en espérer quelque succès.

Je comprendrais mieux la combinaison de l'électrisation par étincelles avec le bain électrique. Si, en effet, un individu étant isolé ainsi et sous l'influence d'une charge plus ou moins forte d'électricité, on vient à approcher successivement des différentes parties de son corps des conducteurs métalliques non isolés, on en tire des étincelles plus ou moins vives et l'on produit ainsi une série de petits courants instantanés par lesquels le corps électrisé se décharge. Il y a une vingtaine d'années, on a beaucoup employé ce mode d'électrisation, et il a même joui pendant quelque temps d'une certaine vogue. On tirait les étincelles du corps, soit avec la main de l'opérateur, soit à l'aide de conducteurs métalliques à boules ou même de brosses formées de nombreux fils métalliques. C'est particulièrement contre des paralysies qu'on a essayé d'appliquer ce mode d'électrisation ; je doute, malgré les grandes réclames qui ont été faites à cette époque, qu'on ait obtenu beaucoup de guérisons. Cette méthode est, du reste, complétement tombée dans un oubli justement mérité.

### 3° *Électrisation à l'aide d'un condensateur.*

On peut, comme on le sait, à l'aide de la bouteille de Leyde, accumuler de grandes quantités d'électricité sur des surfaces peu étendues.

Voici comment on peut l'employer : On met en communication la garniture extérieure de la bouteille avec un des points de la surface du corps sur laquelle on veut agir, tandis qu'on approche de la surface opposée de la même partie l'une des branches d'un excitateur, dont l'autre branche est en communication avec la garniture intérieure de la bouteille. L'étincelle jaillit alors avant que l'excitateur ait tout à fait touché la peau ; et les parties situées entre les deux points qui ont reçu, l'un le conducteur de la surface extérieure, l'autre celui de la tige de la bouteille, reçoivent un courant électrique qui se produit au même moment que l'étincelle. — C'est donc encore à l'électricité en mouvement que sont dus les effets produits par la bouteille de Leyde, et la grande tension qu'a ce courant lui permet de vaincre la résistance d'une grande épaisseur de tissus. On peut donc, à l'aide de la bouteille de Leyde, agir énergiquement, soit sur les muscles, soit sur d'autres organes; on ne peut toutefois localiser les effets que produisent des commotions qui se propagent presque toujours plus ou moins à l'appareil cérébro-spinal.

Je n'aurais pas insisté aussi longuement sur cette manière d'employer l'électricité, si je n'avais lu, dans le mémoire très intéressant publié par M. Valérius sur l'emploi de l'électricité en médecine, un exemple bien remarquable de guérison obtenu par l'emploi de la bouteille de Leyde, exemple qui démontre que l'excitation due à l'emploi répété de commotions électriques a pu rendre à des organes l'excitabilité qui leur manquait.

Cette observation est due à M. Stacquez, qui l'a publiée dans les *Archives belges de médecine militaire* (1849).

Il s'agit d'un officier âgé de trente-cinq ans, impuissant depuis plusieurs années, et chez lequel les érections rares et incomplètes le mettaient dans l'impossibilité absolue de pratiquer l'acte du coït. M. Stacquez obtint une guérison complète de ce malade en faisant passer la décharge d'une bouteille de Leyde de l'extrémité inférieure de la colonne vertébrale à la racine de la verge, de manière à produire l'explosion à ce dernier point.

Malgré tout ceci, on ne peut méconnaître que les commotions produites à l'aide de la bouteille de Leyde chez l'homme sain n'aient pour effet de déterminer de l'engourdissement et d'épuiser à un certain degré la motilité et la sensibilité. Une batterie puissante peut même les arrêter complétement et agir comme un diminutif de la foudre. Il est probable, dans ce dernier cas surtout, que la commotion agit en désorganisant les filets nerveux. Il résulte de là qu'il est peu rationnel d'employer, comme on l'a fait si fréquemment il y a une trentaine d'années, des commotions un peu énergiques d'une bouteille de Leyde contre des paralysies.

Les trois modes d'application de l'électricité statique, que nous venons de passer en revue, présentent tous trois un inconvénient qui, à défaut d'autres, pourrait presque seul faire renoncer à leur emploi. — Cet inconvénient, c'est un état névrosthénique, une espèce d'éréthisme nerveux qui se développe à la suite de leur usage chez les sujets qui y sont soumis. Cet état, qui se prolonge quelquefois plusieurs heures après la cessation de l'électricité, fatigue beaucoup les malades qui le présentent. Ce sont des inconvénients que l'électrisation localisée, qui cependant n'en est pas totalement dépourvue, est loin de présenter au même degré.

Il résulte du reste, de cet exposé rapide, que ces trois modes d'emploi de l'électricité statique sont à peu près aujourd'hui complétement abandonnés ; les piles voltaïques et les appareils d'induction donnant des actions dont il est beaucoup plus facile de graduer les effets et permettant d'agir dans de bien meilleures conditions, il est donc inutile d'y insister plus longuement.

### § 2. — Emploi de l'électricité dynamique.

Si l'on veut bien réfléchir un instant à l'emploi de l'électricité en médecine, on comprendra facilement que cet agent produit toujours une action analogue, mais plus ou moins énergique, suivant les différents moyens mis en usage. Quand on se sert des machines ordinaires dont on a déjà parlé, comme lorsqu'on em-

ploie *les* piles, il se produit toujours une circulation
d'électricité plus ou moins instantanée, d'où résulte un
trouble momentané de l'équilibre électrique, trouble
suivi de contractions et de commotions. — En outre,
plus le passage de l'électricité est rapide, plus les effets
qu'elle produit sont énergiques, en supposant l'intensité électrique la même dans les deux cas. C'est pour
ce motif que les appareils d'induction, ainsi qu'on le
verra plus bas, agissent plus énergiquement que les
piles, quoique fournissant une moins grande quantité
d'électricité, parce qu'ils donnent naissance à des courants pour ainsi dire instantanés et dont la tension est
plus forte. Leur action se rapproche beaucoup plus de
celle des condensateurs, que lorsqu'on fait usage de la
pile ordinaire, et s'il est permis d'employer cette comparaison, on peut assimiler un appareil d'induction à un
instrument fournissant une succession de décharges
analogues à celles d'une petite bouteille de Leyde.

*Appareils destinés à fournir l'électricité dynamique.*

Ces appareils sont de deux sortes :
1° Appareils à courant direct ;
2° Appareils à courant par induction. Ces derniers,
ainsi que nous le verrons, peuvent se diviser en appareils *électro-magnétiques* et appareils *magnéto-électriques*.

### 1° Appareils à courants directs.

On pourrait faire usage d'une pile quelconque, mais
comme il est nécessaire d'en employer une qui four-
nisse un courant d'une certaine tension, et que l'on n'a
pas besoin d'une grande quantité d'électricité, c'est

surtout une pile d'un grand nombre d'éléments dont on fait le plus d'usage, et non pas d'une pile dont les lames des couples aient une large surface. Aussi les piles à courant constant employés pour les effets électro-chimiques et électro-magnétiques ne sont-elles pas d'un bon emploi. On s'en est tenu en général à la pile à auges et aux chaînes électriques.

*Piles à auges.* — Jusqu'à une époque même fort rapprochée de nous, on ne faisait usage que de piles à auges. C'est avec ces piles que Magendie a fait ses ingénieuses applications à la thérapeutique. C'est avec la même pile qu'on a obtenu les premiers effets bien réels dans l'application des courants électriques au traitement des maladies. Je dis plus, malgré la facilité plus grande de l'emploi des appareils d'induction, la pile à auges ne mérite pas le discrédit complet dans lequel elle est tombée dans les applications médicales.

La pile à auges est certainement une des formes les plus commodes sous lesquelles on puisse employer la pile pour obtenir des effets de tension. Les piles de Muncke et de Faraday sont, il est vrai, mises plus rapidement en action, mais il est plus difficile de bien nettoyer les surfaces des lames, et elles ne sont préférables que lorsque l'on veut opérer avec une intensité assez forte et pendant fort peu d'instants. Quand on opère en prenant pour liquide de l'eau salée très légèrement acidulée, et qu'il n'est pas nécessaire d'un courant énergique, la pile à auges est préférable. Une seule de ces piles de quarante éléments, de grandeur médiocre, fournit toute l'électricité que l'on peut avoir à appliquer en médecine. Or les charges durent plus ou moins suivant la quantité d'acide que l'on ajoute à l'eau.

La pile à auges peut être employée pour administrer des courants continus comme nous verrons que cela est quelquefois nécessaire dans les névralgies. Mais quand on veut obtenir des contractions, il faut agir en interrompant et en rétablissant le courant. Ces interruptions et ces rétablissements alternatifs sont quelquefois opérés par l'expérimentateur lui-même, mais ce mode est peu commode et l'on préfère les interrupteurs. Ces interrupteurs sont de plusieurs espèces, et il faudrait avoir recours à un d'eux si l'on voulait encore faire usage d'une pile à auges. Ces interrupteurs sont les pendules mis en mouvements dans un appareil particulier, comme l'avait fait Fabré-Palaprat; une roue dentée comme l'a employé M. Masson, ou bien encore le petit appareil interrupteur si ingénieux construit par MM. Pulvermacher pour leurs chaînes.

On doit remarquer que les contractions ne se produisent qu'au moment où le courant commence à passer dans les muscles ou les nerfs, ou bien au moment où il finit; tandis qu'il cesse quand il est invariablement établi. On doit conclure de là que le passage de l'électricité produit dans ces organes une modification instantanée, subsistant tant que le courant circule; or, comme il y a contraction toutes les fois qu'on interrompt le circuit, cet effet indique soit une action inverse due au courant d'induction qui se produit dans l'organisme, et qui est inverse du courant primitif, soit le retour des molécules organiques à leur position naturelle d'équilibre.

Du reste, il faut quelquefois non-seulement rendre le courant alternatif, mais encore le changer de sens, car le phénomène des alternatives voltaïques montre que lorsque le courant provenant d'un certain nombre de couples a circulé pendant quelque temps dans le nerf d'un membre d'un animal, les muscles de ce membre ne se contractent plus en ouvrant ou en fermant le circuit; tandis que si l'on change la direction du courant, les contractions se manifestent de nouveau (1).

La pile à auges a fourni un instrument précieux à Haller, à Nysten, à Magendie, à Thillaye, etc. On aurait encore de l'avantage à l'employer dans le cas où l'on voudrait faire usage de courants continus destinés à opérer des réactions chimiques dans l'intérieur des tissus, comme MM. Becquerel et Breschet l'ont déjà tenté. Ces essais n'ont pas encore été faits toutefois d'une manière suivie.

Enfin, tout récemment, les propriétés calorifiques de la pile ont été appliquées avec avantage à la destruction par le feu des tissus malades; il faut alors avoir recours à des éléments de pile à large surface ou simplement à des éléments de pile de Bunsen.

2° Chaînes métalliques.

Il est malheureux qu'une publication effrénée ait détourné les médecins de l'emploi des chaînes, elles constituent en effet un bon appareil, et qui pourrait rendre d'utiles services à la thérapeutique.

Les chaînes métalliques sont formées par la juxtaposition de deux métaux, le cuivre et le zinc. On peut réunir plusieurs de ces chaînes pour obtenir des effets plus énergiques.

_______

(1) Voyez Becquerel et E. Becquerel, *Traité d'électricité* en 3 volumes, t. I, p. 375; et Becquerel, *Traité de physique appliquée à l'histoire naturelle.*

Pour en faire usage, on trempe la chaîne dans un acide étendu. En général, on se sert d'acide acétique étendu d'eau, ou bien même d'une dissolution de chlorure de sodium.

Les chaînes de Pulvermacher sont des piles voltaïques d'une forme très ingénieuse et permettant de remplir facilement les conditions indiquées plus haut, savoir : de fournir un grand nombre d'éléments sous un très petit volume, et d'avoir ainsi des piles douées d'une haute tension électrique.

Une fois imbibées soit d'acide acétique étendu d'eau, soit d'une dissolution de chlorure de sodium, on attache à l'une de ses extrémités une éponge à l'aide d'une espèce de pince métallique, et à l'autre extrémité un petit appareil à interruption qui sépare la pile de la deuxième éponge. Cet appareil interrupteur se monte comme un appareil d'horlogerie, il permet d'administrer des courants avec intermittence.

Les chaînes de Pulvermacher, employées d'une manière convenable, permettent de localiser les courants et pourraient rendre d'utiles services à la médecine.

Quant à leur emploi en ceinture sur des parties malades atteintes soit de rhumatismes, soit de névralgies, les effets produits doivent être bien légers, et aucun fait, à ma connaissance, n'est venu constater leur efficacité ; on doit donc en douter.

### 3° Ceinture et mixture électriques de MM. Breton frères.

M. Bouvier, dans l'excellent rapport qu'il a fait récemment à l'Académie de médecine sur plusieurs applications récentes de l'électricité, ayant accordé une large

part à ces deux modes d'application de l'électricité, je
ne puis mieux faire que de le suivre et de lui emprunter quelques-unes des observations qu'il fait à
leur égard.

A. *Ceinture électrique.* — Cette ceinture est une
véritable pile voltaïque à un seul élément. Cet élément
est constitué par deux lamelles de zinc appliquées sur
une semelle double de cuivre, mais séparées de celle-ci
par un mastic humide. Cinq boutons fixés sur ces métaux ou à l'extrémité des fils métalliques soudés à leur
surface forment autant de pôles positifs ou négatifs,
dont le contact avec la peau donne lieu à plusieurs
courants dérivés qui la parcourent en tous sens.

L'électricité développée ainsi est faible et elle devient
encore plus faible par la dessiccation du mastic. Ces
courants dévient bien l'aiguille du galvanomètre de 30 à
40 degrés ; mais les travaux de M. Becquerel ont démontré que la moindre action chimique peut créer des
courants capables de produire une déviation semblable,
quoique trop faibles pour agir sur nos organes. La
peau, du reste, à laquelle cet appareil est destiné, n'en
ressent l'action que lorsqu'elle est dépouillée d'épi-
derme sur quelque point.

Ces courants peuvent-ils produire à la longue
quelque effet thérapeutique? M. Bouvier n'ose pas le
nier d'une manière trop absolue, mais on voit qu'il
n'est pas beaucoup disposé à y croire. Je suis tout à fait
de son avis. Peut-être, du reste, pourrait-on augmenter
la force de ces appareils et leur donner ainsi une utilité
moins contestable.

B. *Mixture galvanique.* — Cette mixture se compose
de deux pâtes contenant, l'une de la poudre de zinc,
l'autre de la poudre de cuivre mêlées à de la poudre

inerte de bois et à une solution de chlorure de calcium
destinée à conserver leur humidité. On renferme ces
deux mixtures dans deux sachets de toile qu'on place
dans un linge mouillé ; puis, à travers de petites ou-
vertures pratiquées à ces enveloppes, on enfonce et l'on
fixe au milieu de chaque mixture la tige d'un bouton
de métal. Ces boutons appliqués sur la peau lui transmettent, comme ceux de la ceinture galvanique, l'électricité produite par les réactions chimiques qui ont lieu
dans les sachets. Cette électricité est plus prononcée si,
au lieu de boutons ordinaires, on se sert de boutons vis-
sés dans de petites plaques métalliques placées au milieu de chaque mixture. On peut dire que, dans ce cas,
il se produit un couple simple comme lorsqu'on place
d'un côté de la langue une petite lame de zinc et de
l'autre côté une lame d'argent, de platine, d'or, ou
même de cuivre ; en faisant toucher les deux lames on
éprouve une légère sensation due à l'action du courant
sur les papilles nerveuses, ou bien à celles de l'acide et
de l'alcali séparées par le même courant.

M. Bouvier, à qui nous avons emprunté cette description, pense que dans l'état actuel cette mixture ne
pourrait offrir d'avantage marqué que si elle agissait
sur des membranes très sensibles, sur des parties dénu-
dées ou à l'aide de conducteurs implantés dans l'épaisseur des tissus.

M. Bouvier espère que la mixture de MM. Breton
pourra peut-être un jour être mise à profit pour servir
de pile à courant constant d'une manœuvre facile. Le
projet d'utiliser cette mixture pour former un couple
constant me paraît illusoire, car ce couple participe
aux inconvénients de tous les couples voltaïques simples ; en outre, le mélange de zinc doit donner lieu

à l'oxydation des particules séparées sans que l'électricité produite puisse être recueillie. Si l'on veut avoir un couple nécessaire pour les appareils d'induction, rien ne peut remplacer actuellement un ou plusieurs couples à courant constant, soit à sulfate de cuivre, soit à acide nitrique.

### § 3. — **Appareils d'induction.**

Les appareils d'induction sont destinés à fournir dans des circuits conducteurs, de l'électricité qui se produit sous forme de courants développés par induction. Ces courants ne sont pas seulement déterminés par l'induction directe d'autres courants placés à distance de ces circuits, mais bien aussi par l'induction d'aimants. Ces derniers exercent du reste une influence bien supérieure à celle des courants proprement dits.

Il existe des différences essentielles dans la manière dont les aimants sont formés, ou bien dont ils sont disposés dans les appareils de ce genre qui ont été proposés jusqu'ici.

Pour que les courants par induction se produisent, on sait qu'il est nécessaire que l'intensité magnétique des aimants, par rapport au circuit conducteur, change à des intervalles très courts, et ce n'est que par ces changements que ces courants induits se manifestent. On peut obtenir ces changements de plusieurs manières : tantôt on fait varier l'aimantation de pièces de fer doux supposées fixes à l'aide de courants électriques provenant des couples ordinaires ; d'autres fois on emploie des aimants permanents, et l'on fait varier les positions relatives de ces aimants et des circuits conducteurs en faisant agir à proximité des pièces de fer doux. Suivant qu'on emploie tel ou tel de ces moyens, on a des appareils nommés *électro-magnétiques* (volta-électriques de quelques auteurs) ou des appareils *magnéto-électriques*.

Tous ces instruments donnent naissance à des courants induits provenant de variations d'intensité magnétique de pièces de fer doux ou d'électro-aimants, et c'est à la longueur du circuit, à son isolement plus ou moins grand et à la rapidité plus ou moins grande avec laquelle on produit les courants, que l'on doit rapporter leur plus ou moins grande énergie et la différence des effets obtenus. En général, quand on fait fonctionner ces appareils, il se manifeste une succession rapide de courants induits, les uns en sens inverse des courants qui produiraient le même effet magnétique que l'influence de l'aimant fait naître, les autres dans le même sens. Lorsqu'on emploie les machines électro-magnétiques, ce sont les seconds dont l'action prédomine et les effets des premiers disparaissent ; avec les machines magnéto-électriques au contraire, l'un et l'autre ont la même intensité ; mais comme ils se produisent successivement, ils exercent l'un et l'autre leur action sur l'économie animale, quoiqu'ils ne puissent exercer aucune influence sur un galvanomètre. On explique très bien ces résultats d'après la manière dont les appareils fonctionnent.

Nous ferons enfin une dernière observation :c'est que l'effet énergique de ces instruments tient à la manière plus ou moins rapide avec laquelle la transmission de l'électricité s'effectue; une certaine quantité d'électricité qui se meut très vite (comme cela a lieu dans l'induction ou bien avec la bouteille de Leyde) donne une commotion vive et une contraction, tandis que si elle se meut lentement, elle ne produit aucun effet appréciable.

En résumé, les appareils d'induction qui sont aujourd'hui généralement employés ne diffèrent que par la manière dont on produit l'aimantation dans le fer doux central agissant par influence sur le circuit dont les extrémités servent à transmettre les commotions.

Nous parlerons d'abord des appareils électro-magnétiques, c'est-à-dire des appareils dans lesquels un courant électrique est nécessaire pour mettre en jeu l'instrument ; ensuite il sera question des appareils magnéto-électriques. Dans l'un comme dans l'autre cas, nous ne nous astreindrons pas à l'ordre historique de leur construction, car souvent ils ne diffèrent que par une disposition différente d'une de leurs parties, et nous avons seulement pour but de faire connaître les appareils les plus répandus parmi les médecins et ceux dont ils peuvent faire usage.

### APPAREILS ÉLECTRO-MAGNÉTIQUES.

Ces appareils ont en général comme élément commun : 1° une bobine garnie d'abord d'un circuit de gros fil dans lequel on fait passer le courant électrique inducteur ; 2° autour de ce premier circuit sont enroulés un ou plusieurs circuits secondaires de fil fin et long dans lequel le courant induit se manifeste ; 3° un noyau central de fer doux, nécessaire pour exercer l'induction dans le circuit de fil fin, car celle qui serait produite par le courant inducteur isolé serait trop faible pour donner des effets de quelque importance. Les instruments très divers qui ont été construits d'après ces données ne diffèrent que par la manière dont le courant inducteur est interrompu et rétabli, et par la forme et la disposition des différentes parties. On verra en effet que de la longueur et de l'isolement des fils dépendent la tension de l'électricité et l'intensité des effets physiologiques obtenus. Nous devons dire cependant que dans quelques-uns, comme dans celui de M. Masson, les deux circuits inducteurs et induits ne font qu'un, c'est-à-dire qu'on fait usage du courant induit dans le fil même par lequel passe le courant inducteur ; on a donné à ce courant le nom d'*extra-courant*.

Nous parlerons successivement des appareils suivants qui sont employés en France.

Appareil de M. Masson ;

Appareil de M. Rhumkorf ;

Appareil de M. Duchenne, de Boulogne ;

Appareil de M. Eric Bernard ;

Appareil de MM. Legendre et Morin.

Appareil de M. Déchargé ;

Appareil de M. Bianchi.

### *Appareil de M. Masson.*

M. Masson a imaginé un appareil dans lequel il peut, par les interruptions successives d'un courant, multiplier les secousses dans un circuit secondaire, de manière à produire une forte commotion. Il emploie à cet effet une roue dentée d'un rayon assez grand, et il la fait tourner à l'aide de la corde d'un rouet sans fin. L'un des coussinets communique avec l'un des pôles de la pile, l'autre avec une main de la personne soumise à l'expérience. De l'autre main, on saisit fortement l'un des bouts d'une hélice enroulée sur un cylindre de fer doux et en communication par l'autre bout avec le second pôle de l'appareil voltaïque.

Dans cet appareil, le circuit est formé tout à la fois par l'appareil voltaïque, par l'hélice, par le corps de l'expérimentateur et l'axe de la roue dentée. — Le courant ne peut s'y manifester que quand l'hélice est constituée par 4 ou 500 mètres de fil. Il n'en est plus ainsi lorsque le corps humain ne fait plus partie du circuit et lorsque ce dernier est tout à fait métallique. — On remplit cette dernière condition quand le premier bout de l'hélice que l'expérimentateur tient à pleines mains est terminé par une lame de ressort aplatie qui, maintenue à la naissance par un appui fixe, va presser par son extrémité libre une dent de la roue métallique.

Lorsqu'on fait tourner la roue, le circuit métallique se trouve interrompu à l'instant où la dent pressée échappe au ressort qui la touche ; alors le premier circuit, celui dont l'opérateur fait partie, subsiste seul, et donne naissance à une vive secousse (production de l'extra-courant direct). La roue continuant à tourner, une nouvelle dent rencontre le ressort, une nouvelle interruption a lieu et une nouvelle secousse se produit. On conçoit que la roue tournant d'une manière uniforme, le même phénomène se reproduit au passage de chaque dent.

On voit que dans l'appareil de M. Masson, que nous venons de décrire, les commotions sont dues principalement à l'extra-courant direct qui se produit par la rupture du circuit, et qu'il n'y a qu'un seul circuit métallique dans lequel passent les courants inducteurs et induits. Ce physicien est le premier qui, il y a une vingtaine d'années, ait étudié les effets de l'extra-courant

et ait fait usage de ce procédé pour mieux connaître les
effets physiologiques de l'électricité. Il avait constaté
dès cette époque, ainsi qu'on l'a dit page 23, la propriété que possède l'électricité de n'affecter que les
points du corps qui étaient touchés par les conducteurs,
et il avait proposé d'utiliser ce fait dans la thérapeutique. — C'était l'électrisation localisée, comme on l'a
appelée depuis. C'est donc à M. Masson que doit revenir la priorité des applications de l'électrisation
localisée. (*Annales de physique et de chimie*, 1837,
tome LXVI, page 26.)

Un appareil d'induction composé d'une bobine ou
d'un électro-aimant à un seul fil, dans lequel on fait
passer périodiquement le courant d'un couple voltaïque, permet donc d'utiliser l'extra-courant induit.
C'est là l'appareil employé par M. Masson. Je pense
néanmoins que, malgré la simplicité de cette machine,
les appareils magnéto-électriques, qui sont toujours
prêts à entrer en fonction, sont d'un usage plus commode ; du reste, les effets obtenus sont les mêmes.


### *Appareil de M. Rhumkorf* (fig. 1).


L'appareil auquel on a donné le nom d'*appareil
d'induction de M. Rhumkorf*, est un instrument qui a
attiré à l'habile constructeur auquel il est dû les éloges
les plus justes et les distinctions les plus méritées. Bien
qu'il n'ait pas été construit pour être un appareil médical, il en deviendra certainement un dans un temps peu
éloigné, lorsque M. Rhumkorf l'aura approprié à cet
usage.

Quoique le constructeur ait réuni pour former cet
appareil les indications données séparément par plu-

sieurs physiciens, on peut dire cependant que l'on n'avait pas obtenu avant lui des effets aussi remarquables ; du reste, l'énergie d'action de cet instrument tient à l'isolement du circuit et à la manière dont il est construit, et l'on peut le considérer comme le plus énergique de tous ceux qui ont été construits jusqu'à présent.

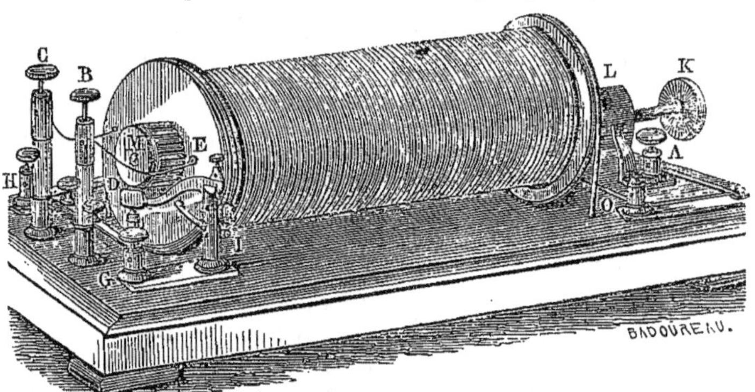


Fig. 1.

La longueur du fil dans lequel passe le courant induit dans les appareils de forme ordinaire est de 8,000 à 10,000 mètres au moins, et la tension de l'électricité développée est très forte ; l'effet se rapporte presque exclusivement à une succession de courants directs. L'interruption du courant de la pile qui passe dans le circuit inducteur et aimante le faisceau de fil de fer central se fait à l'aide de l'interrupteur ou trembleur employé par M. Neef et par M. de la Rvie, et que l'on retrouve dans les appareils allemands ainsi que dans d'autres instruments. (Voyez, pour plus amples détails, Becquerel et E. Becquerel, *Traité d'électricité* en 3 volumes, t. III, p. 238.)

Cet appareil, qui est le plus remarquable des appareils d'induction pour les actions physiques, n'a été encore que peu utilisé dans les applications thérapeutiques, précisément en raison de sa puissance. On pourrait certainement graduer son action en faisant usage d'un cylindre de cuivre extérieur, dont les recherches de M. Dove ont si bien démontré les propriétés à cet égard et en diminuant la longueur du fil induit.

M. Moretin, auteur d'un bon article sur l'électricité, publié dans le *Manuel de matière médicale* du professeur Bouchardat, 3e édit., 1856, t. I, p. 430, annonce avoir déjà fait des essais thérapeutiques assez nombreux avec l'appareil de M. Rhumkorf, auquel il reconnaît beaucoup d'avenir. Il deviendra dans peu, dit-il, un instrument précieux entre les mains des médecins. C'est aussi certainement mon avis, et je me joins à toutes les personnes qui connaissent cet instrument pour engager son inventeur à lui faire subir les modifications indispensables pour en faire un appareil médical.

### *Appareil de M. Duchenne, de Boulogne.*

L'appareil de M. Duchenne est fort ingénieux. Il remplit, suivant son inventeur, les qualités que doit posséder tout appareil médical d'électricité, et qu'il a résumé dans les quatre propositions suivantes :

1° Le courant inducteur et le courant induit exercent une action élective, le premier sur la contractilité musculaire, le second sur la sensibilité cutanée. En conséquence, tout appareil qui ne possède pas ces deux courants est un appareil incomplet.

2° Les intermittences lentes ou rapides des appareils d'induction donnent naissance à des phénomènes spéciaux qui ne peuvent se suppléer mutuellement dans la pratique. Les intermittences rapides sont souvent inapplicables ou dangereuses. Un appareil d'induction doit toujours être muni d'un système moteur qui permette d'appliquer la galvanisation avec un courant lent ou rapide, suivant les indications particulières.

3° Dans un grand nombre de cas, les appareils d'induction ne peuvent être trop puissants.

4° L'intensité des courants doit être proportionnée à ce degré d'excitabilité des organes. Il en résulte que tout appareil d'induction doit posséder un mode de graduation qui permette de mesurer les doses électriques ; cette graduation doit se faire avec une grande précision et sur une échelle d'une assez grande étendue.

M. Duchenne pense avoir réuni toutes ces conditions dans son appareil. Pour le discuter, nous allons en donner d'abord une description aussi complète et aussi impartiale que possible.

A cet effet, nous ne pouvons mieux faire que de transcrire la description complète donnée par M. Duchenne lui-même dans son *Traité d'électrisation localisée*, 1855, 1 vol. in-8, fig., p. 127 à 133. Deux raisons nous ont engagé à faire cette transcription pure et simple. D'abord, elle est complète, très développée et bien claire. Ensuite, faite par celui qui a imaginé l'appareil, elle forme une base impartiale à la discussion que je veux établir ensuite à ce sujet.

*Description de l'appareil de M. Duchenne.*

A. Le premier modèle de l'appareil volta-électrique (fig. 2) se composait : d'une pile plate O ; de deux bobines superposées ; d'un graduateur formé par la bobine externe mobile, et que l'on faisait marcher sur la bobine interne au moyen de la petite planche renfermée dans le tiroir U, qui, lorsqu'on voulait s'en servir, pouvait être relevée comme dans la figure 2, d'un trembleur A.

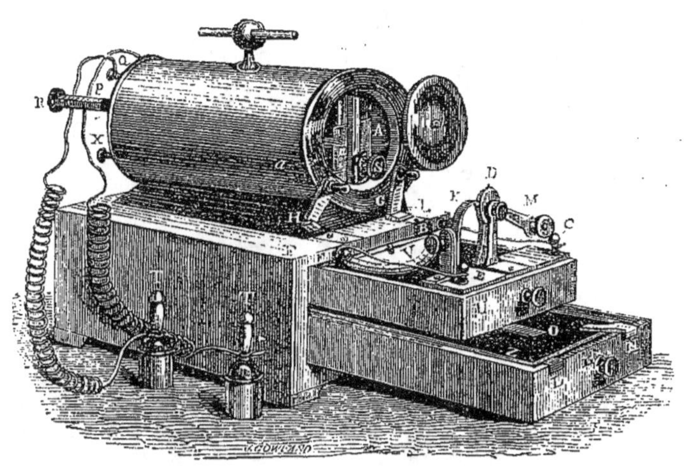

Fig. 2.

Le dernier modèle (fig. 3) diffère du premier : par le changement de la roue dentée D, qui, au lieu d'être enfermée dans le tiroir U, se trouve placée à l'extérieur, sur la base de l'appareil (voy. fig. 3), ce qui a permis de supprimer les contacts trop multipliés (B, C, E, F, G, H, fig. 2) et de simplifier la fabrication de l'appareil, par l'addition de deux petites vis L, N, qui assurent toujours le contact parfait des pôles de la pile avec les extrémités du premier fil d'induction ; par la graduation opérée au moyen d'un cylindre de cuivre rouge B, recouvrant plus ou moins les deux fils de cuivre qui constituent la double induction ; enfin, par l'emploi d'un tube F rempli d'eau, que j'appelle *modérateur*, et qui, combiné avec le cylindre graduateur, permet de mesurer les doses électriques plus ou moins petites comme les doses les plus élevées.

B. Voici la description de l'appareil qui a subi les dernières modifications ; je me servirai de l'une ou de l'autre des figures 2 et 3 pour décrire chaque partie constituante de l'appareil.

1° La pile contenue dans le tiroir inférieur est formée, comme la pile de Bunsen, d'un charbon et d'un zinc.

Le charbon O, fig. 2, est plat, creusé au centre et rempli de poussière de coke.

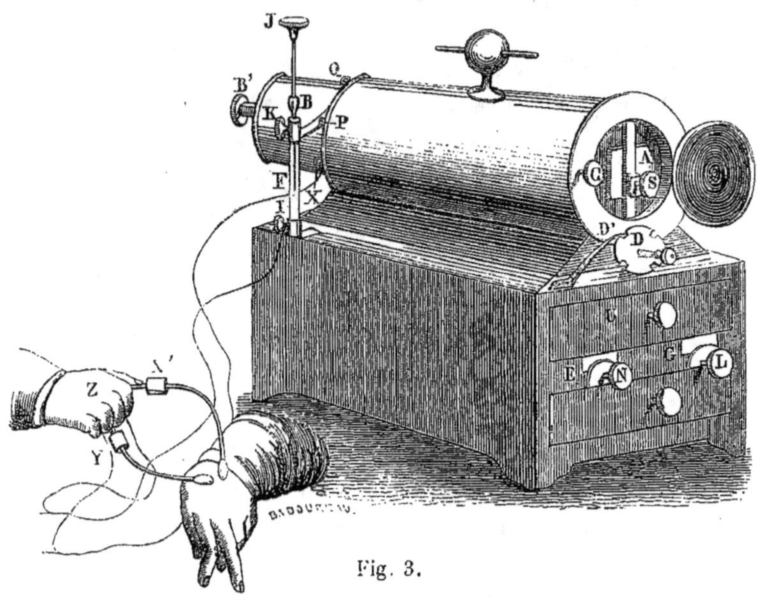

Fig. 3.

Le zinc Z, fig. 2, a la forme d'un petit bac, dans lequel est placé le charbon sans diaphragme. Le zinc est contenu dans le premier tiroir, qui est garni d'un mastic et de lames de verre, de telle sorte que l'humidité ne puisse atteindre le bois. Le fond du tiroir qui se trouve au-dessus de la pile, est aussi couvert d'un mastic qui le garantit des vapeurs dégagées par la pile. Deux lames de cuivre, L, N, fig. 2, en contact, l'une avec le zinc, l'autre avec le charbon, communiquent avec les plaques de platine E, G, fig. 3, au moyen des boutons à vis L, N. fig. 3.

2° La bobine composant le système d'induction est formée de deux fils de cuivre rouge de diamètre inégal, recouverts de fil de soie et superposés.

Le fil de cuivre le plus gros (d'un demi-millimètre de diamètre)est enroulé en hélices sur une botte de fils de fer doux. Les extrémités de ce fil, qui produit le courant de premier ordre, communiquent avec les plaques E et G, fig. 3, et les boutons réophores.

Le fil le plus fin (d'un millimètre de diamètre) est enroulé sur le fil précédent. Il donne naissance au courant du premier ordre ; ses extrémités sont soudées avec les boutons réophores P, Q, fig. 3.

3° Le graduateur B, fig. 3, est un cylindre de cuivre rouge qui enveloppe la bobine, et à la partie supérieure duquel existe une échelle de graduation. Le bouton B', fixé à son extrémité, est destiné à l'attirer ou à le repousser sur cette bobine.

4° Le modérateur se compose d'un tube de verre F, fig. 3, terminé à son extrémité inférieure par un fond de métal auquel est soudé un bouton I, et à son extrémité supérieure par une virole de laquelle part un petit crochet qui sert à mettre le modérateur en rapport avec un des boutons P ou X des courants. Dans la virole supérieure est placé un petit bouchon traversé par la tige J du modérateur. Le tube est rempli d'eau.

5° Le réomètre magnétique mesure l'intensité du courant initial ou le degré d'aimantation du fer doux de la bobine. C'est une boussole V, fig. 2, placée dans le tiroir supérieur U. Le plateau de la boussole est divisé en quatre parties dont chacune est divisée à son tour en 90 degrés.

6° Le trembleur se compose d'un fer doux mobile A et d'une vis platinée S, contre laquelle le fer doux est repoussé par un petit ressort.

7° La roue dentée D, fig. 3, est fixée en dehors de la boîte sur la base de l'appareil, au-dessus du premier tiroir U. Elle tourne à l'aide d'une manivelle, et présente à sa circonférence quatre dentelures sur lesquelles s'appuie une lame de cuivre D', qui fait ressort. Le courant de la pile passe du ressort dans la roue avant d'arriver à la bobine.

*Manière de mettre en action l'appareil de M. Duchenne.*

Quand le charbon est neuf, on le charge d'acide azotique (30 à 40 grammes), que l'on verse lentement par l'ouverture rectangulaire creusée au centre du charbon. L'acide, rapidement absorbé par la poudre de coke contenue dans l'intérieur, est porté par la capillarité dans tous les pores du charbon. Pour entretenir la puissance de la pile, il n'est besoin que de verser de temps à autre sur le charbon quelques gouttes d'acide azotique.

Ainsi préparé, le charbon est placé au milieu du bac de zinc, dans lequel on verse préalablement une ou deux cuillerées d'eau saturée de sel marin qui doit avoir humecté toute la surface du zinc.

La lame de cuivre placée sur le charbon est fixée sur le tiroir au moyen de deux petites pointes, puis on ferme le tiroir.

Si l'on veut alors connaître la puissance du courant initial de la pile, on ouvre le tiroir U jusqu'à la ligne verticale noire tracée sur les parois latérales; on place l'appareil de manière que l'aiguille du réomètre V se dirige transversalement au long diamètre de l'appareil.

On fixe le fer doux du trembleur A en imprimant au bouton de la vis C, fig. 3, un demi-tour de droite à gauche, et l'on ferme le courant en tournant les deux boutons à vis L et N, jusqu'à ce qu'ils soient en contact avec les plaques E et G par lesquelles le courant de la pile est transmis aux extrémités de la bobine d'induction ; alors l'aiguille du réomètre V est déviée de la direction du méridien magnétique, en raison directe de la puissance de la pile.

Veut-on ensuite obtenir des intermittences à l'aide de la roue dentée D, on ferme le tiroir U, puis on tourne la manivelle de la roue D plus ou moins vite, sélon les indications à remplir.

Si les intermittences doivent être faites par le trembleur A, on relâche le ressort qui retient fixée la plaque mobile du trembleur, en détournant de droite à gauche la vis C, et à l'instant cette plaque s'agite entre la vis et l'aimant temporaire de la bobine ; plus le courant initial est intense, plus le jeu du commutateur est vif et bruyant.

Lorsque le graduateur B est entièrement enfoncé dans l'appareil, les courants sont à leur minimum d'intensité ; il suffit donc, pour les augmenter, de faire sortir ce graduateur ou par millimètres ou par centimètres.

L'appareil étant mis en action, on fixe les conducteurs (les réophores) sur les boutons P et Q du courant du second ordre ou sur ceux du premier ordre, selon les indications à remplir. Aux extrémités libres des conducteurs sont fixées les extrémités libres des excitateurs, cylindres, balais métalliques, etc.

Doit-on faradiser des organes très excitables ou mesurer des doses infiniment faibles, la partie supérieure K du modérateur F est mise en rapport avec un des boutons du deuxième ou du premier ordre, et l'un des réophores est fixé à son extrémité inférieure I. Alors, plus on élève la tige J du modérateur, plus l'épaisseur de la couche d'eau que le courant doit traverser est grande, et plus l'intensité de l'appareil est affaiblie. Dans cet état d'affaiblissement les courants de l'appareil peuvent être divisés et mesurés par le cylindre graduateur B.

Dans l'intervalle des faradisations, on interrompt le courant en desserrant une des vis L ou N, afin de conserver la puissance de la pile. L'appareil peut marcher douze heures avec la même solution. Après la séance, on nettoie le zinc et le charbon que l'on essuie avec beaucoup de soin ; on place entre eux un morceau de toile cirée, et l'on remet la pile dans son tiroir U. Cette petite opération est courte et facile.

Si l'on ne se servait que rarement de l'appareil, il serait bien de ne pas laisser le zinc en contact avec le charbon.

### Théorie de l'appareil de M. Duchenne.

Si, la pile étant enfoncée dans l'appareil, aucune interruption n'a lieu, soit par le trembleur, soit par la roue dentée, le courant qui est transmis par les boutons L, N au fil de la bobine centrale est continu et ne donne lieu à aucun phénomène d'induction, mais il produit l'aimantation du fer doux de la bobine. C'est sur l'action exercée par cette aimantation sur l'aiguille aimantée qu'est fondé le réomètre que j'ai appelé *magnétique*. En effet, le fer doux est aimanté différemment à ses extrémités, suivant la direction du courant. Supposons qu'à l'extrémité du fer doux, qui est la plus rapprochée du réomètre, se trouve le pôle boréal, l'aiguille, disposée comme je l'ai indiqué plus haut, sera déviée du méridien magnétique par la force attractive de l'aimant sur son extrémité australe ; et comme la force de l'aimantation du fer doux est en raison directe de l'intensité du courant initial, le degré de déviation de l'aiguille indiquera à la fois la force de l'aimantation de l'appareil et l'intensité du courant de la pile.

Dans cet état de choses, laisse-t-on la liberté à la plaque A du trembleur en desserrant la vis C, cette plaque est attirée par l'aimant de la bobine. A l'instant même le courant étant interrompu, l'aimantation cesse ; le fer doux du trembleur est repoussé par un ressort contre la pointe platinée de la vis S et ferme de nouveau le courant, qui produit une nouvelle aimantation. Ces aimantations temporaires et ces solutions de continuité du courant se succèdent avec une extrême rapidité. Quoique la théorie du trembleur soit connue, j'ai dû la rappeler, pour expliquer le mécanisme de ses différentes pièces.

La théorie de la roue dentée est la même que celle du trembleur, seulement ses intermittences peuvent être accélérées ou rapprochées au gré de l'opérateur.

A l'instant où le courant de premier ordre est interrompu, on observe des phénomènes physiques et physiologiques qui se produisent en vertu de deux forces combinées, savoir : l'action inductrice du courant sur lui-même par l'influence mutuelle de ses spires, et l'influence mutuelle de ce courant et du fer doux aimanté de la bobine.

Si les extrémités du fil fin qui recouvre la bobine centrale sont mises en rapport avec un corps conducteur, un courant de deuxième ordre a lieu et se manifeste par les effets physiques et physiologiques qu'il développe dans les corps placés dans son circuit.

Tel est l'appareil électro-magnétique de M. Duchenne. Nous allons en examiner la valeur.

M. Duchenne a appliqué aux principales dispositions de son appareil des principes découverts à différentes époques par divers physiciens, et qu'il a su mettre à profit en les combinant ensemble. C'est ce qu'il est facile de voir en examinant les principes qui l'ont guidé dans la disposition des diverses pièces de son appareil.

Le courant que M. Duchenne nomme *courant du premier ordre* n'est autre que l'extra-courant qui avait déjà été mis à profit, avec beaucoup de sagacité, par M. Masson.

Les cylindres de cuivre destinés à modérer l'action des courants et à la graduer, sont les cylindres de Dove, auxquels ce physicien reconnut ces propriétés en 1842.

Les courants de plusieurs ordres ont été découverts et étudiés par Henry de Princeton.

Le trembleur ou interrupteur de Neef et de de la Rive ont été appliqués par M. Duchenne dans son appareil.

Enfin, dans une modification récente de son appareil, la petite roue dentée que ce médecin a ajoutée, est une imitation de la roue dentée employée par M. Masson dans son appareil. De l'application de ces divers principes, est résulté l'appareil électro-magnétique que nous venons de décrire, et qui, entre les mains de son inventeur, lui a donné d'excellents résultats, et lui a permis de signaler des faits nouveaux et intéressants. Mais je crains bien que cet instrument, qui a fourni à M. Duchenne toutes les données scientifiques qu'il a mises à profit, ne soit entre ses mains ce qu'est un excellent histouri manié par un habile chirurgien ; il permet à ce dernier de faire de belles opérations, mais, entre les mains d'un autre opérateur, il serait loin de donner les mêmes résultats. Or, je suis profondément convaincu qu'il en sera de même pour l'appareil de M. Duchenne.

Examinons d'abord s'il remplit toutes les conditions posées par M. Duchenne lui-même et s'il est le seul qui les produise. Nous allons reprendre ses quatre propositions.

1° Le courant inducteur et le courant induit exercent une action élective, le premier, sur la contraction musculaire, le deuxième, sur la sensibilité cutanée. En conséquence, tout appareil qui ne possède pas ces deux courants est un appareil incomplet.

Je ne veux pas anticiper ici sur la discussion étendue à laquelle je me livrerai plus loin sur les propriétés différentes des deux courants. Je ferai seulement ici les observations suivantes :

Les courants appelés par M. Duchenne courants du premier ordre sont des extra-courants, produits dans le fil le plus gros et le plus court par les interruptions et les rétablissements successifs du courant inducteur qui traverse ce fil ; et quand M. Duchenne fait usage du courant inducteur, l'appareil fonctionne comme l'appareil de M. Masson, et c'est à l'extra-courant que sont dues principalement les commotions.

Les courants appelés par lui *courants du deuxième ordre* sont, d'après les conventions ordinaires et le langage usuel actuel, des courants induits du premier ordre qui se produisent sous l'influence du courant inducteur et principalement de l'aimantation et de la désaimantation du fer dans le fil le plus long et le plus fin. Ces deux courants n'ont pas des propriétés électives sur telle ou telle fonction, mais ils ont une action plus ou moins énergique en raison de leur tension, tension qu'ils doivent aux dimensions, au pouvoir inducteur et à l'isolement du fil qu'ils traversent. Aussi le courant induit, produit dans un fil beaucoup plus long et d'un diamètre beaucoup plus fin que le premier, a une tension beaucoup plus grande que celle de l'extra-courant produit dans le fil le plus gros et le plus court. De là une énergie et des propriétés en apparence différentes, résultant d'une tension plus grande du courant qui les produit.

Du reste, qu'on appelle ces courants, *extra-courants* et *courants du premier ordre,* ou bien courants du premier et du second ordre, peu importe pour l'effet produit ; ce qu'il faut remarquer, c'est que dans les mêmes conditions les actions doivent être les mêmes.

Il y a une autre remarque que nous ferons encore ici : M. Duchenne, en mettant une seconde hélice autour de la première hélice induite, a cru avoir exclusivement un courant d'ordre supérieur à celui de la première hélice ; or, d'après cette disposition, l'effet est très compliqué, car dans la deuxième hélice l'action qui prédomine est celle qui est due à l'influence de l'aimant central comme dans la première hélice. Pour avoir des courants d'ordre supérieur isolés, il faudrait, en dehors de l'hélice inductrice, placer d'autres hélices parcourues dans un de leurs fils par des courants induits et ayant chacune un second fil dans lequel se produiraient des courants d'induction des deuxième, troisième et quatrième ordre, etc. Mais ainsi que l'ont prouvé M. Henry, M. Abria, etc., les effets de ces courants sont les mêmes à l'intensité près.

Il résulte de là qu'il est parfaitement inutile d'avoir des courants des deux ordres. Si on en fait produire un seul dans un fil très long et très fin, et qu'on puisse le graduer à volonté, on aura, suivant la graduation, les effets attribués à l'un ou à l'autre. C'est précisément ce qui a lieu dans l'appareil de M. Rhumkorf, et ce qui en fera un bon instrument quand il y aura ajouté une graduation convenable.

2° Les intermittences lentes ou rapides des appareils d'induction donnent naissance à des phénomènes qui ne peuvent se suppléer mutuellement dans la pratique. Les intermittences rapides sont souvent inapplicables ou dangereuses. Un appareil d'induction doit toujours être muni d'un système moteur qui permet d'appliquer le galvanisme dans un courant lent ou rapide suivant les indications particulières.

Nous verrons plus loin que dans tous les appareils magnéto-électriques dans lesquels on procède par la rotation plus ou moins rapide d'une chaîne sans fin qui produit les intermittences, les intermittences lentes ou rapides peuvent se graduer sur une échelle beaucoup plus grande, puisqu'elles sont produites par la main intelligente de celui qui opère la rotation.

3° Dans un grand nombre de cas, les appareils d'induction ne peuvent être trop puissants.

Ceci est vrai, mais l'appareil de M. Duchenne n'est pas des plus énergiques. Beaucoup d'instruments élec-tro-magnétiques ou magnéto-électriques le sont davantage. On peut en particulier, en fait d'appareil énergique, citer ceux de MM. Bianchi et Rhumkorf.

4° L'intermittence des courants doit être proportion-née au degré d'excitabilité des organes. Il en résulte que tout appareil d'induction doit posséder un mode de graduation qui permette de mesurer les doses électriques.

Cette graduation doit se faire avec une grande précision et suivant une échelle d'une grande étendue.

Tout ceci est vrai, mais tout appareil électro-magnétique ou magnéto-électrique est gradué, et cette graduation est même une des premières conditions de la construction d'un bon instrument : celui-ci n'a donc sous ce rapport aucune supériorité sur les autres.

En résumé, tout en croyant que l'appareil de M. Duchenne remplit toutes les conditions qu'il s'est posées et qu'il est très ingénieux, je ne crois pas à son avenir pour les raisons suivantes :

D'abord, il est très dispendieux. Ensuite c'est un instrument assez compliqué, qui se dérange avec une grande facilité et que l'on trouve presque toujours ne marchant plus quand on est resté un certain temps sans en faire usage ; et lorsque cela arrive loin du constructeur, le propriétaire est obligé de ne pas s'en servir avant de l'avoir fait réparer. J'ai vu plusieurs médecins habitant la province qui ont été obligés d'y renoncer.

La pile contenue dans l'appareil lui-même est l'une des causes principales de son altération rapide et des fréquentes réparations qui sont nécessaires.

### *Appareil de M. Éric Bernard.*

M. Bouvier, dans le rapport cité plus haut, a donné une description détaillée d'un petit appareil dû à M. Éric Bernard.

Cet appareil est peu volumineux. Le courant initial est fourni par une pile à un seul élément de Grove.

La bobine du fil d'induction est fixée verticalement

dans une boîte de petite dimension, qui reçoit également la pile dont on réunit les pôles avec la partie correspondante de l'appareil au moyen de deux petites pierres ou de deux petites pinces de cuivre.

A l'intérieur de la bobine se trouve un faisceau de fil de fer doux qui devient, par l'action du courant de la pile, un électro-aimant, qui, ainsi qu'on l'a dit plus haut, est la cause prédominante de la production du courant d'induction.

Le premier fil, ou fil inducteur, a 50 mètres de long et 1 millimètre de diamètre. Le second, entouré de soie comme le précédent, à 250 mètres de long et 1/2 millimètre de diamètre.

Nous n'entrerons pas dans une description détaillée de cet appareil, dans lequel M. Bernard a emprunté le rhéotome aux appareils allemands, imités eux-mêmes de l'appareil électro-médical que l'on doit à M. Masson, et les courants des deux ordres à l'appareil de M. Duchenne. L'appareil de M. Bernard est portatif, facile à manier, peu coûteux ; il peut rendre des services aux médecins qui ne pourraient se procurer des appareils plus dispendieux.

Il partage avec les autres appareils électro-magnétiques, dit M. Bouvier, les inconvénients attachés à l'emploi des piles. C'est aussi mon opinion.

### *Appareil de MM. Legendre et Morin.*

L'appareil de MM. Legendre et Morin offre quelque analogie avec le précédent. Son volume est encore plus petit. La boîte qui le contient renferme, d'un côté, la pile de Bunsen modifiée, et de l'autre la bobine.

La bobine, malgré son petit volume, a une longueur

de fil analogue à celle de l'appareil Bernard ; seulement son appareil est plus petit et son mode d'enveloppement spécial.

La jonction de la pile et de la bobine se fait aussi simplement et aussi rapidement que possible, car il suffit pour l'effectuer de poser la pile dans sa case sur un ressort qui établit la communication du pôle négatif, et d'amener une lame mobile de l'appareil sur la pointe de platine du charbon constituant le pôle positif.

Cet appareil est muni d'un interrupteur, trembleur ou commutateur, qui n'offre que peu de différences avec ceux des appareils que nous avons déjà décrits.

Quatre boutons ou barres, y compris celui qui établit la communication avec le pôle positif de la pile, peuvent recevoir les fils conducteurs et transmettre deux à deux l'action de l'appareil. L'agencement des fils de la bobine, par rapport à ces boutons, est tel que l'on obtient des courants électriques d'une paire quelconque de courants. MM. Legendre et Morin négligent ordinairement l'emploi de la barre communiquant directement avec la pile et n'indiquent que trois courants différents, mais il y en a réellement six. Ces six courants sont de nature diverse. M. Bouvier a étudié les propriétés de ces courants. Il a reconnu que trois d'entre eux excitent beaucoup plus fortement la sensibilité cutanée. Ce sont tous ceux dans lesquels un des réophores communique au bouton n° 3, qui reçoit une des extrémités du fil fin. Ce seraient donc ceux qui correspondraient aux courants des deux ordres de M. Duchenne. Les trois autres, formés dans le fil qui est en communication du reste avec la pile, sont des courants d'induction du premier ordre.

Tous les courants peuvent se graduer à volonté. —

L'appareil que nous décrivons permet en outre de produire à volonté des intermittences.

M. Bouvier, dans son rapport, conclut qu'excepté quelques détails d'une exécution secondaire, il n'y a rien d'absolument neuf dans chacune des parties de l'appareil de MM. Legendre et Morin, mais que l'ensemble n'en est pas moins d'une exécution remarquable. Suivant lui, on leur doit surtout des éloges pour avoir réuni dans un si petit espace tant de modes variés d'administrer l'électricité d'induction. — En outre, cet appareil est bien peu dispendieux, très facile à manier, et nous comprenons la vogue qu'il a eue. Néanmoins, nous lui appliquerons toujours la même formule de reproche, à l'égard de laquelle nous serons toujours heureux de nous trouver d'accord avec M. Bouvier : il est malheureux qu'il soit nécessaire de se servir d'une pile pour mettre l'appareil en action.

### Appareil de M. Déchargé.

Dans une des séances du mois de mai 1856, de la Société médicale des hôpitaux de Paris, M. le docteur Aran a présenté, au nom de M. Déchargé, constructeur d'instruments de physique, un appareil électro-magnétique à deux bobines avec solution de continuité de vitesses différentes.

Cet appareil se compose : 1° d'une bobine de verre, sur laquelle est enroulé un gros fil de cuivre recouvert et verni, destiné à recevoir le courant de la pile; dans cette bobine est un faisceau de fil de fer doux sur lequel se meut un tube de cuivre divisé, servant à graduer ce courant du premier ordre; 2° d'une bobine mobile, c'est-à-dire couvrant plus ou moins la première, et sur laquelle on enroule une grande longueur de fil de cuivre fin recouvert et verni qui, recevant un courant par induction, constitue le courant du second ordre. Un tube de tirage et divisé permet de couvrir plus ou moins le courant inducteur et d'en graduer la tension. 3° Pour donner les vibrations vives est un électro-aimant double, sur lequel bat un ressort donnant des vitesses différentes, quoique vives. 4° Pour donner des commotions plus ou moins répétées, dont le minimum est de deux par seconde, il est établi un grand ressort plat, horizontal et à levier, élevant ou abaissant à volonté un levier portant à son extrémité une lame de fer doux attirée successivement par un électro-aimant vertical.

L'appareil porte deux commutateurs pour distribuer le courant de la pile à l'un ou l'autre de ces systèmes. Le grand ressort donne à volonté, et de vitesse différente, des commotions de l'une ou l'autre bobine, plus des commotions de vibrations.

Cet appareil est réglé par un couple de Bunsen ; il est très élégamment construit, marche bien, est d'une assez grande énergie, et n'est pas d'un prix très élevé. Nous comprenons qu'il puisse être utile aux médecins qui ne reculent pas devant l'emploi de la pile.

### *Appareil de M. Bianchi* (fig. 4).

L'appareil de M. Bianchi est un des plus ingénieux. Cet appareil est divisé en trois parties :

1° La première est constituée par une pile à un seul couple de Bunsen.

2° La deuxième est formée par une bobine munie de deux fils. Le premier est un fil plus gros et moins long; c'est celui par lequel passe le courant inducteur. Le

deuxième dans lequel se développe le courant induit,
est plus long et plus fin. — A l'intérieur de cette bobine, on place des tiges de fer dont l'aimantation et la
désaimantation, dues au courant inducteur, donnent
lieu au courant induit dans le fil le plus fin.

3° La troisième partie est un interrupteur semblable
au petit tourniquet électro-magnétique de Ritchie, et
dans lequel les interruptions se font au moyen du mouvement d'un petit électro-aimant rectiligne, mobile
entre les armatures d'un aimant permanent fixe en fer
à cheval ; ce petit électro-aimant entraîne deux fils de
platine qui plongent alternativement dans deux petites

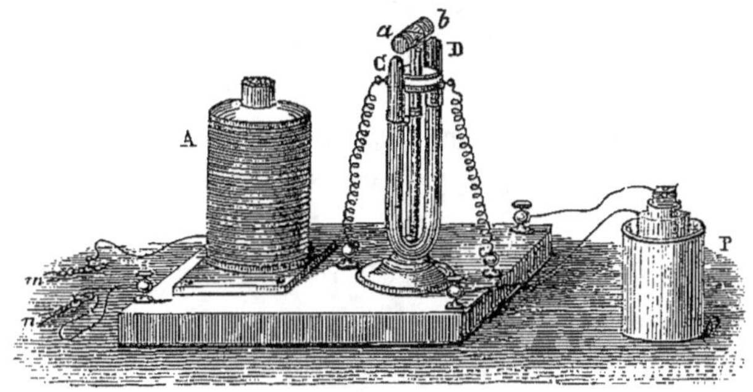

Fig. 4.

cuves isolées, pleines de mercure et placées dans le circuit du courant inducteur.

Aussitôt que le courant passe dans le gros fil de la
bobine et dans le bain de mercure, le petit morceau de
fer doux placé en croix sur la tige de support prend un
mouvement de rotation très rapide, et il paraît dans
chaque petite cuvette de mercure une succession d'étincelles à l'extrémité des aiguilles de platine.

On gradue le courant à l'aide de petites tiges de fer
doux, que l'on introduit en nombre plus ou moins considérable dans l'intérieur de la bobine. Cette gradua-

5

tion peut donc avoir lieu sur une échelle très étendue.

Cet appareil offre de très grands avantages. Il est d'une grande simplicité, très facile à manœuvrer et d'un prix fort peu élevé. Il peut donner, avec un courant initial très faible, un courant d'induction d'une intensité telle et fournir une telle quantité d'électricité qu'il serait difficile de la supporter. Son seul inconvénient est la nécessité de faire usage d'une pile pour la mettre en action.

Tels sont les seuls appareils électro-magnétiques dont je donnerai la description ; je crois être entré dans des détails assez circonstanciés pour en avoir fait comprendre le mécanisme ; il me reste maintenant à formuler mon opinion à l'égard de tous ces appareils.

M. Bouvier, dans le rapport dont j'ai eu déjà plusieurs fois occasion de parler, a nettement dit ce qu'il pensait à cet égard. A son avis, la nécessité de faire usage d'une pile pour mettre un appareil électro-magnétique en action ôte à ces appareils la plus grande partie de leurs avantages : il les complique immédiatement et il est un obstacle à leur emploi.

J'ai exprimé maintes fois la même opinion dans mes leçons. Je suis profondément convaincu que tous les appareils électro-magnétiques sont destinés sans exception à disparaître de la pratique médicale, et à être complétement remplacés par les appareils magnéto-électriques. Je suis loin de penser cependant que quelques-uns ne présentent de grandes qualités et qu'ils ne puissent suffire à tous les cas de la pratique médicale. Cela est possible; cela est même vrai, mais les avantages qu'ils présentent sont atténués par un inconvénient bien sérieux. Cet inconvénient, c'est l'usage d'une pile qui complique l'appareil. Elle le rend moins portatif; il faut la charger dès qu'on veut s'en servir, la nettoyer ensuite. Ces petites opérations exigent du soin si on veut laisser la pile chargée ; ou si elle est contenue dans l'appareil, il s'en dégage constamment des vapeurs acides qui ne tardent pas à l'altérer. Enfin, l'usage d'acides dans la pratique civile expose à salir, à altérer les meubles ; et dans les hôpitaux elle réclame des élèves, auxquels est dévolue cette opération, des soins et des nettoyages qu'il ne leur est pas toujours facile de pratiquer. Ces raisons me paraissent suffisantes pour engager les médecins praticiens à faire usage d'un des appareils magnéto-électriques que je vais maintenant décrire.

### APPAREILS MAGNÉTO-ÉLECTRIQUES.

Sans parler des appareils imaginés par Faraday à l'époque ou l'illustre physicien anglais fit ses premières recherches sur l'induction, le premier instrument qui ait donné des effets de quelque puissance est l'appareil qui a été construit par M. Pixii. L'aimant permanent était mobile et l'électro-aimant, dans le circuit duquel les courants induits inverses et directs se manifestent, était fixe. On substitua à cet appareil, un peu trop volumineux la machine de Saxton, dont les dimensions étaient moindres, quoique donnant des effets aussi énergiques, et dans laquelle l'aimant était fixe et l'électro-aimant mobile. Cet appareil fut suivi de l'appareil de Clarke, qui n'est qu'une modification de celui-ci et dont on fit usage pendant plusieurs années pour les applications électro-médicales. Dans cet appareil comme dans les précédents, les positions relatives de l'aimant et de l'électro-aimant changent à chaque instant ; les variations d'intensité magnétique, qui ont lieu dans celui-ci, donnent naissance aux courants induits dans le fil conducteur dont on fait usage.

Des appareils construits sur de plus petites dimensions et moins sujets à se déranger ont été préférés. Nous citerons, entre autres, les appareils de MM. Breton frères, celui de M. Duchenne et celui de M. Gaiffe.

*Appareil de MM. Breton frères* (fig. 5).

Le principe de l'appareil construit par MM. Breton frères est dû à M. Page, qui a produit les courants par induction dans des hélices placées autour des branches

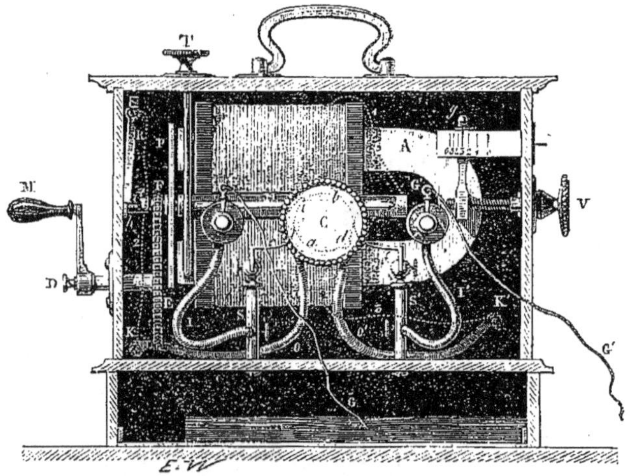

Fig. 5.

d'un aimant permanent en fer à cheval et fixé. Cette disposition étant adoptée, si on fait tourner rapidement une armature en fer doux devant les faces polaires de cet aimant, il se manifeste des changements dans l'intensité magnétique des différents points de l'aimant, d'où résultent des courants induits dans le fil conducteur.

M. Dujardin a fait construire un appareil de ce genre ; il en a été de même de MM. Breton, qui ont mis également ce principe à profit dans la construction de l'appareil qu'ils ont répandu dans la pratique médicale. MM. Breton graduent l'instrument sans changer la disposition des parties. A l'aide d'une vis de rappel, ils éloignent ou rapprochent à volonté de l'aimant le fer doux qui tourne à son extrémité, et cet éloignement et ce rapprochement amènent l'affaiblissement ou l'augmentation du courant par induction.

L'armature en fer doux est mise en rotation au moyen d'une chaîne sans fin, communiquant avec un moulinet que l'on fait jouer à l'extérieur.

L'appareil de MM. Breton est excellent, et il répond à tous les besoins de la pratique médicale. D'abord, il ne se dérange jamais, il est toujours prêt à marcher et marche des heures entières sans que sa puissance s'affaiblisse, il ne faut pour faire tourner la manivelle qu'un manœuvre même inintelligent. Enfin, son prix n'est pas très élevé.

J'ai dit que ces appareils remplissaient toutes les conditions. En effet, ils sont très énergiques, ce qui est incontestable. Cette énergie dépend de la longueur et de la finesse du fil enroulé ; ils peuvent donner des intermittences lentes ou rapides, selon la rapidité du mouvement de rotation du moulinet ; ils se graduent avec une très grande facilité et sur une échelle extrêmement étendue. Dans cet appareil, comme dans la plupart des instruments de ce genre, on perçoit successivement deux courants induits de sens contraires, développés par les aimantations et désaimantations successives ; mais comme la plupart du temps on ne se préoccupe pas du sens des courants, on n'a pas recours à un commutateur. Dans le cas où il serait nécessaire d'opérer avec une succession de courants de même sens, il faudrait adapter à l'appareil un commutateur tournant en même temps que l'armature.

MM. Breton ont complété leur appareil par l'addition, autour de leur premier fil, d'un deuxième fil plus fin et plus long avec lequel ils font communiquer les deux extrémités des conducteurs, quand ils veulent faire usage d'un courant à plus haute tension. Voilà ce qui arrive lorsqu'on fait usage d'un appareil à deux bobines :

Lorsque l'armature de fer doux est en mouvement, les variations d'intensité de l'aimant qui se produisent sous l'influence de son mouvement, déterminent dans le fil enroulé autour de l'anneau fixe des courants induits comme à l'ordinaire. MM. Breton ont alors supposé, d'après M. Duchenne, que ces courants induits du premier ordre déterminaient des courants du deuxième ordre dans le deuxième fil enroulé excentriquement autour de lui. Mais les choses ne se passent pas ainsi : l'action de l'aimant influence les deux fils à la fois, le deuxième aussi bien que le premier, et elle détermine dans les deux des courants de même sens, c'est-à-dire des courants induits du même ordre, car l'action du premier fil sur le deuxième est dominée par l'action de l'aimant. Cependant ces courants diffèrent en tension et en intensité, car les fils n'ont ni la même longueur ni le même diamètre. Le courant qui se développe dans le premier fil, si ce premier fil est plus gros ou moins long, aura les propriétés attribuées par M. Duchenne aux courants du premier ordre, c'est-à-dire une action plus spéciale sur la contractilité musculaire. Le courant, au contraire, qui se développera dans le deuxième fil, si le deuxième fil est plus long et plus fin, sera un courant à tension beaucoup plus grande et qui lui permettra d'agir plus spécialement sur la sensibilité cutanée. Si, enfin, les deux fils ont la même grosseur et la même longueur, leurs propriétés seront les mêmes ; seulement le courant du deuxième fil serait un peu moins énergique que celui du premier cas il est un peu plus éloigné de l'aimant. C'est en effet de cette manière que l'appareil agit.

L'appareil de MM. Breton présente un petit inconvénient, c'est qu'il perd de sa force avec le temps ; cela tient à ce que l'aimant fixe en fer à cheval se désaimante peu à peu ; il faut alors le réaimanter. On pourrait, du reste, aimanter de nouveau l'aimant en faisant passer un courant électrique dans l'hélice du gros fil entourant l'aimant ; mais quand les instruments sont bien faits, l'appareil peut servir pendant plusieurs années.

En résumé, l'appareil de MM. Breton, malgré ces légers inconvénients, est un excellent instrument et dont toutes les personnes qui en font usage n'auront certes qu'à se louer.

### *Appareil magnéto-électrique de M. Duchenne.*

L'appareil de M. Duchenne réunit les dispositions indiquées par M. Page, par M. Dujardin, le cylindre de M. Dove et l'enroulement des deux fils superposés ; c'est ainsi qu'il a formé l'appareil que construit M. Deleuil.

Cet appareil se compose des parties suivantes :

1° Un aimant fixe disposé en fer à cheval ;

2° Deux bobines enroulées autour de cet aimant fixe :

la première constituée par un fil plus gros et moins long ; la deuxième, par un fil d'un diamètre plus petit et d'une longueur beaucoup plus grande ;

3° Une armature de cuivre et un régulateur de cette armature : ils sont destinés à graduer l'appareil ;

4° Un commutateur ;

5° Un régulateur des intermittences ;

6° Une armature de fer doux pouvant être mise en mouvement à l'aide d'une roue dentée à engrenages, susceptible de tourner avec une grande rapidité.

L'appareil magnéto-électrique de M. Duchenne est un bon instrument. Il se gradue avec facilité et peut donner des courants d'une assez grande énergie. Il présente suivant lui, comme principal avantage, les courants du premier et du deuxième ordre. Nous n'avons pas besoin de renouveler ce que nous avons dit plus haut à propos du nouvel appareil de MM. Breton. Dans le fil du diamètre le plus fort et de la longueur la moindre, circulent des courants induits du premier ordre, produits sous l'influence de l'aimant et des variations d'intensité qu'il subit sous l'influence de la rotation du fer doux ; dans le second fil enroulé autour du premier et qui est d'un diamètre plus fin et d'une longueur plus grande, il se développe également des courants induits du premier ordre mais d'une tension beaucoup plus forte que celle du premier. Il est, comme lui, le résultat de l'action du même aimant, qui l'emporte sur celle exercée de la part d'un fil sur l'autre.

Il doit ses propriétés un peu différentes, c'est-à-dire son action plus énergique sur la sensibilité cutanée, a sa tension plus forte, qu'il doit à sa longueur et à son diamètre.

Il est avantageux de réunir dans un même appareil

des circuits différents en raison du diamètre et de la longueur des fils dans lesquels les courants circulent. Cela donne plus de facilité à l'expérimentateur et lui permet de remplir plus facilement telle ou telle indication.

En résumé, l'appareil magnéto-électrique de M. Duchenne est bon, et il doit être de beaucoup préféré, malgré son propre avis, à son appareil électro-magnétique.

### Appareil de MM. Gaiffe et Loiseau (fig. 6).

L'appareil de MM. Gaiffe et Loiseau est fondé sur le même principe que celui de MM. Breton frères et que celui de M. Duchenne.

La planche suivante en donne une idée suffisante.

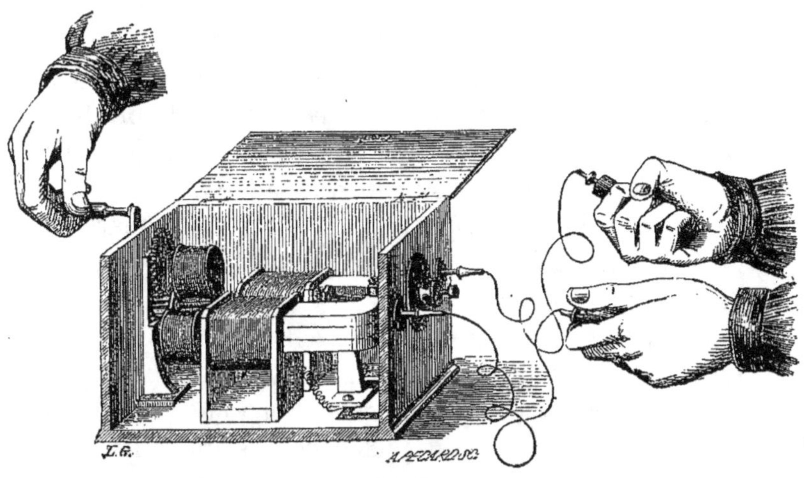

Fig. 6.

Son volume est beaucoup moins considérable. Il comprend les pièces suivantes :

1° Un aimant fixe en fer à cheval, autour duquel est enroulée une bobine d'une longueur déterminée.

2° Une armature de fer doux mise en mouvement par une chaîne sans fin. C'est sur cette armature de fer doux que porte la modification qui rend cet appareil aussi intéressant et aussi utile.

Cette armature, en effet, au lieu d'être simplement fermée par une armature de fer doux, est entourée de deux bobines capables de former un électro-aimant. Il se manifeste dans cet électro-aimant un courant par induction qui vient se croiser avec le courant induit développé autour de l'aimant en fer à cheval.

Cet appareil, pour être aussi complet que possible, devrait porter un commutateur sur l'axe de rotation, permettant de rendre les courants développés dans l'hélice fixe et dans l'hélice mobile de même sens, au lieu de présenter des courants alternativement en sens inverse. On pourrait également, en ajoutant une enveloppe cylindrique de cuivre rouge à l'ensemble des bobines de l'aimant fixe, retarder la rapidité de production des courants induits, et, par conséquent, l'énergie de la secousse ; car ce mode de graduation de l'appareil, déjà employé par M. Duchenne dans ses deux appareils, est tout à fait différent de celui qui consiste à éloigner l'armature de l'aimant.

Tel qu'il est, du reste, l'appareil de MM. Gaiffe et Loiseau est excellent, bien construit, et d'un prix peu élevé ; on peut donc y avoir recours en toute confiance.

D'après ce que j'ai dit plus haut, les appareils magnéto-électriques sont les seuls auxquels les médecins puissent songer à avoir recours. Ce sont des appareils bien simples, toujours prêts à marcher, ne se dérangeant jamais et pouvant être manœuvrés par une personne qui n'a qu'à tourner la manivelle de la chaîne sans fin.

Ces instruments ont toute l'énergie désirable ; ils se graduent avec la plus grande facilité ; on produit à volonté des intermittences lentes ou rapides ; enfin, on obtient à l'aide de bobines superposées des courants de tensions différentes, de même sens ou en sens inverse, en faisant usage de commutateurs.

Quant à choisir entre les trois appareils qui viennent d'être décrits, je déclare que je les trouve aussi bons les uns que les autres et que je m'en sers indifféremment. La seule raison de préférence qui puisse guider le médecin est donc tout simplement une question de prix, question dans laquelle je ne dois pas entrer.

# DEUXIÈME PARTIE.

## DU MODE D'APPLICATION DE L'ÉLECTRICITÉ A L'ORGANISME ET DE SON ACTION SUR LES TISSUS.

---

### MODE D'APPLICATION DE L'ÉLECTRICITÉ.

Pour appliquer l'électricité à l'homme sain ou malade, il est nécessaire d'avoir recours à des intermédiaires qui sont situés à l'extrémité des fils conducteurs des courants et qui sont destinés à être mis en rapport avec la peau, les tissus ou les organes. Ces intermédiaires sont de deux sortes, et nous allons successivement les passer en revue. Établissons d'abord que la première condition qu'ils doivent remplir, c'est d'être bons conducteurs de l'électricité. Voici maintenant leurs principales variétés, nous les réduirons à six.

*1° Appareils appliqués directement sur la peau.*

On applique directement l'appareil électrique sur la peau de la partie sur laquelle on veut faire agir le courant. Les chaînes électriques de diverses espèces, la ceinture électrique de MM. Breton, leur mixture électrique, sont dans ce cas; j'en ai suffisamment parlé plus haut, et je n'y reviendrai pas ici. Je dirai seulement que les cas où il peut être utile d'en faire usage sont extrêmement peu nombreux.

## 2° *Conducteurs métalliques.*

Les courants sont introduits dans l'organisme à travers la peau préalablement humectée d'un liquide conducteur (eau salée, eau acidulée) ou simplement humidifiée par la transpiration insensible, à l'aide d'un métal qui sert d'agent conducteur, et qui est en général du cuivre.

On a donné des formes bien diverses au cuivre ainsi placé à l'extrémité des fils conducteurs des courants.

Tantôt ce sont des cylindres plus ou moins volumineux, destinés surtout à être serrés dans les mains.

D'autres fois, des plaques métalliques plus ou moins larges et destinées à être appliquées sur une surface d'une certaine étendue.

Quelquefois, ce sont des boutons, des boules, des cônes métalliques d'un volume et d'une forme que l'on fait disposer à volonté pour l'usage qu'on en veut faire et la partie sur laquelle on désire agir.

On a quelquefois recours à des tiges métalliques droites ou recourbées, et destinées à être introduites à une certaine profondeur dans les cavités, pour y diriger les courants. Pour faire pénétrer ces courants dans la bouche, l'œsophage, les fosses nasales, le rectum, le vagin, l'urèthre, on fait usage de sondes métalliques entourées de caoutchouc, et qui ne sont libres et dépourvues de cette substance qu'à leur extrémité, là où on veut porter l'action de l'électricité. Ces sondes sont d'un volume, d'une longueur et de courbures variables. Elles ne peuvent être confectionnées que pour tel but spécial que veut remplir l'expérimentateur. Toutes ces variétés de conducteurs sont construits en cuivre ainsi que je l'ai dit. Il serait toutefois bien préférable d'avoir recours au platine, en raison de son inaltérabilité, mais son prix élevé est jusqu'à présent un argument contre son emploi.

### 3° *Électro-puncture.*

Il y a quelques années, l'électro-puncture était le moyen le plus employé, je dirai même le seul presqu'en usage. Elle consistait à introduire des aiguilles à acupuncture en acier et mieux encore en platine dans l'épaisseur des muscles que l'on voulait faire contracter, et à diriger les courants à travers deux aiguilles placées à une certaine distance l'une de l'autre, soit dans le même muscle, soit dans le même système musculaire, soit dans le même membre, soit enfin entre deux points entre lesquels on voulait faire circuler le courant électrique.

Ce procédé a quelques inconvénients, mais il a aussi des avantages. L'introduction des aiguilles, quelque peu douloureuse qu'elle soit véritablement, effraye toujours les malades. Quelquefois la blessure de petites veinules qu'il est impossible d'éviter, produit un écoulement de sang qui, toutefois, n'est jamais considérable, mais qui contribue à augmenter la frayeur des malades. La contraction musculaire produite au moyen de l'acupuncture est généralement un peu douloureuse, et on n'est pas toujours maître, même avec de faibles instruments, de la modérer à volonté.

Malgré cela, l'électro-puncture a des avantages et il est fâcheux qu'on y ait renoncé. Elle localise mieux les courants que tout autre procédé. Elle réveille beaucoup mieux la contraction musculaire dans les muscles qui en sont privés. Elle hyposthénise beaucoup mieux les parties et les organes dans lesquels on veut produire cet effet. Je crois donc qu'on pourrait y revenir dans un certain nombre de cas ; il est en effet facile, avec un peu d'habitude, de parer aux légers inconvénients que j'ai signalés. On peut, avec des appareils bien gradués et modérés, éviter les inconvénients de la douleur de la contraction et sa trop grande énergie. J'espère donc que les détails dans lesquels je viens d'entrer engageront les praticiens à y avoir recours quelquefois.

4° *Éponges imbibées d'un liquide conducteur.*

L'emploi d'éponges est très précieux.

Les deux éponges imbibées d'un liquide qui est, en général, de l'eau salée, sont placées chacune dans un godet métallique placé à l'extrémité des fils conducteurs et en communication avec eux.

Ces deux godets métalliques sont supportés par deux tiges isolantes destinées à être tenues entre les mains de l'expérimentateur. Pour en faire usage, on établit la communication et on place les deux éponges mouillées, soit aux deux extrémités du même muscle, soit aux extrémités d'un même système musculaire, soit enfin entre les deux parties entre lesquelles on veut faire circuler le courant. L'emploi des éponges mouillées localise parfaitement le courant, et c'est grâce à leur emploi, que M. Duchenne a généralisé, que ce médecin a pu jeter de vives lumières sur plusieurs points de la physiologie musculaire. On les applique avec succès dans beaucoup de cas pathologiques que nous aurons successivement occasion de passer en revue.

### 5° *Pinceaux ou brosses métalliques.*

Les pinceaux ou les brosses métalliques sont placés sur un manche isolant et en communication avec l'un des fils conducteurs, tandis que l'autre fil communique avec un conducteur métallique placé sur un point quelconque de la surface du corps.

Ce pinceau ou cette brosse sont destinés à agir énergiquement sur la peau et à produire l'électrisation cutanée, bien étudiée et bien décrite par M. Duchenne, et sur laquelle nous reviendrons. Ce mode d'emploi de l'électricité est la seule manière de produire l'excitation cutanée à l'aide des courants électriques.

### 6° *Emploi de l'électricité au moyen des bains.*

Nous n'entendons pas ici par bains ceux exploités par le charlatanisme et qui consistent dans l'emploi de baignoires composées de plusieurs métaux différents. Il est trop évident que ces bains ne sauraient exercer aucune action sur l'organisme. On peut faire usage du bain de pieds et du bain entier.

#### A. Emploi de l'électricité au moyen des bains de pieds.

Le bain de pieds est composé de deux petites cuves indépendantes l'une de l'autre et dans chacune desquelles on place de l'eau salée ou de l'eau acidulée tiède.

Le malade plonge chacun de ses pieds dans une cuve différente. Une d'elles est en communication avec le pôle positif, l'autre avec le pôle négatif, à l'aide des conducteurs métalliques qui y sont plongés. Une fois la communication établie, on agit par intermittences en enlevant et plongeant alternativement un des deux pôles dans le liquide avec lequel il est en rapport, et l'on voit les extrémités inférieures devenir le siége d'une contraction fibrillaire musculaire continue, contraction dont l'intensité est en rapport avec celle de l'appareil, et qui peut rendre de grands services dans un certain nombre de paralysies.

Ces cuves peuvent être métalliques. Mais les effets sont beaucoup plus nets et plus accentués, et l'on peut les graduer beaucoup plus facilement si on les construit en bois, ou mieux encore en porcelaine ou en verre.

Si l'on faisait construire spécialement pour cet usage une cuve de porcelaine ou de verre, on pourrait adapter à une des parois latérales un bouton métallique saillant à l'extérieur et communiquant avec le liquide placé à l'intérieur ; on se servirait alors de ces boutons métalliques pour les faire communiquer avec les réophores et pour établir et interrompre les communications.

On peut se servir de cuves analogues pour plonger un pied et une main du même côté. On peut également y plonger les deux mains.

### *B.* Bains entiers.

Voici les bains entiers tels que je les ai décrits dans mes leçons à l'hôpital de la Pitié, au mois de janvier. Ces bains sont fondés sur le même principe que les bains de pieds électriques.

L'individu sur lequel on veut agir est plongé dans une grande baignoire pleine d'eau salée tiède, à une

température convenable. Une baignoire métallique peut
servir, mais on aurait des effets beaucoup plus nets si
cette baignoire était de bois ou d'une substance non
conductrice : un des bras du patient sort de l'eau et va
plonger dans une petite cuve de porcelaine ou de
verre placée à une certaine distance et pleine d'eau
salée.

Les choses étant ainsi disposées, on plonge le réophore positif, par exemple, dans la grande baignoire, et
l'on fait agir avec des intermittences le réophore négatif
dans la petite cuve dans laquelle est plongé le bras. Dès
que ce courant intermittent est en action, le corps
entier du sujet entre dans une véritable agitation due à
la contraction fibrillaire de tout le muscle. De tels bains
ne doivent jamais être prolongés au delà de sept à huit
minutes. Ils ont encore été très peu employés, et cependant je ne doute pas qu'étudiés et bien connus, ils ne
puissent rendre des services en agissant comme de
puissants stimulants dans des cas de débilité profonde,
d'anémie portée à un haut degré, etc. Nous reviendrons, du reste, sur ce sujet.

M. Moretin, dans l'article ÉLECTRICITÉ qu'il a rédigé
pour la *Matière médicale* de M. Bouchardat (1855, t. 1,
p. 430), a beaucoup préconisé un bain qui n'est pas
fondé tout à fait sur la même idée. Dans son procédé,
le malade est placé dans une baignoire remplie d'eau.
Les deux réophores de l'appareil de Rhumkorf sont
plongés tous deux dans cette baignoire. Dès que cette
immersion a lieu, le corps presque entier entre en contraction. On explique cet effet du courant produit par
les deux réophores plongés dans la même masse liquide,
par des courants dérivés qui se produisent alors. Ces
courants dérivés ont été bien étudiés par M. Matteucci.

Cette manière d'administrer les bains électriques n'a pas moins besoin d'être étudiée que celle que j'ai décrite plus haut.

## ACTION DES COURANTS SUR L'ORGANISME.

L'action des courants sur l'organisme comprend l'étude de trois sections différentes, qui sont :

1° Les conditions inhérentes aux courants eux-mêmes ;

2° Le mode d'application de ces courants à l'organisme ;

3° Les effets des courants sur les divers tissus et organes de l'économie.

### § 1. — Conditions inhérentes aux courants eux-mêmes.

Les courants agissent sur l'organisme comme un agent stimulant. C'est un stimulus énergique qui pénètre dans la trame des organes, qui agit sur les muscles et qui peut être porté sur le système nerveux lui-même, à la condition toutefois de ne pas dépasser certaines limites qu'il est d'une très grande importance de fixer.

Les courants électriques ne possèdent donc qu'une puissance stimulante toujours la même comme nature d'action, et qui ne diffère que par son énergie, cette énergie étant réglée d'abord par les trois conditions énumérées ci-dessus ; ensuite, par le mode d'application ; enfin, par les propriétés vitales des tissus sur lesquels on les fait agir ; il est facile d'expliquer, avec ces trois ordres de conditions, tous les effets que l'on obtient, et ensuite de les produire à volonté. On a donc lieu de s'étonner qu'on ait cherché à donner à des effets identiques au fond, des noms différents.

L'expression *électrisation* est la seule qui doive être conservée ; depuis longtemps on a renoncé à celle de *galvanisation*.

Quant à donner le nom de *faradisation* à l'application des courants par induction, ainsi que cela a été proposé, ce changement ne me semble pas heureux, et n'est motivé par rien. — Faraday a bien découvert les courants par induction, mais ces courants n'ont pas d'autre action que celle des diverses espèces de courants électriques ; il est possible de les employer, parce que plusieurs des appareils mis en usage satisfont mieux à telle ou telle condition que l'on veut remplir, et que nous allons étudier ; mais ces courants par induction n'ont en aucune manière une action spéciale, et leur effet consiste, comme celui de tout courant électrique, dans une action stimulante. Nous n'insisterons pas sur ce point, et nous n'emploierons pas cette dénomination, tout en rendant hommage au célèbre physicien anglais dont elle rappelle le nom. — Du reste, ce changement de dénomination, que rien ne justifie et qui ne s'appuie sur aucune raison, n'a pas été généralement adopté.

Nous examinerons successivement :

1° L'intensité des courants ;

2° La rapidité et l'instantanéité des courants ;

3° Les intermittences des courants ;

4° Le sens du courant.

### 1° *Intensité des courants.*

Personne ne saurait contester qu'avec un courant électrique intense, on ne puisse produire de puissants effets physiologiques. Cependant, ce n'est pas le meilleur moyen d'arriver à ce résultat ; car des courants très intenses peuvent amener une grande perturbation dans le système nerveux , et quelquefois même en désorganiser certaines parties. — D'un autre côté, comme cela résulte des recherches de plusieurs physiologistes, les nerfs et les muscles peuvent s'habituer à l'action de courants continus d'une certaine énergie, et ce n'est plus alors que par les changements d'intensité que l'excitation vient à se manifester. Dans les appareils que l'on met en usage, on peut admettre que l'intensité du courant sous le rapport des effets physiologiques est en raison directe du peu d'épaisseur des fils et du grand nombre de tours de spirale qu'ils exécutent.

Sous le rapport de leur administration, il est toujours préférable , sauf certains cas particuliers qui seront signalés au fur et à mesure qu'ils se présenteront, de ne faire usage que de courants modérés.

### 2° *Instantanéité d'action et rapidité des courants.*

Cette deuxième condition est de beaucoup la plus importante.

On peut établir en principe que plus les courants sont produits rapidement, plus les effets physiologiques sont nets, caractéristiques et énergiques , et se produisent sans qu'il y ait de perturbation ou de désorganisation dans le système nerveux. D'après Henry, en effet, pour produire les effets physiologiques les plus énergiques, il ne faut en mouvement qu'une petite quantité d'électricité circulant avec le moins de résistance possible dans un fil.

Les effets physiologiques signalés par M. Duchenne

comme propres aux courants du deuxième ordre, et qui lui semblent constituer des propriétés physiologiques toutes spéciales, ne sont que la conséquence du principe que nous venons de poser. Le courant électrique induit dans une bobine voisine de la bobine inductive, circulant dans un fil très long et très fin, a une tension très énergique, et cette tension est même telle dans l'appareil de Rhumkorf, par exemple, qu'elle produit des étincelles très vives. Il en est de même de la puissance stimulante de cette espèce de courant. On explique ainsi les apparences lumineuses plus énergiques que ces courants induits déterminent sur la rétine et l'espèce d'action spéciale qu'ils paraissent produire sur la sensibilité cutanée. Ces effets sont le résultat de la tension plus grande de l'électricité.

Ces effets, ainsi que nous l'avons déjà dit, se rapprochent beaucoup de ceux que produit la bouteille de Leyde ; car ici on a l'exemple d'une très petite quantité d'électricité se mouvant très vite, mais ayant une forte tension et donnant des commotions énergiques. — En général, on peut dire que l'excitation musculaire est due à la destruction et au rétablissement de l'équilibre électrique des nerfs, et que plus cet équilibre sera troublé rapidement, plus fort sera l'effet physiologique.

Il est certain que ces effets sont produits d'une manière plus nette avec des courants induits, mais on peut les obtenir également avec tout autre appareil, pourvu que l'on se place dans les mêmes conditions d'intensité et de rapidité de transmission électrique ainsi que de conductibilité.

Toutes ces idées sont si simples et elles sont la conséquence des lois physiques si bien connues maintenant et si claires à comprendre, qu'il était difficile de croire qu'on pût, ou plutôt qu'on ne voulût pas les comprendre. Il faut en effet qu'on n'ait pas voulu les comprendre pour avoir refusé constamment de porter la question sur son véritable terrain, sur celui où je vais encore une fois le replacer, et où j'espère que tous les médecins de bonne foi voudront bien me suivre. Ce terrain le voici :

D'après M. Duchenne, les courants induits du premier ordre et ceux du deuxième ordre jouissent de propriétés physiologiques toutes spéciales et différentes pour chacun d'eux. Ces propriétés sont : pour les courants du premier ordre une action plus spéciale sur la contractilité musculaire ; pour les courants induits du deuxième ordre, une action plus spéciale sur la sensibilité cutanée et la rétine, ainsi qu'une pénétration plus facile dans l'organisme.

J'ai déjà répondu et je réponds encore : Vos prétendus courants induits du premier et du deuxième ordre n'existent dans aucun de vos appareils. Vous avez seulement des courants d'une tension plus ou moins forte en raison de la différence de diamètre et de longueur des fils que vous employez. De plus, l'action est toujours la même ; seulement, avec des courants de moindre tension (courants du premier ordre circulant dans un fil plus gros et moins long), on n'a qu'une action sur la contraction musculaire, tandis qu'avec un courant d'une tension beaucoup plus grande (prétendus courants induits du deuxième ordre circulant dans un fil plus long et plus fin), on a une action semblable sur la contraction musculaire, et de plus une pénétration plus profonde dans l'organisme et une action sur la peau et la rétine que des courants d'une moindre tension ne pouvaient produire.

Il n'y a donc pas spécialité d'action physiologique, et en prétendant que j'avais nié ces actions différentes, M. Duchenne n'a probablement pas lu ou bien n'a pas compris ce que j'avais écrit. Les effets sont vrais, seulement je les explique autrement, et par les lois de la physique et de la physiologie la plus élémentaire.

Mais la question ayant été portée devant l'Académie de médecine, et M. Bouvier ayant raisonné et conclu dans le sens de M. Duchenne, là où je ne pouvais ni discuter ni me défendre, je le ferai ici, et je vais examiner à fond la partie du rapport de l'honorable membre de l'Académie qui a trait aux courants des deux ordres.

Un fil fin étant enroulé sur un premier fil parcouru par un courant, devient le siége d'un courant instantané quand on ferme ou qu'on ouvre le circuit fermé par ce premier fil. On a appelé courant inducteur le courant formé par le premier fil, et courant induit celui du fil fin ; mais on a découvert que les spires du fil inducteur agissaient les unes sur les autres, de telle sorte qu'il s'y développe aussi un courant spécial au moment de la fermeture ou de l'ouverture du circuit. Ce courant, qui est distinct de celui qui provient de la pile, a reçu le nom d'extra-courant. Si maintenant on place un troisième fil autour du deuxième, il s'y développe un autre courant sous l'influence de celui qui circule dans le deuxième, puis le troisième peut en produire un quatrième, etc., etc., et ainsi de suite une série de courants secondaires.

Quels noms donner à ces courants ? Il n'y a aucune hésitation pour les physiciens.

Le courant qui provient de la pile et qui circule dans le premier fil est dit courant initial et courant inducteur.

Le courant qui se produit dans le même fil par suite de la rupture ou du rétablissement du courant initial, est dit extra-courant.

Le courant qui se produit dans le deuxième fil, plus long et plus fin que le premier, est dit courant induit du premier ordre.

S'il y en avait un troisième et quatrième, on dirait courant induit du deuxième ordre, du troisième ordre, etc.

Maintenant quels sont les courants que l'on a dans l'appareil électro-magnétique de M. Duchenne ? On a un extra-courant et un courant induit du premier ordre.

Pourquoi ce médecin appelle-t-il l'extra-courant courant de premier ordre, et le courant induit du premier ordre courant du deuxième ordre ? C'est ce qu'il est difficile de comprendre, car c'est créer, n'en déplaise à M. Bouvier, un langage tout à fait différent de celui qui est employé par tous les physiciens, et il n'est pas permis de le changer ainsi.

Un des motifs qui ont fait adopter la dénomination de courant induit du premier ordre pour dénommer le courant induit par un courant inducteur d'un fil conducteur voisin, c'est que l'on peut indifféremment appliquer ces dénominations aux effets d'induction dus aux courants et à ceux que les aimants font naître. Dans ce dernier cas, l'induction électro-magnétique d'un aimant sur un fil voisin donne lieu à un courant induit du premier ordre.

Or, si l'on nommait l'extra-courant, courant du premier ordre, les aimants ne développeraient donc par induction dans un fil voisin que des courants du deuxième ordre. — M. Duchenne n'a pas fait attention à ces différences de dénomination ; il applique notre

manière de nommer les courants à l'induction magnétique, tandis qu'il ne l'emploie pas pour l'induction par
les courants électriques : il est donc préférable de s'en
tenir aux dénominations que nous avons indiquées.

Dans l'appareil magnéto-électrique de M. Duchenne,
il en est autrement, et j'ai déjà démontré la manière
dont les choses se passaient dans cet appareil, de
même que dans celui de MM. Breton frères, à double
courant. Deux fils sont superposés autour d'un aimant
fixe : l'un, le premier, plus gros et moins long ; le
deuxième, plus fin et plus long. Dans les idées de
M. Duchenne, le courant produit dans le premier fil est
un courant induit du premier ordre, et le courant produit dans le deuxième fil est déterminé par l'influence
du premier. C'est un courant induit du deuxième ordre.
M. Duchenne se trompe. Les courants produits dans
les deux fils sont tous deux sous l'influence de l'aimant
qui annule l'effet produit par le premier fil sur le
deuxième, ou plutôt le réduit à très peu de chose. Le
courant produit dans le premier fil, comme celui produit dans le deuxième fil, sont tous deux des courants
induits du premier ordre ; seulement le premier produit dans le fil le plus gros et le moins long est un courant d'une tension moindre que celui produit dans le fil
le plus long et le plus fin, et ayant, par conséquent, des
effets moins énergiques sur la peau et sur la rétine.

Voici des faits qui démontrent irrécusablement ce
que je viens d'avancer.

Autour d'un aimant fixe n'enroulant qu'un seul fil
très fin et très long, vous aurez un courant à tension
très fort et qui aura toutes les propriétés des prétendus
courants du deuxième ordre.

Autour de l'aimant fixe, enroulez par superposition

deux fils parfaitement égaux en diamètre et en largeur, et faites agir l'armature de fer doux par rotation. Il se produira un courant induit du premier ordre dans chaque fil, mais cette fois-ci celui du premier sera plus intense que celui du deuxième, et le deuxième moins intense que le premier, à cause de son éloignement plus grand de l'aimant. Aussi le courant du deuxième fil ne produira-t-il plus les effets spéciaux des prétendus courants de deuxième ordre. Cette expérience, faite plusieurs fois par MM. Breton, est capitale pour la démonstration de ce que les lois de la physique indiquaient d'avance.

Je me résume en disant :

Dans l'appareil électro-magnétique, le courant du premier fil est un extra-courant, le courant du premier fil, un courant induit du premier ordre. La différence d'énergie de leur action est due à la différence de leur tension, conséquence elle-même de la longueur et du diamètre différent des fils employés. Dans l'appareil magnéto-électrique, les courants produits dans les deux fils sont sans doute des courants induits du premier ordre ; seulement, le deuxième, produit dans un fil plus long et plus fin, a une tension beaucoup plus forte, et par conséquent produit des effets beaucoup plus énergiques et agit vivement sur la peau et la rétine. Voyons maintenant les différences signalées dans les courants du deuxième ordre ; j'espère démontrer qu'elles ne sont nullement dues à une nature d'action différente, mais uniquement à la différence de tension des courants que l'on considère.

1° Un courant du premier ordre et un courant du second ordre, qui paraissent d'une égale intensité en ce qu'ils déterminent des commotions semblables, ne sont pas doués au même degré du pouvoir de traverser les mauvais conducteurs tels que l'eau distillée, placés dans le circuit. En se servant du tube à eau, on trouve que le courant du premier ordre cesse d'être perçu à travers une épaisseur de liquide beaucoup moindre que celle qui est nécessaire pour arrêter le courant du deuxième ordre.

Il y a plusieurs objections à adresser aux précédentes assertions. D'abord l'intensité de deux courants produits dans des fils de longueur et de diamètre différents, et sous un même courant initial, ne peut être égale. Ce serait tout à fait contraire aux lois de la physique.

En deuxième lieu, juger que l'intensité des deux courants est égale par l'égalité des commotions qu'ils produisent, est encore une assertion pour le moins bien avancée : comment juger que deux commotions sont égales? On ne peut faire à cet égard qu'une approximation bien hypothétique.

Je n'admets donc ici ni l'égalité d'intensité ni l'égalité des commotions, mais j'admets le fait de la pénétration plus grande du prétendu courant du deuxième ordre. Ce courant est un courant d'une tension beaucoup plus grande que celle du premier fil ; par conséquent elle doit pénétrer plus avant dans l'eau distillée comme dans l'organisme. M. Bouvier, avec son excellent esprit, avait déjà pressenti la solution de la question en disant :

« Si l'on rapporte à ce qu'on nomme *tension* cette faculté qu'a l'électricité de vaincre la résistance d'un mauvais conducteur, le courant du second ordre posséderait, à égalité de force électro-motrice, une tension beaucoup plus grande que le courant du premier ordre. »

Mais c'est là toute la question, et c'est précisément ce qui est. Du reste, M. Bouvier semble avoir un doute sur l'origine de la différence des actions des bobines, puisqu'il dit également dans son rapport : « Cependant il reste peut-être à faire ici plus exactement la part de l'influence des dimensions des fils, et il est à désirer que M. Duchenne complète sur ce point ses intéressantes recherches. »

2° Les deux espèces de courants appliqués sur la peau au moyen d'excitateurs humides, après qu'on a eu le soin, comme dans le cas précédent, de régler au même degré leur force apparente, pénètrent dans les tissus à des profondeurs inégales. Le courant du premier ordre ne dépasse pas les muscles superficielsquand le courant du deuxième ordre va exciter des contractions jusque dans le plan opposé du membre, si celui-ci est peu épais, comme à l'avant-bras, par exemple.

On peut faire à ce paragraphe la même réponse qu'au précédent : c'est précisément en raison de sa tension plus forte que le prétendu courant du deuxième ordre jouit de la propriété de pénétrer plus avant dans les muscles. Il n'y a là rien de spécial.

3° La sensibilité des muscles est plus vivement excitée par le courant du premier ordre que par celui du deuxième ordre, lorsque l'un et l'autre sont portés directement sur le tissu musculaire à travers la peau convenablement humectée; il n'y a là rien de spécial. Le courant du premier ordre, ayant une tension moindre, pénètre plus difficilement à travers les muscles. Or, par cela même de cette pénétration plus difficile, la sensibilité de ces organes est exaltée davantage.

4° Au contraire, le courant du deuxième ordre est celui qui provoque les contractions les plus énergiques dans les muscles plus rapprochés du tronc que les points par lesquels il est introduit. Aussi, en tenant un excitateur dans chaque main, on éprouve de plus fortes secousses dans les membres supérieurs avec le courant du deuxième ordre.

M. Bouvier fait ainsi lui-même la critique de cette proposition, et je ne puis mieux faire que de transcrire ce qu'il dit.

« M. Duchenne, attribuant dans ce cas à l'action réflexe de la moelle provoquée par l'électrisation des nerfs sensitifs les contractions qui se manifestent au-dessus des points excités, en conclut que le courant du deuxième ordre agit plus fortement que l'autre sur le centre nerveux.

» Il ne nous semble pas démontré que la moelle épinière doive nécessairement intervenir pour donner lieu aux contractions dont il s'agit ; car le choc électrique qui se propage le long du membre ne doit pas moins se faire sentir aux nerfs moteurs qu'aux nerfs sensitifs, et l'excitation directe des premiers suffit pour déterminer la contraction des muscles qui les animent. »

Du reste, je ne puis dire qu'une chose, c'est que ces phénomènes, qui sont réels, sont toujours la conséquence de la tension plus grande des courants produits dans les fils les plus fins et les plus longs (deuxième ordre).

Je ne pousserai pas plus loin cette discussion déjà beaucoup trop longue pour mes lecteurs, et je continue l'exposé des conditions inhérentes aux courants. Il nous reste encore à examiner les intermittences lentes ou rapides des courants et le sens du courant.

### 3° *Intermittences lentes ou rapides.*

On peut à volonté, avec la plupart des appareils d'induction, et particulièrement avec les appareils magnéto-électriques, avoir des courants interrompus à intermittences lentes ou rapides.

Le degré de rapidité de la rotation de la roue de ces derniers appareils suffit pour produire les uns ou les autres, et il y a, par conséquent, une échelle très longue à parcourir entre une rotation très lente et une rotation très rapide.

Les intermittences lentes localisent peut-être mieux le courant. Elles sont beaucoup moins pénibles pour le patient et moins douloureuses pour lui. Elles excitent moins, en un mot, la substance musculaire. C'est surtout avec des intermittences lentes qu'on peut bien étudier le jeu des muscles.

Les intermittences rapides, au contraire, sont beaucoup plus douloureuses et plus fatigantes pour les malades. Il est impossible d'en faire usage quand les parties sur lesquelles on agit sont très sensibles, physiologiquement ou pathologiquement. Il est généralement admis que les courants à intermittences rapides favorisent surtout la nutrition des muscles sur lesquels on les fait agir... Cela est vrai, et il est assez facile de s'en rendre compte. On sait généralement que plus un muscle se contracte souvent, plus il consomme d'oxygène, plus sa température s'élève, et plus, par conséquent, il absorbe d'éléments réparateurs et consume d'éléments combustibles. Or c'est précisément ce qui constitue la nutrition organique. Or c'est ainsi que les choses se passent quand on administre à des malades

des courants à intermittences rapides. Ces intermittences rapides n'ont pas d'autres effets que de faire contracter un plus grand nombre de fois les fibres musculaires dans le même espace de temps.

### 4° *Sens du courant.*

On a beaucoup oublié parmi nos modernes électriseurs ce qu'on doit entendre par le sens du courant. Voici ce dont il s'agit. Quand on place le pôle positif d'un appareil électrique du côté de l'extrémité centrale d'un nerf du mouvement, et le pôle négatif du côté de l'extrémité périphérique de ce même nerf, on produit surtout des contractions musculaires, et très peu ou même point de douleur. Quand, au contraire, on place le pôle négatif à l'extrémité centrale du nerf et le pôle positif à l'extrémité périphérique, le contraire a lieu, il y a une très vive douleur, et très peu ou même point de contractions musculaires. Je le répète, ce n'est que quand les courants sont ou modérés ou faibles, que le sens du courant peut être étudié ; car, avec des courants énergiques, cette distinction ne saurait être établie.

### § 2. — **Conditions inhérentes au mode d'application des courants.**

#### 1° *Application continue ou intermittente d'un courant.*

L'action d'un courant sur l'organisme diffère suivant qu'on le fait agir d'une manière continue ou intermittente. Son mode d'action est celui d'un agent stimulant, et il produit, suivant qu'il remplit telle ou telle des conditions établies plus haut, soit de la douleur, soit des contractions musculaires. Ces effets sont donc la conséquence, non pas tant de l'intensité du courant électrique mis en jeu que de l'instantanéité de son action et de la succession des intermittences que l'on peut produire ; ils sont dus, ainsi que cela a été dit plus haut, à la rapidité avec laquelle est troublé l'équilibre électrique.

Quand, au contraire, on fait circuler dans un nerf un courant continu, et qu'on prolonge un peu l'action de ce courant, le nerf, en vertu sans doute d'un dérangement quelconque dans l'équilibre des molécules organiques qui le constituent, perd pour quelque temps ses facultés sensitives et motrices ; il ne peut plus transmettre la douleur au centre cérébro-spinal ; il ne peut plus animer les muscles auxquels il se distribue, il faut, pour lui rendre ses propriétés, soit attendre un certain temps, soit lui administrer un courant intermittent. Les courants continus peuvent donc être employés avec quelque chance de succès dans certaines maladies nerveuses résultant d'un état de surexcitation. Il y a là toute une étude à faire et de nouvelles applications à tenter.

C'est surtout avec une pile à auges un peu énergique qu'on obtient ces courants continus agissant comme hyposthénisants. On peut bien arriver au même résultat avec des appareils d'induction, en maintenant appliqués d'une manière continue les conducteurs sur les deux points sur lesquels on les fait agir. L'effet, dans ce cas, est loin d'être identique, et cependant le résultat est le même. En effet, cette application continue des deux réophores sur la partie qu'on soumet à l'électrisation détermine une succession excessivement rapide de contractions musculaires, et cette succession rapide aboutit à une action hyposthénisante très analogue à celle qui est produite par un courant intense d'une pile à auges.

### 2° *Corps conducteurs mis en contact avec le muscle.*

L'emploi des éponges imbibées d'un liquide conducteur, ou des aiguilles de platine à acupuncture introduites dans les muscles eux-mêmes, a pour effet de déterminer des contractions musculaires, subordonnées, il est vrai, aux principes exposés plus haut. Je n'ai pas besoin d'y revenir ici.

### 3° *Pinceaux et brosses métalliques sur la peau.*

En appliquant sur la surface de la peau naturellement sèche, ou préalablement privée de son humidité par une friction avec de la poudre d'amidon, un pinceau ou une brosse métallique en communication avec un appareil électrique, on produit surtout une excitation de la surface de la peau et parfois une douleur assez vive.

Ce mode d'électrisation a été bien étudié par M. Duchenne, qui en a fait d'heureuses applications. Nous ne pensons pas toutefois que l'électricité ait, dans cette circonstance, une action spéciale. C'est un agent stimulant qui, comme tel, excite les houppes nerveuses de la peau, et consécutivement accélère la circulation capillaire et peut même produire dans cette membrane des hypérémies capillaires. C'est donc un moyen qui n'est pas à dédaigner, et qui agit surtout comme dérivateur.

Les courants électriques mis à profit d'une manière spéciale peuvent produire des effets chimiques ou des effets calorifiques, qui ont été mis à profit dans la thé-

rapeutique. Ces applications seront étudiées plus loin
avec détail.

## § 3. — Des effets des courants sur les divers tissus de l'organisme.

L'action des courants sur les divers tissus de l'organisme a vivement attiré l'attention des physiciens et
des médecins. Depuis Galvani, les travaux de M. Al. de
Humboldt, d'Aldini, et plus récemment ceux de Nobili,
Matteucci, Dubois-Raymond, Weber, Remak et bien
d'autres, ont jeté une vive clarté sur ces questions. Un
savant médecin belge, M. Valerius, de Gand, a résumé
dans un intéressant mémoire sur l'*électricité médicale,*
les faits les plus positifs et les mieux acquis à la science
touchant cette question. Je suis heureux de pouvoir lui
emprunter bon nombre de renseignements et d'adopter
le même ordre que lui.

### *Action des courants sur les nerfs.*

1° Nerfs du mouvement. Nerfs du sentiment. Nerfs mixtes.

Si l'on fait passer un courant le long d'un nerf en
plaçant les deux conducteurs à peu de distance l'un de
l'autre ; que le courant soit direct ou inverse, c'est-à-
dire qu'il soit dirigé du centre à la périphérie, ou qu'il
soit dirigé dans l'autre sens, tous les muscles auxquels
se distribue ce nerf se contractent à l'instant où l'on
ferme comme à l'instant où l'on ouvre le circuit, et il y
a en même temps de la douleur. Quand le circuit est
fermé, il n'y a rien. Ce dernier phénomène, c'est-à-dire
l'absence de contraction et de douleur, tient à ce que le
courant continu, en passant par les nerfs et les mus-

cles, leur enlève pour un instant la faculté d'éprouver les modifications nécessaires pour se contracter ou ressentir de la douleur.

En faisant traverser simplement au courant l'épaisseur du nerf, il y a très peu de contractions, et quelquefois même elles manquent complétement.

La douleur est, en général, plus vive au début du passage du courant inverse, tandis que les contractions sont plus fortes quand le courant est direct. Ces différences tiennent à ce qu'on appelle le sens du courant.

J'ai déjà traité cette question ; aussi n'ai-je besoin que de rappeler ici que le courant direct est le courant qui marche du centre à la périphérie du nerf, c'est-à-dire dans lequel le pôle positif est placé du côté du bout central, et le pôle négatif à l'extrémité périphérique. Le courant inverse est celui qui a lieu dans le sens contraire, c'est-à-dire le pôle négatif placé du côté de l'extrémité encéphalique du nerf, et le pôle négatif du côté de son extrémité périphérique.

Si l'on expérimente longtemps sur le même animal, et surtout si le courant a une certaine énergie, les phénomènes de contraction et de douleur disparaissent assez rapidement ; ils reparaissent, au contraire, si on laisse quelque temps l'animal au repos, ou bien si l'on emploie une pile plus énergique.

L'étude de l'action des courants sur les nerfs des grenouilles démontre que les contractions dues au courant direct diminuent et disparaissent même complétement, alors qu'elles existent encore bien manifestes à l'ouverture du courant inverse.

Sur les nerfs mixtes d'un animal récemment tué ou vivant, l'action des courants est remarquable. Si l'on y fait circuler un courant continu, et si ce courant est direct, l'excitabilité est diminuée ou détruite. Si, au contraire, le courant est inverse, cette excitabilité est conservée ou même augmentée.

Si ce même nerf a été parcouru par le courant direct, le repos lui rend assez rapidement une partie de son excitabilité. S'il a été, au contraire, parcouru par le courant inverse, il perd par le repos une partie de l'excitabilité que le passage de ce même courant inverse lui avait donnée.

Le temps de repos qu'il faut à un nerf, soit pour recouvrer l'excitabilité enlevée par le courant direct continu , soit pour diminuer l'excitabilité en excès donnée par le passage du courant inverse, est extrêmement variable. Très court dans les nerfs très excitables, il devient plus long dans ceux qui présentent des propriétés contraires.

Toutes ces expériences ne peuvent être faites qu'avec des courants faibles et modérés ; les courants intenses diminuent toujours l'excitabilité du nerf, et quelquefois la suppriment complétement pendant un certain temps. Cette diminution ou cette suppression a lieu à un degré plus élevé lorsque le courant parcourt ce nerf de la périphérie au centre que lorsqu'il suit la route opposée. Il résulte de là qu'en thérapeutique il ne faut jamais faire usage que des courants ayant strictement l'intensité nécessaire pour l'effet que l'on veut produire.

Ces phénomènes, qui ont été étudiés par la plupart des physiciens, parmi lesquels je citerai MM. Matteucci, Marianini, Becquerel père et Edmond Becquerel, Valérius, de Gand, et bien d'autres, n'ont pas reçu l'assentiment de M. Duchenne. Cela est malheureux; mais les expériences, assez grossières du reste, qu'il a faites sur l'homme, n'infirment en aucune manière les résultats que nous venons de rapporter. Nous pouvons affirmer qu'ils s'appliquent tous à l'homme. Ce n'est pas en effet, comme l'a effectué M. Duchenne, quand on opère avec des batteries de Cruickshank de soixante couples, ou avec des batteries de soixante-dix éléments de Bunsen, que l'on peut étudier et constater des phénomènes aussi délicats.

L'action hyposthénisante des courants est un fait qui ressort de toutes les expériences que nous venons de rapporter et qui est parfaitement acquis à la science. Il est susceptible de nombreuses applications que nous essaierons de faire plus tard.

Il y a du reste une expérience bien remarquable de Ritter, expérience qui démontre directement l'effet excitant du courant inverse et l'action hyposthénisante du courant direct sur l'homme bien portant. Si l'on ferme le circuit d'une pile composée d'un grand nombre d'éléments en touchant un pôle de celle-ci avec une main et le deuxième avec l'autre main, on éprouve, après un certain temps, un sentiment de lassitude et de gêne dans le bras qui a été traversé par le courant direct et une excitation particulière dans l'autre bras, dont les mouvements sont devenus plus libres (Most, *Ueber die grosen Heilkrafte des Galvanisues*).

On peut encore attribuer un autre mode d'action aux courants continus. Cette action consisterait dans la production de contractions toniques ou continues des muscles d'un membre pendant le passage d'un courant électrique constant à travers le tronc nerveux qui anime, soit les muscles du membre, soit leurs antagonistes.

M. Remak, qui avait déjà publié un travail sur ce sujet en 1855, vient de lire tout récemment à l'Académie des sciences un nouveau mémoire dans lequel il revient sur ces contractions et les attribue à une action réflexe. Il pense, en conséquence, que ces mouvements peuvent aussi être produits par l'excitation galvanique de certains nerfs cutanés, ou, en d'autres termes, que l'irritation continue des fibres nerveuses sensibles par un courant galvanique continu peut se transmettre jusqu'aux centres nerveux, et donner lieu à des contractions continues des muscles qui sont sous la dépendance immédiate de ces centres.

L'étude de ces faits, s'ils sont reconnus exacts, conduira à des applications physiologiques curieuses et à des conséquences thérapeutiques importantes.

On savait, d'après des expériences pratiquées sur des grenouilles, que les muscles contractés se détendaient ou se relâchaient sous l'influence d'un courant induit, mais pour perdre bientôt leur contractilité normale volontaire.

M. Remak, partant de cette donnée, a essayé les mêmes expériences sur l'homme. Il a remplacé le courant induit par un courant constant ; il a constaté de cette manière que le courant constant avait la propriété de faire cesser les contractions en conservant aux muscles la faculté d'obéir à la volonté, et en la leur restituant même dans les cas où elle avait été perdue. Si le fait était vrai, il serait susceptible de nombreuses applications à la thérapeutique. Des expériences assez multipliées que j'ai faites à cet égard, et qui seront discutées lorsque nous nous occuperons des maladies convulsives, me font craindre que M. Remak ne se soit abusé à cet égard.

Continuons l'exposé des effets de l'électricité sur les nerfs, nous y trouverons à chaque instant des applications possibles de ces effets à la thérapeutique.

Les contractions qui résultent de l'application de l'électricité à un nerf sont d'autant plus vives, que la portion de nerf sur laquelle on agit est plus rapprochée du muscle que l'on veut faire contracter. La sensation est au contraire d'autant plus vive que l'excitation électrique est appliquée plus près des centres nerveux (Matteucci).

Lorsqu'on fait passer dans un nerf un courant interrompu et qu'on rétablit à de petits intervalles de temps, les muscles auxquels ce nerf se distribue se contractent violemment et se présentent dans une sorte de contraction tétanique ; cela a lieu que le courant qui agit soit direct ou inverse. En même temps, l'excitabilité de ce nerf ainsi contracté convulsivement est très affaiblie, surtout si on la compare à celle d'un autre nerf sur lequel on a fait agir un courant continu.

Il résulte de tout ceci que dans tous les cas dans lesquels on fait usage de courants peu intenses et alternativement dirigés en sens contraire, il y a un véritable épuisement de l'excitabilité analogue à celui qui aurait lieu, par exemple, à la suite d'un exercice violent ou d'une excitation intense et prolongée. Avec des courants très faibles, on peut négliger cette action hyposthénisante, parce que ces courants étant alternativement dirigés en sens contraire, la perte d'excitabilité produite par le courant direct sera compensée par l'augmentation d'excitabilité déterminée par le courant inverse.

Les choses ne se passeraient pas du tout de la même manière, si l'on faisait usage de courants intenses et discontinus, et l'action hyposthénisante due au courant direct deviendrait un phénomène prédominant.

Dans les applications thérapeutiques on doit éviter la production de ce dernier phénomène en ne faisant usage que de courants faibles et dirigés alternativement en sens contraire. Ce sont alors de véritables agents stimulants qui réveillent la vitalité et exercent probablement une influence tonique sur la vie organique des parties sur lesquelles on agit.

Ces idées ont été exposées et développées avec beaucoup de lucidité par M. Valérius, dans son excellent mémoire sur les *applications médicales de l'électricité*. Elles sont déduites d'expériences qui appartiennent, il est vrai, à d'autres physiciens, mais elles n'en sont pas moins susceptibles d'applications utiles à la médecine. Le médecin belge trouve, du reste, une confirmation de ses idées dans les expériences de M. Brown-Séquard sur la mort par la foudre et l'électro-magnétisme (*Gazette médicale*, pages 881 et 999).

### *Action de l'électricité sur les nerfs à travers la peau à l'aide d'un conducteur humide.*

Pour opérer de cette manière, il est bien entendu qu'il ne faut pas que les nerfs soient situés à une trop grande profondeur. Les muscles conduisant mieux l'électricité que les nerfs, il faut, pour pouvoir concentrer l'action de l'électricité dans ces derniers, que le nerf sur lequel on veut agir soit ou superficiel ou bien en contact seulement avec des tendons, des aponévroses et du tissu cellulaire, tissus qui tous conduisent moins bien l'électricité que le système nerveux. En pareil cas, il n'y a jamais qu'une partie du courant qui traverse le nerf sur lequel on agit.

M. Duchenne a donné la liste suivante des nerfs sur lesquels on peut porter les courants.

Au membre supérieur :

Le nerf médian, au tiers inférieur et supérieur du bras ;

Le nerf cubital, au passage de la gouttière qui sépare l'épitrochlée de l'olécrane ;

Le nerf radial, au point où il se dégage de la gouttière humérale, en dehors de la réunion des deux tiers supérieurs avec le tiers inférieur de l'humérus ;

Le nerf musculo-cutané dans le creux de l'aisselle.

Au membre inférieur :

Le nerf crural, au pli de l'aine ;

Les deux nerfs poplités, dans le creux du jarret : il faut un courant plus intense pour le nerf poplité interne ;

Le nerf sciatique à son origine dans le bassin, à travers la paroi postérieure du rectum.

Dans les autres régions :

A la face : la septième paire ne peut être atteinte directement par le courant à travers la parotide, mais on peut y arriver à travers le cartilage qui constitue la paroi inférieure du conduit auditif externe ;

Les rameaux du nerf facial, au point d'émergence de ses rameaux de la parotide ;

Le plexus brachial, au-dessus de la clavicule ;

La branche externe du nerf spinal, au sommet du triangle sus-claviculaire ;

Le nerf phrénique, au niveau du scalène antérieur ;

Le grand hypoglosse, au niveau de la grande corne de l'os hyoïde ;

Le glosso-pharyngien, le pneumogastrique et le nerf récurrent peuvent enfin être électrisés assez facilement.

Dans ces cas divers on ne peut guère constater que d'une manière incomplète la plupart des faits que nous avons rapportés plus haut d'après la plupart des expérimentateurs. Il faut que les nerfs soient à nu et isolés pour constater des phénomènes aussi délicats; mais ce qu'il y a de positif, c'est qu'il est facile, même dans ces cas, de constater l'action bien réelle et bien différente de courants directs et indirects, modérés ou peu intenses, et l'action hyposthénisante de toute espèce de courants très intenses, continus ou interrompus, mais à intermittences rapides et prolongées un certain temps, deux, trois, quatre, cinq minutes. J'ai répété nombre de fois ces expériences avec des appareils d'induction.

2º Nerfs des organes du sens.

1º *Nerf optique.* — Lorsqu'on applique sur l'une des paupières les deux conducteurs d'un appareil galvanique, on observe au moment du contact une sensation de lumière subjective. Cette sensation est d'autant plus intense que le courant sera plus énergique. Elle s'affaiblira, au contraire, à mesure qu'on éloignera de l'œil les conducteurs de la pile et qu'on les appliquera, par exemple, au front, aux joues.

M. Duchenne croit que ses douleurs subjectives se produisent toutes les fois qu'on agit sur le nerf de la cinquième paire directement, ou même seulement sur ses dernières ramifications de la face et du cuir chevelu.

2º *Nerf olfactif.* — Il est difficile de déterminer le degré de sensibilité de la muqueuse olfactive, parce qu'en agissant sur le nerf olfactif, on agit en même temps sur les autres nerfs qui se distribuent à la muqueuse nasale, et l'on produit des sensations douloureuses qui masquent celles que pourraient ressentir les nerfs olfactifs.

3° *Nerf acoustique.* — Il faut des courants assez intenses pour produire des sons subjectifs.

4° *Nerf du goût.* — Ce sont les plus faciles à impressionner par l'électricité, puisque avec un simple couple cuivre et zinc, activé par une dissolution de sel marin, on obtient une saveur très prononcée au pôle positif. Cette saveur peut, je crois, être attribuée à la décomposition de la salive par le courant.

5° *Sens du tact.* — Si l'on promène sur la peau préalablement bien desséchée, des conducteurs métalliques pleins, cylindriques, ovalaires, aplatis, etc., ou bien des pinceaux métalliques, on obtient des effets marqués bien nets, quelquefois même assez intenses.

Avec les conducteurs métalliques pleins, c'est une sensation de fourmillement, de brûlure, devenant intense ou insupportable quand les courants sont forts. Les pinceaux métalliques donnent une sensation analogue à celle qui serait produite par des aiguilles brûlantes enfoncées dans les tissus.

Plus les courants ont une forte tension, plus ils agissent énergiquement sur le sens du tact et sur la sensibilité cutanée ; c'est ce qui explique comment les courants, appelés par M. Duchenne courants du deuxième ordre, et qui ne sont autres que des courants du premier ordre à tension considérable, agissent plus spécialement sur ce sens.

Tout ce que nous venons de dire de l'excitation électrique des nerfs du mouvement, des nerfs mixtes et des nerfs de sentiment, peut-il se résumer d'une manière générale ? Y a-t-il, en un mot, une ou plusieurs lois à établir relativement à l'électrisation des nerfs ?

On sait, depuis Volta, que la contraction musculaire n'est obtenue qu'à l'instant où l'on commence à faire passer un courant dans le nerf ou le muscle, ou bien qu'au moment où ce même courant est rompu, tandis qu'il n'y a aucun effet quand le courant continue de passer, à moins toutefois que ce courant n'ait une très grande intensité et ne soit capable de troubler la vitalité du muscle ou du nerf. Mais pour produire cette contraction, il n'est pas indispensable d'interrompre ou de rétablir à chaque instant le courant que traverse le nerf, il suffit seulement de faire éprouver à ce courant des variations d'intensité en plus ou en moins en agissant rapidement. C'est en s'appuyant sur ces faits bien connus depuis longtemps que M. Du Bois-Raymond a formulé de la manière suivante une loi que voici : ( *Untersuchugen über thierische Electricitat*, t. VI, p. 258, Berlin, 1848 ) :

« La contraction qu'un courant peut provoquer en
» agissant sur le nerf moteur d'un muscle ne dépend
» pas directement de l'intensité du courant à un instant
» donné, mais principalement des variations d'intensité
» que ce courant éprouve d'un instant à l'autre, et elle
» est d'autant plus forte que ces variations sont plus con-
» sidérables et plus rapides, et jusqu'à une certaine
» limite, que le courant employé est plus intense. »

Ce principe n'est rigoureusement applicable qu'à l'excitation des nerfs moteurs, car les nerfs mixtes et les nerfs sensoriels sont tous susceptibles d'éprouver quelques effets des courants continus, tout en subissant l'influence des variations d'intensité des mêmes courants. Il suit de là que, pour réveiller l'activité fonctionnelle des nerfs sensitifs et des nerfs sensoriels, on peut faire usage indifféremment, soit de courants interrompus, soit de courants continus. Cependant, il est préférable d'employer les courants interrompus, parce qu'ils stimulent plus énergiquement que les courants continus.

Il résulte de ce que nous venons de dire tout à l'heure qu'on se rend parfaitement compte de ce fait, en apparence singulier, que des paralysies du sentiment ont pu guérir au moyen de courants continus, tandis que ces mêmes courants avaient échoué complétement pour des paralysies du mouvement.

Il est une observation à faire, observation qui trouve ici naturellement sa place, et qui est relative à l'excitation électrique des nerfs : c'est que cette excitation électrique est d'autant plus énergique que la longueur de la partie du nerf à laquelle on fait traverser le courant est plus grande, et cela malgré l'affaiblissement que le courant doit nécessairement éprouver en parcourant un trajet plus long dans ce nerf. On doit enfin observer que quand l'excitation électrique est perpendiculaire aux fibres du nerf, les effets qu'elle produit sont faibles, ou même quelquefois nuls, tandis qu'au contraire, lorsque cette direction leur est parallèle, les effets d'excitation produits sont au maximum.

M. Valérius, qui a discuté avec soin cette question, établit la règle suivante, qui peut trouver des applications dans la pratique :

« Lorsqu'il s'agit d'exciter un tissu à fibres paral-
» lèles, il faut placer les conducteurs de l'appareil qui
» fournit les courants de manière que ceux-ci traver-
» sent les plans parallèlement à leur longueur, ou si
» cela est impossible, de manière que les courants sui-
» vent une direction parallèle à cette longueur. Dans
» ce dernier cas, le courant, en se répartissant dans le

» tissu proportionnellement au degré de conductibilité
» que celui-ci présente, donnera lieu à des courants
» partiels qui traverseront les fibres sensiblement dans
» le sens de leur longueur. »

### 3° Cerveau, moelle épinière.

C'est à Weber que l'on doit les recherches les plus
intéressantes sur l'action de l'électricité sur les centres
nerveux.

La moelle épinière étant soumise à l'action d'un appareil à courants interrompus à l'aide de deux conducteurs placés à chacune de ses extrémités, ou bien à
deux points opposés de l'extrémité supérieure, il y a
dans tous les muscles du tronc de violentes contractions
tétaniques. La moelle se comporte ici comme le tronc
commun des nerfs moteurs.

Au lieu d'appliquer les deux pôles à la partie supérieure, si on les applique à deux points opposés de l'extrémité inférieure, les muscles du tronc et des quatre
membres se contractent de même convulsivement. Cette
contraction des muscles du tronc et des membres supérieurs prouve que la moelle n'est pas un simple conducteur des fibres nerveuses et qu'elle a une action
propre. En effet, dans les deux cas il n'aurait dû y
avoir qu'une simple convulsion des membres inférieurs,
tandis que les convulsions plus générales qui se pro·
duisent dans le second cas, prouvent l'existence d'une
action spéciale de la moelle, action qui ici est ascendante. Ce ne sont pas des courants dérivés qui produisent ces contractions des muscles du tronc et des
membres supérieurs, mais bien l'action de la moelle
sans l'intervention de l'électricité.

L'expérience suivante démontre la vérité de cette proposition. Si l'on fait une section complète de la moelle en laissant en contact les surfaces divisées, on permet ainsi aux courants dérivés de traverser de l'une à l'autre, mais on interrompt la transmission de l'action médullaire proprement dite ; si alors on fait agir l'excitation électrique à l'extrémité inférieure de la moelle, il ne se produit aucun mouvement convulsif dans les membres supérieurs, et il n'y a que des convulsions des membres inférieurs.

Voici du reste une autre preuve. Lorsqu'on fait contracter les muscles de la vie de relation par l'excitation électrique du nerf qui les anime, tout cesse quand on cesse l'excitation électrique. En agissant sur la moelle épinière, au contraire, les contractions se manifestent encore un certain temps après que l'excitation électrique a été interrompue.

Voici les faits indiqués par Weber. Quant à l'explication qu'il en donne, elle est tout hypothétique et nous nous abstiendrons d'en parler ici.

Lorsqu'on agit avec les conducteurs d'un appareil à courants interrompus sur les hémisphères cérébraux ou sur le cervelet d'un animal vivant, il n'y a jamais ni contractions ni signes de douleur.

Au contact des tubercules quadrijumeaux, l'excitation électrique ne détermine pas de contractions tétaniques, mais de véritables convulsions cloniques. Ces convulsions ont quelques-uns des caractères des actions réflexes. Elles ne paraissent pas indifféremment dans tous les muscles, mais dans des systèmes musculaires concourant à un même acte physiologique.

Faut-il conclure d'après cela que l'excitation électrique du cerveau produit plutôt des convulsions, et celle de la moelle des contractures? il faudrait bien d'autres expériences pour admettre une semblable conclusion.

L'excitation électrique de la moelle allongée produit les mêmes convulsions tétaniques que celle de la moelle épinière.

#### 4° Nerfs ganglionnaires.

On sait peu de chose à cet égard. On n'a pas agi en effet directement sur les ganglions et leurs filets nerveux, mais sur les organes auxquels ils se distribuent. Voici de quelle manière M. Valérius résume les résultats qui ont été obtenus à cet égard par les divers expérimentateurs :

1° Les nerfs de la vie organique déterminent des contractions dans les muscles qu'ils animent, non pas immédiatement après que l'on a commencé à les exciter, mais seulement quelque temps après ; de plus, ces contractions persistent après que l'on a cessé de les stimuler.

2° Les contractions ne restent pas limitées aux muscles dans lesquels se rendent les nerfs stimulés, mais elles se propagent successivement à d'autres muscles de plus en plus éloignés des premiers.

3° Les contractions s'exécutent et se succèdent dans un ordre qui répond à un but déterminé, en rapport avec les fonctions de l'organe dans lequel on les constate. Ces propositions ne sont vraies que pour les muscles qui reçoivent leurs filets du grand sympathique.

#### 5° Muscles de la vie de relation (faisceaux primitifs striés).

D'après M. Matteucci, quand on fait passer le courant d'une pile de vingt à trente éléments dans le muscle pectoral d'un pigeon dont on a autant que possible enlevé les nerfs, il se produit une contraction toutes les fois qu'on ferme le circuit. Cette contraction est très courte, et se produit, quelle que soit la direction du courant par rapport aux fibres. Si l'on maintient le circuit fermé, les contractions reparaissent quand on le rouvre, mais elles sont plus faibles qu'à sa fermeture. Quand le passage a été prolongé longtemps, elles manquent entièrement à l'interruption du circuit.

En agissant sur les muscles à travers la peau, ces organes peuvent très bien éprouver des contractions ; c'est en effet ce qui a lieu quand on met des conducteurs humides en contact avec les points de la peau correspondants à la surface du muscle. Cette opération est facile pour les muscles superficiels. Elle l'est moins pour les muscles profonds qui cependant présentent presque tous un point de leur surface en rapport avec la peau. Quant aux muscles qui n'ont point de contact avec la peau, on ne peut les électriser que par l'intermédiaire des nerfs qui les animent; l'électro-puncture permet de bien localiser l'action des courants dans les muscles.

Mais dans l'action des conducteurs humides comme dans celle de l'électro-puncture, il arrive souvent que l'on n'électrise que des portions de muscles, tandis que dans d'autres cas on électrise et l'on fait contracter des muscles voisins; ce qui tient à la production de courants dérivés. Ces différences tiennent à l'étendue de la surface des muscles, ou bien à leur petit volume. Pour les muscles à large surface on peut faire usage des éponges humides, pour ceux d'un petit volume on se sert de conducteurs coniques.

Les muscles se contractent-ils tous au même degré

sous l'influence des courants électriques. D'après M. Du-chenne, on doit répondre à cette question par la néga-tive ; il est cependant difficile d'admettre que les fibres musculaires, soit d'un même muscle, soit de muscles différents, aient une excitabilité électrique différente. Il y a lieu de penser que ces prétendues variations, si elles existent, tiennent aux courants eux-mêmes et à la la faculté plus ou moins grande avec laquelle ils pénè-trent dans les muscles. M. Duchenne a donné le nom de sensibilité électro-musculaire à une sensation parti-culière que les patients éprouvent quand on fait passer des courants interrompus à travers ces muscles. Cette sensation consisterait dans un sentiment de constriction accompagnée d'une douleur plus ou moins intense. Cette sensibilité électro-musculaire peut s'exagérer dans certains muscles et dans certains cas ; il en résulte, lorsque cette exagération est forte, qu'elle s'oppose à l'administration de l'électricité. Voici quelques-uns des résultats auxquels ce médecin est arrivé.

La sensibilité est très vive dans les muscles de la face, ce qui est dû à la cinquième paire. C'est surtout au niveau des trous sous-orbitaires et mentonnier que cette sensibilité se développe le plus fortement par l'électricité.

Cette sensibilité est encore très vive dans les muscles frontaux, les orbiculaires des paupières, pinnal radié et pinnal transverse, élévateur commun de l'aile du nez et de la lèvre supérieure, carré du menton, de la houppe du menton, orbiculaire des lèvres et triangu-laires des lèvres. Viennent ensuite, mais à un degré moindre, le grand et le petit zygomatique, le masséter et le buccinateur.

Au cou, le peaucier, la moitié supérieure du sterno-cléido-mastoïdien, le bord externe de la moitié supérieure du trapèze, le grand pectoral, le muscle de la fosse sous-épineuse, sont assez sensibles; le deltoïde et les muscles du bras le sont moins, les muscles de la région antibrachiale antérieure sont plus sensibles que ceux de la région antibrachiale postérieure. Les muscles long dorsal et sacro-lombaire sont peu sensibles. Les muscles fessiers et tenseur aponévrotique sont très sensibles à l'excitation électrique ; ceux de la région crurale interne sont plus sensibles que ceux de la région crurale externe. Les muscles de la région postérieure de la jambe sont peu sensibles, ceux de la région jambière antérieure et externe le sont plus.

6° Action de l'électricité sur les muscles de la vie organique<br>(fibres musculaires à faisceaux lisses).

Les muscles de la vie organique se contractent sous l'influence de l'électricité, mais à un moindre degré que ceux de la vie de relation. De plus, les contractions qui se produisent alors se développent plus lentement, et durent plus longtemps que ces dernières, après qu'on a cessé de les exciter par l'électricité. On explique par la présence de fibres musculaires la possibilité de déterminer des contractions dans les uretères, les canaux déférents, les canaux excréteurs des glandes, les cloisons du corps caverneux de la verge, l'urèthre, le clitoris. L'érection peut être produite par l'excitation électrique de la verge.

*Intestin grêle.* — Au moyen de conducteurs d'un appareil à courants interrompus, on excite dans les intestins des mouvements péristaltiques d'une grande énergie. Les intestins s'élèvent et s'abaissent et font cheminer leur contenu. Si au lieu d'agir ainsi, on porte un instant les deux conducteurs sur un point très rapproché de l'intestin grêle et si on les retire rapidement de manière à ne produire qu'une excitation momentanée et très courte, on voit l'intestin se resserrer peu à peu dans ce point ; la contraction atteint son maximum quelque temps après que l'excitation électrique a cessé, et elle diminue ensuite aussi graduellement qu'elle s'est établie. Ces mouvements s'étendent un peu au-dessus et au-dessous du point où l'on a fait ainsi naître la contraction.

*Estomac et cæcum.* — L'estomac se contracte parfaitement par l'excitation électrique. On peut faire contracter soit les fibres longitudinales, soit les fibres circulaires de sa tunique musculaire. Les contractions de l'estomac sont moins énergiques que celles de l'intestin grêle, mais plus fortes que celles du cæcum.

*Œsophage.* — L'œsophage, étant soumis à l'action des courants interrompus, se contracte vivement au point sur lequel on agit, et la contraction se propage de haut en bas à la manière des contractions péristaltiques.

*Utérus.* — On sait très peu de chose à cet égard. Ed. Weber a expérimenté sur la matrice d'une chienne pleine. Il a reconnu qu'elle se contracte énergiquement sous l'influence de l'attouchement avec les conducteurs d'un appareil à courants interrompus. Les contractions ne s'étendent pas au delà du point qui a subi l'influence de l'excitation électrique, elles persistent cependant quelque temps après la cessation de l'excitation due aux courants.

Cette étude mériterait d'être reprise.

*Canaux déférents.* — L'excitation électrique agit très vivement sur les canaux déférents. Les canaux déférents exécutent sous son influence des mouvements péristaltiques très énergiques.

*Vessie.* — La vessie se contracte assez fortement pour expulser en un instant le liquide qu'elle contient. Les contractions vésicales s'étendent au delà du point touché, et se propagent à une grande partie de la surface de cet organe. En général, les contractions se répètent plusieurs fois à la suite d'un seul contact électrique.

*Uretères.* — Les uretères sont lents à se contracter, et leurs contractions sont faibles.

*Vésicules biliaires.* — On fait contracter facilement les fibres transversales et les fibres circulaires, mais cette contraction n'est jamais très énergique.

*Pupille.* — La contraction de la pupille s'obtient avec une grande facilité et avec des courants très peu énergiques et de peu d'intensité. Fowler, Magendie sont arrivés facilement à ce résultat. Ed. Weber a fait des expériences sur les mouvements de la pupille chez les animaux. En plaçant les conducteurs d'un appareil à courants interrompus sur deux points opposés du bord de la cornée transparente, il a vu constamment la pupille se dilater par la contraction des fibres rayonnantes de l'iris. Quelquefois cette dilatation est précédée d'un rétrécissement assez marqué, mais qui ne dure que peu de temps. Ce sont là des résultats fort différents de ceux de Fowler et de Magendie.

*Rate.* — Quelle est la nature des fibres du tissu splénique? Sont-elles de nature musculaire? sont-elles, comme Kölliker l'a décrit, des fibres-cellules musculaires composées de cellules très allongées, portant un noyau allongé dont la direction est parallèle à celle de la cellule? Peu importe; il s'agit pour nous de savoir si

ces fibres sont contractiles ou non. Wagner a obtenu
des contractions non douteuses sous l'influence de l'excitation galvanique. M. Cl. Bernard, dans ses expériences, a vu sous l'influence des courants électriques
un mouvement d'ascension et de torsion de la rate, surtout au voisinage de sa petite extrémité. Il a vu également à plusieurs reprises sa longueur diminuer.

*Peau.* — Pour faire agir les courants électriques sur
la peau, on emploie des conducteurs secs appliqués sur
la surface sèche de cette membrane; il faut rapprocher
assez ces conducteurs pour que, malgré la mauvaise
conductibilité des couches superficielles du derme,
l'électricité éprouve moins de résistance à traverser ces
couches qu'à traverser le derme suivant toute son
épaisseur. La sensation éprouvée peut aller des simples
fourmillements à la douleur la plus aiguë, en passant
par tous les degrés intermédiaires. Indépendamment
de cette sensation, les courants électriques déterminent
dans la peau une hypérémie capillaire bien nette et qui
peut jouer un grand rôle dans ce mode d'application
de l'électricité. M. Brown-Séquard, opérant avec une
machine électrique puissante, a obtenu au scrotum une
contraction du dartos extrêmement vive ; il s'est formé
des plis profonds et nombreux, et il se manifestait des
mouvements vermiculaires ou ondulatoires très rapides.

A la peau des membres on voit souvent se produire
le phénomène connu sous le nom de *chair de poule*, les
poils se hérissent et leurs bulbes font saillie au dehors ;
du reste, l'action de l'électricité sur la peau varie au
plus haut degré, selon les différents individus. Quelquefois nulle chez beaucoup de sujets, on la voit chez
d'autres déterminer sur une grande étendue de petits

mamelons constitués par la saillie des bulbes des poils. Dans la grande majorité des cas la chair de poule ne se produit que dans un cercle peu étendu autour de chacun des points d'application des conducteurs.

La contraction de la peau et celle du dartos présentent le double caractère de ne survenir qu'un peu après le commencement de l'excitation, et de persévérer quelque temps après que l'excitation a cessé.

Il semble de plus qu'en même temps que les contractions du dartos ont lieu sous l'influence de l'application de l'électricité au scrotum, il existe une sensation voluptueuse très vive et l'érection du pénis a lieu.

D'après M. Brown-Séquard, à qui nous avons emprunté ces résultats, la contractilité de la peau n'est pas due aux fibres-cellules musculaires seules qui sont peu nombreuses dans cette membrane, mais aussi au tissu cellulaire qui, selon lui, est contractile.

*Artères, veines lymphatiques, capillaires sanguins.* — Tous ces vaisseaux se contractent sous l'influence du stimulus électrique, mais leurs contractions sont peu énergiques. D'après Kölliker, cette propriété est une conséquence de l'existence, dans la trame organique, des membranes qui les constituent, de fibres allongées douées des propriétés de la fibre musculaire.

*Os.* — Si l'on applique les conducteurs humides d'un appareil électrique sur une partie de la peau en contact avec une saillie osseuse, on produit une douleur vive et toute spéciale. M. Duchenne, qui a étudié cette propriété, admet qu'il y a certaines portions du système osseux qui sont insensibles. Malgré cela, cette propriété doit engager à éviter les saillies osseuses dans les applications de l'électricité.

Tels sont les effets les plus remarquables des courants électriques; il est important d'en tenir largement compte dans les applications thérapeutiques de cet agent énergique. M. Valérius, de Gand, à qui j'ai été heureux d'emprunter des détails assez nombreux dans cette étude sur l'action physiologique des courants sur les tissus, a résumé de la manière suivante les règles qu'il pense pouvoir déduire des études physiologiques qu'il a présentées dans son intéressant mémoire ; je ne puis mieux faire que de les retranscrire : elles pourront guider les praticiens dans les applications de l'électricité.

1° Les courants partiels doivent être alternativement dirigés en sens contraire.

2° L'intensité des courants ne doit avoir que le degré strictement voulu pour la production des contractions musculaires.

3° On abrégera autant que possible la durée des courants partiels, et on les espacera autant que faire se peut, sans que la contraction musculaire puisse toutefois cesser de rester permanente.

4° On ne soumettra chaque muscle que pendant un temps très court à l'action des courants; après *vingt* ou *trente* contractions peu prolongées, on laissera prendre au malade quelques instants de repos, pour que les muscles sur lesquels on a agi puissent reprendre leur excitabilité et leurs dimensions primitives.

5° Lorsque la contraction d'un muscle est excitée par l'action des courants sur le nerf qui l'anime, la durée de chaque application doit être moindre que dans le cas où les courants agissent directement sur les fibres mêmes du muscle.

6° Il faut en général appliquer les conducteurs à une assez grande distance l'un de l'autre, de manière que le courant traverse les organes dans le sens de leurs fibres.

Il eût été peut-être curieux d'exposer ici les résultats que l'on obtient en appliquant l'électricité à l'étude de l'action physiologique des divers muscles de l'organisme. C'est une étude qui a été faite avec beaucoup de soins et de détails par M. Duchenne, qui, on peut le dire, l'a créée presque entière. Mais comme elle ressort tout à fait du but que nous nous sommes proposé dans cet ouvrage, nous renverrons le lecteur qui voudra en prendre connaissance, soit au *Traité de l'électrisation localisée* de M. Duchenne, soit à la *Physiologie* de M. Béraud (1).

(1) Béraud, *Éléments de physiologie de l'homme et des principaux vertébrés,* répondant à toutes les questions physiologiques du programme des examens de fin d'année, revus par M. Ch. Robin, agrégé de la Faculté de médecine de Paris. 1856-1857. 2ᵉ édition, entièrement refondue, t. I, p. 241 à 301.

# TROISIÈME PARTIE.



APPLICATIONS DE L'ÉLECTRICITÉ A LA THÉRAPEUTIQUE.

---

## PRÉLIMINAIRES.

Pour faire l'histoire des nombreuses applications de l'électricité à la thérapeutique, il est indispensable de suivre un ordre méthodique et de classer les matériaux nombreux qui se sont successivement accumulés sur ce sujet. D'un autre côté, le cercle des maladies auxquelles l'électricité est applicable n'est pas très vaste, et cette classification ne saurait être très compliquée ; il est donc inutile de suivre un ordre nosologique et de passer en revue la plupart des maladies. On peut se borner à classer dans autant de chapitres ou de sections les principaux groupes d'affections dans lesquelles on peut mettre en usage cet agent thérapeutique. C'est pour arriver à ce résultat que j'ai divisé en un certain nombre de chapitres cette section, la plus importante peut-être de cet ouvrage, celle qui en constitue la partie véritablement médicale. Ces chapitres sont au nombre de huit, dont voici l'énoncé :

Le premier est consacré aux *paralysies symptomatiques et essentielles des organes du mouvement.*

Le deuxième traite des *anesthésies* et des *paralysies des organes des sens.*

Le troisième s'occupe des *maladies convulsives.*

Le quatrième est consacré aux *différentes névralgies et à l'hyperesthésie.*

Le cinquième s'occupe des *atrophies.*

Le sixième renferme la *description des applications de l'électricité à des maladies ou à des états* qui n'ont pu être classés dans les cinq chapitres précédents.

Le septième chapitre est consacré aux *applications de l'électricité à la chirurgie;* il comprend trois sections : la première, les applications au traitement des *adénites;* la deuxième, les applications aux *anévrysmes;* la troisième, la *galvano-caustique.*

Le huitième chapitre enfin traite des *dangers* et des *inconvénients* que peut présenter l'emploi de l'électricité.

Avant d'aborder l'histoire particulière des maladies qui peuvent requérir l'emploi de l'électricité, il est indispensable d'entrer dans quelques détails relatifs aux *indications et aux contre-indications* qui peuvent se présenter dans les applications dont il s'agit.

Ces indications et ces contre-indications sont relatives aux maladies dans lesquelles on met en usage l'électricité, ou bien à l'état général des sujets qui sont affectés de ces maladies; de là une première division dans le sujet qui nous occupe.

1° INDICATIONS ET CONTRE-INDICATIONS RELATIVES AUX MALADIES DANS LESQUELLES ON EMPLOIE L'ÉLECTRICITÉ.

Le but que l'on peut avoir à se proposer en employant l'électricité est loin d'être toujours le même. Voici les principales indications qui peuvent se présenter en pareille circonstance.

1° *Rétablir la contractilité dans les muscles qui en*

*sont privés.* — Cette indication est un des principaux buts de l'administration des courants électriques, et elle peut se présenter dans des circonstances essentiellement différentes.

La perte de la contractilité dans les faisceaux musculaires de la vie de relation et de la vie organique peut être due à une maladie du cerveau, de la moelle épinière ou des nerfs. Lorsqu'il en est ainsi, l'administration des courants électriques est tout à fait contre-indiquée, elle ne pourrait qu'être nuisible. Lorsque cette perte de contractilité a survécu à la cicatrisation, et par conséquent à la guérison des lésions encéphalo-rachidiennes, et que le diagnostic permet d'établir que cette cicatrisation s'est opérée, il peut y avoir indication de recourir à l'emploi de l'électricité.

La perte de la contractilité peut être due à tout autre cause que des lésions encéphalo-rachidiennes. Lorsqu'elle marche avec la perte de la contractilité électro-musculaire, l'indication de l'emploi de l'électricité est positive. Elle l'est beaucoup moins lorsque cette dernière reste normale, tandis que le mouvement volontaire est aboli ou simplement diminué.

On rétablit la contractilité en faisant passer dans l'intérieur des faisceaux musculaires ou des filets nerveux qui les animent des courants électriques intermittents, à doses variables à l'aide de l'un des procédés indiqués précédemment, procédés qui constituent spécialement l'électrisation localisée. Cette électrisation s'applique soit à l'aide des réophores munis d'éponges imbibées d'un liquide conducteur, soit à l'aide de l'électro-puncture.

En opérant ainsi, les courants électriques produisent directement la contraction musculaire. C'est une action toute locale et qui n'a pas besoin, pour se produire, de l'influence du centre encéphalo-rachidien.

Tout récemment M. Remak, dans un mémoire lu à l'Académie des sciences, mémoire dont nous avons donné plus haut le résumé, a admis qu'en faisant passer dans un muscle un courant continu d'une certaine énergie, on produisait dans ce muscle non-seulement des contractions par suite de l'action locale de l'électricité, mais encore des contractions par suite d'une action réflexe du centre encéphalo-rachidien.

Il suit de là que dans un muscle paralysé cette deuxième espèce de contractions est seule produite. En faisant passer un courant continu intense (celui fourni par une pile de Bunsen de 15, 20, 30 éléments) dans des muscles paralysés, cette excitation galvanique locale produit des contractions dans ce muscle, en vertu d'une action réflexe et après avoir passé par les centres nerveux. M. Remak a convoqué à l'hôtel des Monnaies un certain nombre de médecins pour être témoins de l'action des courants galvaniques continus sur des malades qu'on lui amenait porteurs de paralysies partielles (1).

(1) Nous croyons devoir reproduire dans cette note le résumé lu par M. Remak à l'Institut :

Au mois de décembre de l'année passée, j'ai eu l'honneur de communiquer à l'Académie une note sur des contractions toniques des muscles produites chez l'homme au moyen de courants galvaniques constants. En poursuivant depuis ce temps ces expériences, je suis arrivé à mettre hors de doute que les contractions toniques ou continues qui surviennent dans un membre pendant le passage d'un courant constant par un tronc nerveux, soit dans les muscles antagonistes, soit dans les muscles animés par ce même nerf, sont de nature réflexe, et peuvent, par conséquent, être produites aussi par l'excitation galvanique de certains nerfs cutanés. Il était donc démontré que l'excitation continue des fibres nerveuses sensibles, qui, comme on le sait depuis Volta, se produit par l'action du courant galvanique continu, peut se transmettre chez l'homme jusqu'aux

M. Dechambre a rendu compte de la manière suivante, dans la *Gazette hebdomadaire*, des expériences dont il a été témoin :

« Des quatre sujets galvanisés sous nos yeux, deux
» se trouvaient dans des conditions telles que nous
» eussions été fort surpris de voir se produire en
» quelques moments une amélioration quelconque. Le
» premier offrait un exemple de paralysie progressive
» générale, caractérisée surtout aux membres supé-
» rieurs ; les muscles de l'épaule ont été électrisés, et le
» mouvement d'élévation du bras n'en est pas devenu

centres nerveux, et causer même des contractions continues des muscles qui sont en rapport avec les parties centrales excitées.

A la même époque, une autre série de recherches anatomiques et physiologiques m'avait conduit à essayer sur l'homme l'effet des courants électriques pour faire cesser des contractures. M. Edouard Weber avait trouvé dans des expériences sur la grenouille (1845) que les muscles deviennent plus souples par l'action du courant induit. La première expérience faite par moi (le 13 juin 1856) sur une femme souffrant depuis deux ans d'hémiplégie avec contractures, confirmait en apparence ce résultat ; mais je reconnus bientôt que les muscles délivrés de la contracture par le courant induit ne rentraient pas sous l'empire de la volonté. En conséquence, j'entrepris la même expérience (le 22 juin) en remplaçant le courant induit par le courant constant d'une batterie de vingt éléments de Daniell. Après avoir conduit le courant pendant quelques minutes par les muscles contracturés de l'épaule, j'eus la satisfaction d'observer qu'ils devenaient plus mous et commençaient à obéir à la volonté de la malade. En poursuivant ces expériences, toujours avec un succès croissant, sur la même personne pendant un mois, mon attention fut captivée par des phénomènes qui me forcèrent à supposer que la cessation des contractures n'est pas un fait simplement périphérique mais qu'elle est causée par une excitation des centres nerveux. Par là mes recherches furent dirigées vers une application thérapeutique des contractions galvano-toniques découvertes par moi sur mon propre corps, et je continuai à essayer les effets du courant constant en guérissant un grand nombre de contractures rhumatiques, arthritiques et paralytiques, c'est-à-dire de celles qui se combinent avec l'hémiplégie cérébrale.

Dans le cours de ces traitements d'hémiplégies, il m'est arrivé plusieurs

» plus facile. Le second portait une triple courbure laté-
» rale du rachis, suite d'une inclinaison du bassin à
» gauche, consécutive elle-même à une sciatique. On a
» tenté de redresser la courbure moyenne et la courbure
» inférieure par l'excitation de muscles placés sur la
» convexité, mais sans résultat appréciable. Les deux
» autres cas paraissaient offrir plus de chances : car il
» s'agissait dans l'un d'une paralysie incomplète du del-
» toïde, suite de contusion chez un tout jeune homme,
» et dans l'autre d'une paralysie des extenseurs de

fois de voir que la paralysie de la face ou de la langue, ou même la faiblesse intellectuelle, s'était améliorée, quoique les courants galvaniques
n'eussent été conduits que par les extrémités. Ainsi il ne restait plus de
doute que l'action du courant se transmettait aux centres nerveux, et je
fus conduit à essayer la guérison de la chorée partielle et générale, puis
des paraplégies, notamment de cette paralysie de la moelle épinière qui
est connue en Allemagne sous le nom de *tabes dorsalis*, et que l'on suppose ordinairement être causée par atrophie de la moelle épinière.

Je ne veux pas parler encore des succès étonnants que j'ai obtenus
dans le traitement de ces maladies, ainsi que de la paralysie de la vessie
et du rectum ; mais je dois dire, à cette occasion, que tous ces succès élar-
gissant le point de vue où je m'étais placé jusqu'ici dans mes expériences,
me portaient à croire que le courant constant est en état, non-seulement
d'exciter les centres nerveux, mais de régler et de rétablir les actions des
cellules ganglieuses centrales, en leur communiquant l'excitation périphérique des fibres nerveuses. On comprendra aisément comment, en
suivant cette hypothèse, j'ai pu guérir même des névralgies des extrémités déjà très anciennes, et apaiser quelquefois des tremblements des
membres qui évidemment avaient une cause centrale.

Il y a même des faits qui permettent de supposer que les fibres nerveuses, et par conséquent les cellules ganglieuses, pourraient, sous l'influence du courant constant, revenir à leur volume normal. Au moins
j'ai observé plusieurs fois que les muscles atrophiés d'un membre s'aug-
mentaient subitement de volume pendant que le courant traversait les
troncs nerveux, et je ne peux pas croire que cet effet soit purement périphérique, parce que je ne l'ai observé que dans des cas où les muscles
étaient sujets, pendant le passage du courant, à des tremblements ou des
contractions violentes qui, selon mes expériences physiologiques, doivent
être considérées comme mouvements réflexes. D'autre part, il résulte des

» la main, rapportée à une cause du même ordre, mais
» ici encore le résultat a été nul. »

2° *Rétablir la sensibilité générale ou la sensibilité spéciale
des organes des sens, abolie ou simplement diminuée.* —
Lorsque cette diminution ou cette abolition sont sous la
dépendance d'une lésion du cerveau, de la moelle ou
des nerfs, ou bien encore d'une lésion des appareils qui
sont le siége de cette sensibilité spéciale, il y a contre-
indication d'employer l'électricité ; il y a, au contraire,
indication d'y avoir recours lorsque ces anesthésies ou
ces paralysies des organes semblent d'origine nerveuse.
Pour remplir cette indication, il faut distinguer les paralysies des organes des sens et la sensibilité cutanée.
Dans les premières, on doit faire usage de courants de
tension modérée à dose assez faible et à intermittences

recherches microscopiques que j'ai faites pendant les dernières années,
que la partie centrale des fibres nerveuses découverte par moi en 1837,
et reconnue maintenant sous le nom de *cylindre d'axe de Purkinje*, qui
lui a donné ce nom, peut se gonfler quand elle est délivrée de sa gaîne en
présence de liquides, et perd cette propriété endosmotique quelque temps
après la mort, en subissant un endurcissement analogue à la rigidité cadavérique de la fibre musculaire.

Comme le nombre des malades qui faisaient l'objet de ces recherches
ne dépasse pas encore deux cents, on ne me demandera pas d'entrer déjà
dans des détails sur l'application méthodique des courants constants à la
guérison de toutes les maladies nommées dans ce travail. Je veux dire
seulement que la guérison des contractures rhumatismales, qui existent
si souvent dans la classe ouvrière, est devenue un fait certain, qu'on peut
quelquefois démontrer en quelques minutes, et que je me suis convaincu
que l'on pourrait appliquer le courant galvanique à la guérison ou amélioration des déviations scoliotiques et au rétrécissement de la cavité pectorale, qui surviennent si souvent dans la jeunesse par contracture et par
faiblesse des muscles respiratoires. Il s'agit, comme on le voit, d'un pro-
blème important, c'est-à-dire d'agrandir la surface respiratoire et de prévenir, si c'est possible, les destructions pulmonaires en tant qu'elles sont
occasionnées ou facilitées par un rétrécissement de la cavité pectorale.
(Commissaires, MM. Andral, Rayer, Velpeau.)

un peu lentes que l'on fait pénétrer directement dans les appareils des sens soit à l'aide de conducteurs métalliques ou humides, soit à l'aide de l'électro-puncture.

C'est encore par le même mode d'électrisation qu'il faut combattre l'anesthésie profonde. Quant à l'anesthésie de la peau, c'est au moyen de l'électrisation cutanée qu'il faut essayer de la rétablir.

3° *Ramener à leur type normal la contractilité et la sensibilité exagérées ou perverties.* — Toutes les fois que l'exaltation ou la perversion de la contractilité et de la sensibilité sont sous la dépendance d'une lésion organique quelconque appréciable du centre encéphalo-rachidien ou des cordons nerveux, il n'y a rien à tenter, et par conséquent, il n'y a pas indication d'avoir recours à l'électricité.

Toutes les fois, au contraire, que l'exaltation ou la perversion de ces deux fonctions nerveuses sont de nature purement nerveuse, comme dans les névralgies, certaines formes de chorée, etc., etc., on peut essayer la méthode hyposthénisante, qui a été décrite plus haut et qui consiste à faire passer dans la partie malade soit un courant simplement direct et continu, soit un courant d'induction à intermittences très rapides et d'une certaine intensité. Les guérisons de contractures que M. Remak pense avoir obtenues, ne rentreraient-elles pas dans la catégorie des faits dont il est question ici, au lieu de s'expliquer par la théorie particulière qu'il s'est faite? Je suis porté à le croire.

4° *Produire une révulsion cutanée.* — La révulsion cutanée dont il est question ici et qui consiste dans une double action, une douleur superficielle et une hypérémie capillaire également superficielle et passagère, est en général indiquée dans les  mêmes cas que ceux où l'on peut mettre en usage la méthode hyposthénisante. Telles sont les douleurs profondes, les névralgies, l'hypéresthésie musculaire ; c'est dans ces cas surtout qu'on peut songer à y avoir recours. Quant à la préférence à accorder, dans le traitement de ces affections, soit à la méthode hyposthénisante, soit à la méthode révulsive, cette question sera discutée plus tard.

Ces quatre grands modes d'emploi de l'électricité correspondent aux quatre grandes indications qui comprennent presque tous les cas où cet agent peut être mis en usage ; mais en dehors d'eux il est encore un certain nombre de maladies fort différentes les unes des autres, dans lesquelles on peut encore employer les courants. Ces applications nouvelles de l'électricité, dont nous discuterons plus loin la valeur, peuvent se rattacher à quatre indications spéciales qu'on a essayé de remplir d'une manière particulière.

Ces quatre indications sont les suivantes :

1º Cautériser les parties et faire pénétrer comme agent caustique le platine rougi à blanc à l'aide de l'électricité dans des organes ou des parties profondes où l'on ne pourrait songer à faire pénétrer les caustiques ordinaires ; ou bien encore remplacer l'instrument tranchant par la cautérisation opérée à l'aide de ce même fil de platine toujours rougi à blanc à l'aide de l'électricité.

2º Faire agir l'électricité comme agent chimique ; pour coaguler, par exemple, le sang dans une tumeur anévrysmale.

3º Déterminer la destruction ou la résolution de tumeurs de diverses natures, en faisant pénétrer des courants électriques dans leur épaisseur à l'aide d'appareils particuliers.

4° Modifier la vitalité d'organes malades en agissant d'une manière encore indéterminée. C'est un but que nous ne pouvons expliquer au lecteur qu'en entrant dans le détail des cas particuliers.

## 2° INDICATIONS ET CONTRE-INDICATIONS RELATIVES A L'ÉTAT GÉNÉRAL DES SUJETS AUXQUELS ON ADMINISTRE L'ÉLECTRICITÉ.

1° *Susceptibilité nerveuse.* — L'administration de l'électricité développe quelquefois une susceptibilité nerveuse notable chez des sujets qui avant ne présentaient pas ce phénomène morbide. Chez d'autres, qui antérieurement en étaient atteints, elle l'augmente et la rend souvent insupportable. Quelquefois enfin, l'électricité administrée chez des sujets très nerveux développe des accidents également nerveux et sur lesquels nous reviendrons plus loin ; il suit de là que cette susceptibilité nerveuse, lorsqu'elle existe, peut devenir une contre-indication à l'emploi des courants électriques, ou bien qu'elle oblige à y renoncer lorsqu'on a commencé à en faire usage.

2° *Idiosyncrasie électrique.* — Un certain nombre de personnes, sans être douées d'un tempérament nerveux bien caractérisé, sont impressionnées beaucoup plus facilement et beaucoup plus vivement que d'autres par l'électricité. Cette impression est extrêmement désagréable, et elle les jette dans un tel état de surexcitation qu'on est souvent obligé de renoncer à son emploi. Quand on voit cette idiosyncrasie et cette susceptibilité électriques se développer, il y a presque toujours contre-indication dans l'emploi de cet agent.

3° *Maladies anciennes.* — L'administration de l'électricité a quelquefois pour effet de rappeler quelques maladies anciennes guéries même depuis un certain temps. On peut citer en particulier des névralgies, des névroses de divers organes ; dans une autre série de cas, des hémorrhagies ou des ramollissements du cerveau. Il est donc important, lorsqu'on veut électriser des sujets qui ont été, à une époque antérieure, en proie à ces affections, de surveiller la possibilité de leur retour, et si ce retour s'effectuait ou même seulement menaçait de s'effectuer, renoncer immédiatement à l'emploi de l'électricité.

4° *Maladies aiguës ou chroniques.* — Lorsqu'un individu qui présente une affection pour laquelle l'électricité serait applicable, est en proie à une maladie aiguë ou à une maladie chronique, il faut admettre comme règle qu'il y a contre-indication de l'emploi de cet agent. Il faut attendre, et même attendre assez long-temps, après la cessation de la maladie pour songer à y avoir recours.

5° *Persistance d'une lésion organique ayant déterminé le phénomène morbide contre lequel on emploie l'électricité.* — De pareils cas sont plus fréquents qu'on ne le pense, et ils constituent toujours une contre-indication à l'emploi de l'électricité. Tel est ce qui a lieu dans les paralysies symptomatiques d'une lésion organique du cerveau ou de la moelle épinière ainsi que dans les maladies convulsives qui peuvent être produites sous ces mêmes influences. C'est un sujet que nous allons bientôt, du reste, discuter avec soin.

# CHAPITRE PREMIER.

## DES PARALYSIES.

### § 1. — Paralysies des muscles de la vie de relation.

La paralysie, qui est le symptôme d'un si grand nombre d'affections morbides différentes, constitue certainement l'accident contre lequel on a le plus souvent et au plus juste titre conseillé l'emploi de l'électricité. Mais cet agent thérapeutique est loin de convenir au même degré à toutes les espèces de paralysies, ou même lorsqu'il leur est utile, à toutes les époques de leur développement. Il en est même quelques-unes pour lesquelles il serait inutile ou même très nuisible. C'est ce que j'essaierai de faire ressortir dans ce chapitre.

Pour mettre un peu d'ordre dans cette étude un peu compliquée peut-être des paralysies, j'adopterai la classification suivante :

1° Paralysies symptomatiques d'une lésion organique du cerveau ou de ses membranes d'où plusieurs sous-variétés.

*a*, hémorrhagie cérébrale ; *b*, ramollissement aigu ; *c*, ramollissement chronique ; *d*, tumeurs cérébrales de diverse nature.

2° Paralysies symptomatiques d'une lésion organique de la moelle épinière ou de ses membranes.

*a*, ramollissement aigu ; *b*, ramollissement chronique ; *c*, hémorrhagies ; *d*, tumeurs.

3° Paralysies symptomatiques de lésions des nerfs.

4° Paralysies nerveuses proprement dites ou essentielles.

5° Paralysies rhumatismales.

6° Paralysies par intoxication.

7° Paralysies diverses et non classées dans les sections précédentes.

### 1° *Paralysies symptomatiques d'une lésion du cerveau ou de ses membranes.*

#### *a.* Hémorrhagie cérébrale.

Pour bien apprécier l'influence de l'électricité dans ces paralysies, il faut se rappeler un certain nombre de circonstances dont l'omission a fait croire bien souvent peut-être à de prétendues guérisons.

Les paralysies symptomatiques d'une hémorrhagie cérébrale ont tout de suite leur maximum d'intensité, et à moins (circonstance rare) d'une seconde hémorrhagie se faisant dans le même foyer, elles sont tout de suite tout ce qu'elles seront plus tard.

Une fois produites elles peuvent faire succomber les malades ; elles peuvent rester ce qu'elles étaient au moment de l'accident, c'est-à-dire complètes et stationnaires. Ce cas n'est pas des plus rares. Dans beaucoup d'autres cas enfin ces paralysies s'amendent, elles diminuent et le mouvement revient peu à peu dans les muscles primitivement paralysés. Il y a du reste sous ce rapport les différences les plus grandes. Quelquefois le malade opère à peine quelques légers mouvements ; dans d'autres cas les mouvements sont plus complets ; d'autres fois enfin, mais plus rarement, le mouvement revient complétement dans les parties primitivement malades.

Le temps qu'il faut à un pareil travail pour s'accomplir est en rapport avec le temps que le foyer hémorrhagique du cerveau met à se cicatriser. Admettre cette proposition, c'est dire que ce temps, bien que variable, est toujours lui-même fort long.

J'ai dû insister sur cette tendance à une amélioration progressive de la plupart des hémorrhagies cérébrales (je suppose qu'il n'en est pas survenu une seconde, une troisième) parce que tous les jours ces améliorations, ces guérisons mêmes sont mises sur le compte des agents thérapeutiques les plus variés et en particulier de l'électricité, tandis qu'elles ne sont que le résultat de l'évolution naturelle de la maladie elle-même.

Quel est l'état de la contractilité électro-musculaire dans les muscles paralysés sous l'influence d'une hémorrhagie cérébrale ?

Marshall Hall a cherché à établir qu'en pareille circonstance cette contractilité était non-seulement conservée intacte, mais même augmentée et exagérée. M. Duchenne, qui a répété ses expériences, a toujours constaté la conservation de la contractilité électro-musculaire. Dans les expériences nombreuses auxquelles je me suis livré à cet égard, j'ai vu aussi que dans le plus grand nombre des cas cette contractilité était en effet conservée intacte, mais cependant qu'il y avait des distinctions à faire à cet égard. Pour les paralysies récentes, quelque complètes et absolues qu'elles soient, le fait est positif et incontestable, personne ne saurait le nier. J'ai vu constamment des membres privés absolument de mouvement, se contracter énergiquement sous l'influence des courants électriques. Mais pour les paralysies anciennes, les choses ne se passent pas toujours de la même manière. L'inaction prolongée à laquelle sont soumis les muscles paralysés semble diminuer presque toujours leur contractilité électro-musculaire. Sans doute ce fait n'est pas absolu ; il n'y a que simple diminution et non pas abolition ; mais il ne doit pas moins être pris en considération. Les faits sur lesquels je viens d'insister ont des conséquences importantes. Ils démontrent la vanité des prétentions des médecins qui chaque jour prétendent guérir des paralysies cérébrales à l'aide de l'électricité.

Que veut-on en effet rétablir dans les muscles paralysés sous l'influence d'une hémorrhagie cérébrale ? contractilité musculaire ; mais elle n'est pas anéantie, loin de là elle est conservée intacte. Ce qui l'empêche d'être mise en action, c'est la lésion des centres nerveux, c'est la lésion cérébrale ; or personne, je pense, n'a prétendu modifier cette lésion cérébrale à l'aide de l'électricité.

La raison, le bon sens, indiquent donc déjà avant l'expérimentation, le peu d'espoir que l'on doit fonder sur l'emploi des courants électriques dans les paralysies cérébrales. Voyons cependant et l'observation et l'expérimentation. C'est devant elles que tout raisonnement doit s'incliner.

Dans les paralysies cérébrales récentes, et tant que le travail de cicatrisation du foyer hémorrhagique n'est pas complétement terminé, l'application des courants électriques aux muscles paralysés est non-seulement inutile pour leur rendre le mouvement, mais encore elle peut être très nuisible aux sujets soumis à leur emploi. On a vu souvent sous l'influence de l'excitation générale qui accompagne toujours l'emploi local de l'électricité de nouvelles hémorrhagies cérébrales se reproduire et par conséquent la maladie s'aggraver.

Mais à quelle époque peut-on fixer la cicatrisation complète du foyer hémorrhagique ? L'anatomie pathologique démontre que rien n'est plus variable que la durée du temps que ce travail réparateur met à s'opérer. En l'absence d'une règle précise, j'admets une durée de six à huit mois, et c'est seulement après ce laps de temps écoulé qu'on peut employer les courants électriques pour les membres paralysés. Mais à cette époque même, que peut-on en espérer? Voici les résultats auxquels m'ont conduit les observations que j'ai faites.

Dans l'immense majorité des cas, considérés en bloc et d'une manière générale, les courants électriques employés pour les muscles paralysés sous l'influence d'une hémorrhagie cérébrale, n'exercent aucune influence favorable. Dans presque tous les cas d'amélioration et de guérison qu'on croit obtenir, les résultats sont la conséquence de l'évolution naturelle de la maladie, de la cicatrisation du foyer, et de la tendance naturelle qu'ont les muscles paralysés sous l'influence d'une hémorrhagie cérébrale à reprendre tout ou du moins une partie de leur contractilité, une fois la lésion cérébrale guérie.

Voici pour les résultats généraux ; il y a maintenant quelques distinctions à établir. Dans les membres paralysés, lorsque six ou huit mois après l'hémorrhagie cérébrale, l'emploi des courants électriques démontre que la contractilité électro-musculaire est parfaitement conservée, l'administration des courants électriques n'a rien à faire ; elle n'a rien à rétablir, puisque la propriété à laquelle elle s'adresse est intacte. Elle ne pourrait donc avoir que des inconvénients, c'est-à-dire qu'elle pourrait rappeler et produire de nouvelles hémorrhagies cérébrales. Lorsque l'inaction prolongée des muscles paralysés a diminué leur contractilité électro-musculaire, ce qui du reste n'est pas un cas très rare, les courants électriques peuvent être appliqués. Ils ont alors un but, ils remplissent une indication, il faut seulement les employer avec une très grande prudence. Les séances doivent être courtes, les contractions modérées et localisées aussi complétement que possible. On doit les suspendre dès que la contractilité électro-musculaire des muscles paralysés est la même que dans les muscles sains. C'est dans ces seuls cas que l'électricité est utile, car elle rétablit une propriété vitale diminuée et elle peut concourir à favoriser la tendance naturelle des muscles à reprendre une partie de leur mouvement.

Il est encore des circonstances dans lesquelles l'électricité rendra quelques services, c'est dans les paralysies accompagnées de contracture.

Sous ce rapport on devra distinguer ce que je puis appeler la vraie et la fausse contracture. La vraie contracture consiste dans la contraction permanente d'une partie des muscles d'un membre qui d'ailleurs est paralysé complétement ; elle est le résultat de la combinaison de ces deux phénomènes, paralysie et contracture. On peut quelquefois diminuer cette dernière à l'aide de courants électriques appliqués sur les muscles antagonistes de ceux qui sont contracturés. Pour obtenir ce résultat, les contractions doivent être énergiques et longtemps continuées, et encore ne peut-on être jamais certain de produire ce résultat : chez trois malades placés dans mon service je n'ai pu y arriver. Il est cependant bien utile de chercher à l'obtenir, car il est incontestable qu'un muscle simplement paralysé à la suite d'une hémorrhagie cérébrale, a plus de tendance à recouvrer une partie de ses mouvements que lorsqu'il persiste en même temps quelques phénomènes de contracture.

Ce que j'appellerais volontiers fausse contracture est l'état suivant qui pourrait être facilement confondu avec le précédent. Lorsque tous les muscles d'un membre ne sont point paralysés, lorsqu'il n'y a par exemple que les extenseurs, les muscles antagonistes, c'est-à-dire les fléchisseurs, par suite de leur contraction tonique permanente habituelle pourraient faire croire à une contraction véritable, tandis qu'il n'y a que contraction permanente normale des muscles sains.

Aux membres ce phénomène est rare dans l'hémorrhagie cérébrale. A la face il s'observe tous les jours.

Ici la seule indication à remplir à l'aide des courants électriques, c'est de les employer pour les muscles paralysés, lorsque ces derniers n'ont pas le même degré de contractilité électro-musculaire que les muscles sains.

Pour résumer tout ce que nous avons dit touchant les paralysies symptomatiques d'une hémorrhagie cérébrale, nous conclurons ainsi :

1° Dans toute hémorrhagie cérébrale récente et dans les six mois qui suivent, l'emploi des courants électriques dans les muscles paralysés, est non-seulement inutile, mais encore souvent nuisible en favorisant la production de nouvelles hémorrhagies cérébrales.

2° Dans les hémorrhagies cérébrales anciennes, lorsque la contractilité musculaire est conservée intacte dans les membres paralysés, l'application thérapeutique des courants électriques n'a absolument aucune utilité. Les résultats heureux qu'on a bien des fois signalés, ne sont que le résultat de l'évolution naturelle de la maladie.

3° Dans les hémorrhagies cérébrales, lorsque la contractilité électro-musculaire est diminuée dans les membres paralysés, ou bien lorsqu'il existe de la contracture dans les mêmes membres, on peut employer les courants électriques pour rétablir le premier de ces deux phénomènes et faire cesser le second. On ne guérit pas ainsi le malade, mais on favorise le rétablissement total ou partiel des mouvements qui tend naturellement à se faire.

*b.* **Paralysies symptomatiques d'un ramollissement cérébral.**

Le ramollissement cérébral présente de nombreuses variétés qui devraient être prises en considération dans l'étude des applications de l'électricité à leur égard.

Lorsque le ramollissement débute d'une manière aiguë, il n'est personne qui puisse songer à employer les courants électriques contre les phénomènes de paralysie qui se montrent dans cette période.

Mais cette période aiguë passée et les individus ayant échappé à une terminaison fâcheuse, les phénomènes de paralysie persistent et peuvent même persister indéfiniment.

Dans le ramollissement chronique, la lésion cérébrale met un temps plus ou moins long à atteindre son maximum d'intensité et sa période d'état avant que le travail de cicatrisation commence à se faire. La paralysie, bien entendu, en est encore ici le symptôme.

Dans ces deux cas, paralysie ayant succédé à un ramollissement aigu et paralysie symptomatique d'un ramollissement chronique, l'évolution naturelle des phénomènes morbides n'est pas la même que dans l'hémorrhagie cérébrale. Dans le plus grand nombre de cas de l'une et l'autre catégorie, la paralysie, loin de tendre naturellement à diminuer, a plutôt une grande tendance à augmenter et à devenir de plus en plus complète.

L'influence du ramollissement sur les autres facultés cérébrales est beaucoup plus notable que celle de l'hémorrhagie. La parole ne se rétablit pas toujours quand elle a été abolie, ou bien elle reste obtuse ; l'intelligence diminue peu à peu, la mémoire se perd, etc. Enfin l'influence fatale du ramollissement se prolonge pendant toute l'existence jusqu'à ce qu'une nouvelle invasion du ramollissement, une complication quelconque survienne, ou bien que l'individu traîne péniblement une longue existence au milieu de cet engourdissement progressif des facultés cérébrales.

Voilà pour le plus grand nombre des cas, mais il faut reconnaître aussi que dans quelques autres, les choses ne se passent pas ainsi. La lésion cérébrale tend à se cicatriser, alors on peut voir le mouvement revenir d'une manière complète, mais plus partiellement dans les membres paralysés.

C'est ce qui a lieu dans un certain nombre de cas de ramollissements peu étendus et bien nettement circonscrits.

Quelle peut être l'influence des courants électriques dans des cas si divers ? C'est ce que nous allons maintenant examiner.

Considéré d'une manière générale, on peut établir en principe que dans la paralysie symptomatique d'un ramollissement cérébral, la contractilité électro-mus-

culaire est conservée aussi intacte que dans l'hémorrhagie cérébrale, et on ne trouve guère de différence
entre ce qu'elle est du côté sain et du côté paralysé.
Mais en considérant les faits particuliers il y a quelques
distinctions à faire. En effet, si dans les ramollissements
récents la contractilité électro-musculaire est conservée
dans les muscles paralysés, il n'en est pas toujours
ainsi dans les ramollissements anciens. J'ai vu souvent
cette contractilité diminuer, et diminuer d'autant plus
que la paralysie remontait à une époque plus éloignée.
Cette diminution de la contractilité électro-musculaire
quand elle existe est probablement due comme dans
l'hémorrhagie cérébrale à l'inaction prolongée des
muscles des membres paralysés. Voyons maintenant
quelle peut être l'influence thérapeutique de l'électricité dans la maladie que nous étudions.

Dans les ramollissements récents ou qui ne remontent pas à une époque éloignée, l'emploi de l'électricité
est non-seulement parfaitement inutile mais souvent
nuisible ; on voit quelquefois les symptômes du ramollissement se caractériser davantage ou reprendre une
nouvelle intensité.

Il faut donc, avant même de songer à employer
l'électricité, attendre que la lésion cérébrale qui constitue le ramollissement soit arrêtée, et que le travail
de cicatrisation ait commencé. Si nous avons trouvé
cette fixation difficile pour l'hémorragie cérébrale, elle
l'est bien autrement pour le ramollissement. Il est fréquent, en effet, de voir des ramollissements suivre une
marche très chronique, durer excessivement longtemps,
quelquefois plusieurs années, et mettre tout ce temps
pour arriver à leur maximum. En un mot, la lésion
constituant le ramollissement chronique ne s'est pas

arrêtée un instant et s'est constamment développée
de plus en plus. Il est presque inutile d'ajouter que,
pour ce cas, l'emploi des courants électriques serait
non-seulement inutile, mais nuisible. On peut reconnaître qu'il en est ainsi à l'augmentation lente et progressive des phénomènes cérébraux, à la marche croissante de l'abolition du mouvement, du sentiment et des
fonctions intellectuelles.

A quelle époque peut-on supposer que la lésion
cérébrale est en voie de cicatrisation ? Rien n'est plus
variable en raison précisément des circonstances que je
viens de mentionner. On peut préjuger qu'il en est
ainsi, lorsque la maladie semble stationnaire depuis un
certain temps, ou lorsqu'elle s'améliore. Tout en regar-
dant ces faits comme plus rares que dans l'hémorrhagie,
on ne saurait méconnaître que, dans un certain nombre
de cas de ramollissement, il n'y ait une tendance à la
guérison, une amélioration progressive des phénomènes
de paralysie. Bien que rares, ces faits existent, et quand
on tombe sur l'un d'eux, on peut essayer de favoriser
le retour du mouvement par l'application de l'électricité.
A mon avis cependant, elle sera complétement inutile
si l'expérimentation démontre que la contractilité électro-musculaire est conservée dans le membre paralysé.

C'est, en effet, une règle que je crois pouvoir établir pour le ramollissement cérébral comme pour l'hémorrhagie cérébrale. Lorsqu'on suppose le ramollissement arrêté ou en voie de cicatrisation, ce qui est
annoncé par la stationnarité des symptômes ou leur
amélioration, on doit se guider, pour conseiller l'électricité, sur la conservation de la contractilité électro-
musculaire. Cette dernière est-elle conservée normale,

intacte, l'électricité est inutile; elle n'a rien à rétablir ici, parce que ce qu'elle rétablirait existe.

Si, au contraire, elle est diminuée, on peut faire usage avec quelque succès de l'électricité, en l'employant jusqu'à ce que la contractilité soit à peu près égale dans les muscles paralysés et dans les muscles sains. En pareil cas, si le ramollissement cérébral est arrêté ou en voie de cicatrisation, cet agent peut beaucoup contribuer à l'amélioration des symptômes et à la récupération de tout ou partie des mouvements. Cette dernière propriété, résumant toute l'influence de l'électricité dans le ramollissement du cerveau, il est inutile de formuler de nouvelles conclusions générales.

*c*. Des tumeurs et des produits accidentels développés dans le cerveau.

Je range sous ce titre des maladies bien différentes les unes des autres; il y a peu de choses à dire ici relativement aux applications de l'électricité qu'on peut tenter dans ces maladies, et les généralités très courtes que je présenterai ici s'appliqueront à ces différentes espèces, c'est-à-dire aux produits les plus différents qui peuvent se développer dans le cerveau.

Quels sont donc ces produits?

On peut y ranger les tumeurs d'origine inflammatoire si bien décrites par Lallemand.

*a*, Les tumeurs fibreuses ou autres analogues; *b*, les tumeurs cancéreuses; *c*, les tumeurs tuberculeuses; *d*, les tumeurs des os du crâne saillantes à l'intérieur; *e*, les kystes simples; *f*, les kystes hydatiques.

En dehors des symptômes propres et caractérisant d'une manière spéciale, chacune de ces espèces, il est un certain nombre de phénomènes morbides que l'on peut considérer comme propres à toutes ces variétés de tumeurs. Ces phénomènes sont les suivants :

1° Une céphalalgie dans un point fixe et déterminé, toujours le même, et présentant de temps en temps des exacerbations. Ces exacerbations s'accompagnant la plupart du temps de vomissements.

2° Une diminution de la vue dans le plus grand nombre des cas, et quelquefois, mais plus rarement, de l'ouïe.

3° L'intelligence, qui reste quelquefois intacte, s'affaiblit, dans d'autres cas, d'une manière notable.

4° Des attaques convulsives survenant de temps en temps ; ces attaques ressemblent quelquefois à de véritables attaques épileptiques. Elles peuvent être considérées comme le résultat de congestions sanguines qui se font autour des produits accidentels.

5° Une paralysie complète ou incomplète et en général progressive du côté du corps opposé à la tumeur.

Ces symptômes, qui ne sont pas les seuls, sont cependant ceux sur lesquels il est le plus important d'insister. Ce sont eux, en effet, qui permettent, autant qu'on peut le faire en pareil cas, d'établir le diagnostic, et conséquemment qui conduisent à conseiller ou à proscrire d'une manière absolue l'emploi de l'électricité. Vouloir employer les courants électriques dans les cas de tumeurs du cerveau, serait une prétention ridicule ; non-seulement on ne saurait améliorer des paralysies produites sous une telle influence ; mais encore il est probable, en agissant ainsi, qu'on favoriserait l'apparition ou le retour de ces congestions sanguines qui se font si fréquemment autour des produits accidentels de l'encéphale et qui font une partie de leur danger. On peut établir comme règle qu'il faut rejeter

d'une manière absolue l'emploi de l'électricité dans la
paralysie symptomatique d'une tumeur cérébrale.


## 2° *Maladies de la moelle.*


### *a.* Myélite aiguë.

La myélite aiguë compte parmi ses symptômes les
plus caractéristiques, des phénomènes de paralysie dans
les membres inférieurs, et quelquefois dans les membres
supérieurs. Je ne sais s'il est entré dans l'esprit de
quelque médecin d'administrer l'électricité en pareille
circonstance ; ce que je puis dire, c'est que rien ne
serait plus irrationnel. Bien plus, je crois qu'on ne
pourrait qu'aggraver les symptômes et donner un caractère beaucoup plus sérieux à la maladie. Je me fonde
pour émettre cette opinion, sur un certain nombre de
faits, à l'égard desquels j'entrerai dans quelques développements en traitant des ramollissements chroniques.

Cette myélite aiguë peut conduire à une myélite
chronique, et par conséquent à une paraplégie persis-
tante. Ce cas, rentrant dans la section suivante, je
n'en parle ici que pour mémoire.


### *b.* Myélite chronique (ramollissement chronique).

Le ramollissement chronique est malheureusement
une maladie bien commune et que l'on observe tous les
jours ; la paraplégie est le phénomène morbide le plus
général, le plus important par lequel elle se traduit.
D'un autre côté, la paraplégie peut aussi se manifester
indépendamment de toute lésion médullaire, et les effets
de l'électricité sont tout autres dans cette dernière que

dans la première. Il est donc important d'entrer ici dans quelques détails un peu circonstanciés.

Les symptômes du ramollissement chronique confirmé sont les suivants :

1° Douleur dans un point de la région vertébrale correspondant ordinairement à la partie de la moelle qui est le siége du ramollissement. Cette douleur ne se manifeste souvent que sous l'influence de la pression ou bien d'une percussion légère de la région correspondante. Elle s'étend circulairement autour du tronc, et étreint le malade comme dans une ceinture. Cette constriction circulaire, à peine indiquée chez quelques malades, est chez d'autres une véritable ceinture de fer qui les gêne à un point considérable, et peut même s'opposer à la liberté de la respiration.

2 Engourdissement et fourmillements dans les muscles qui sont le siége de la paralysie, c'est-à-dire dans les membres inférieurs. Ces symptômes ont ici une importance réelle. Ils précèdent en général la paralysie ; quelquefois, en même temps qu'ils se montrent, on observe déjà un peu de faiblesse dans les membres.

3° Douleurs musculaires. Les douleurs dans les muscles qui sont plus tard envahis par la paralysie sont rares dans le ramollissement chronique ; elles peuvent cependant exister.

4° Paralysie permanente dont le siége et l'étendue sont en rapport avec le siége du ramollissement.

Dans le ramollissement de la région cervicale et de la partie supérieure de la région dorsale, il existe une paralysie progressive des quatre membres qui quelquefois se complique à la fin de la paralysie des muscles respirateurs. Dans le ramollissement de la région dorsale, au-dessous de la naissance du plexus brachial et dans celui de la région lombaire, il y a seulement paralysie des membres inférieurs (paraplégie).

On observe quelquefois une véritable paralysie ascendante, ce fait est assez rare. Voici en quoi il consiste : Dans ces cas, un ramollissement siégeant à la région dorsale inférieure se traduit par une paraplégie et toutes ses conséquences. A une certaine époque, les membres supérieurs commencent à devenir le siége de fourmillements et d'engourdissements, et plus tard ils sont atteints d'une véritable paralysie. En pareille circonstance, l'autopsie a quelquefois démontré que le ramollissement s'était étendu de bas en haut, mais il n'en est pas toujours ainsi, et cette paralysie ascendante doit alors être attribuée à une action réflexe de la moelle.

5° Dans le ramollissement chronique, la paralysie de la vessie est un symptôme sinon constant, du moins très fréquent. Cette paralysie se traduit d'abord par une paresse très grande dans l'émission des urines, et quelquefois une véritable rétention; plus tard, par une émission involontaire de ce produit de sécrétion. On sait que le premier cas a lieu lorsque le corps seul de la vessie est paralysé, et le deuxième lorsque le col de cet organe l'est également.

6° La paralysie du rectum est encore un des symptômes du ramollissement de la moelle parvenu à un certain degré. C'est d'abord la constipation, et, à la fin de la maladie, l'issue involontaire des matières fécales qui traduisent cet état du rectum.

7° La sensibilité de la peau présente des variations très grandes, dont on n'a pu jusqu'à présent se rendre compte. Dans quelques cas, elle reste intacte; dans un grand nombre, elle est diminuée plus ou moins; dans quelques-uns elle est anéantie. En tenant compte de ces variations, on peut toutefois admettre d'une manière générale que dans la majorité des cas, l'anesthésie est proportionnelle au degré de la paralysie musculaire, qu'elle diminue, à mesure que cette dernière augmente, et enfin qu'elle s'anéantit lorsque cette paralysie est complète.

8° L'intelligence, à moins de complication, est intacte.

Tels sont, à part quelques phénomènes secondaires dont il est inutile de parler ici, les symptômes du ramollissement chronique ; il y a toutefois quelques observations à faire touchant leur évolution et leur enchaînement.

Ces phénomènes morbides divers diffèrent d'abord par leur intensité. Il y a une grande échelle à parcourir entre la simple faiblesse musculaire et la paralysie complète, entre une faible anesthésie et une anesthésie complète. La production de ce phénomène est en rapport avec le degré, l'étendue et l'ancienneté de la lésion.

La considération de l'évolution de la maladie a une importance certaine relativement au sujet qui nous occupe. On doit, en effet, établir à cet égard les distinctions suivantes :

Il y a d'abord une première série de cas dans lesquels les symptômes du ramollissement chronique succèdent plus ou moins rapidement à ceux du ramollissement aigu.

Dans une seconde série, on doit ranger les ramollissements chroniques proprement dits. Dans ces derniers il faut tenir compte des phénomènes suivants :

*a.* La période de développement ou d'évolution de

la maladie. C'est celle pendant laquelle les phénomènes morbides, d'abord peu caractérisés, augmentent
peu à peu d'intensité, jusqu'à ce qu'ils atteignent un
maximum quelconque en rapport avec l'étendue et
l'intensité de la lésion. En général, tant que la lésion
augmente et d'étendue et d'intensité, l'accroissement
des symptômes ne cesse pas d'avoir lieu, et cet accroissement est une circonstance pathologique, sur laquelle
nous nous appuierons dans un instant pour établir l'é-
poque à laquelle on doit instituer le traitement.

*b.* L'état stationnaire. La stationnarité des symptômes a lieu lorsque la lésion médullaire reste stationnaire, ou même lorsqu'elle subit un travail de réparation et de cicatrisation. Cet état stationnaire peut durer
toute la vie, et aboutir, soit à une nouvelle augmentation de symptômes, soit à quelque complication qui
emporte les malades.

*c.* La période de décroissance ou d'amélioration des
symptômes.

Cette période est malheureusement celle qu'il est le
plus rare d'observer ; on peut la considérer presque
comme une exception.

Lorsqu'elle existe, elle peut succéder, soit immédiatement à la période d'accroissement, soit ne survenir
qu'après un certain temps d'état stationnaire.

Au milieu de tous ces phénomènes caractéristiques
du ramollissement chronique et dans les périodes diverses qu'il peut présenter, on devait rechercher ce
qu'était devenue la contractilité électro-musculaire ?
Plusieurs expérimentateurs se sont occupés de ce sujet,
et leurs opinions ne concordent pas toutes entre elles.

Marshall Hall, en établissant que la contractilité
électro-musculaire était augmentée ou au moins con-

servée intacte dans les paralysies symptomatiques des affections cérébrales, avait annoncé qu'il en était tout autrement dans les paralysies symptomatiques des affections médullaires, et que, dans ces dernières, la contractilité électro-musculaire était abolie. M. Duchenne admet, d'après ses propres expériences, la vérité du fait annoncé par Marshall Hall.

Il y a, je crois, une singulière exagération à prétendre établir cette proposition d'une manière absolue. En effet, si la proposition du médecin anglais est vraie en général, il y a de nombreuses distinctions à faire pour les cas particuliers.

J'ai étudié la contractilité électro-musculaire dans tous les cas de maladie de la moelle qui se sont présentés dans mon service depuis trois ans (et ils sont nombreux). Voici quel est le résultat de mes observations.

Le degré ou l'intensité de la contractilité électro-musculaire est en raison directe de la conservation du mouvement volontaire. Quand il n'existe qu'un peu d'affaiblissement, qu'une paralysie légère et très incomplète des membres, il n'y a qu'une simple diminution de la contractilité électro-musculaire. Si la paralysie est complète et si le mouvement volontaire est aboli d'une manière absolue, la contractilité électro-musculaire est également anéantie d'une manière absolue.

On peut donc regarder comme parfaitement exacte cette proposition, que le degré de la contractilité électro-musculaire est en raison directe du degré de conservation des mouvements volontaires.

Quelle peut être l'action thérapeutique des courants électriques dans les maladies de la moelle ? Je vais développer ici des principes qui ne se trouvent peut-être pas tout à fait en rapport avec ceux que professent la plupart des médecins qui se livrent à l'application de l'électricité à la médecine.

On peut d'abord établir en principe que toutes les fois qu'un ramollissement chronique est en voie de formation et que les symptômes de paralysie sont dans une période de progression croissante bien que très lente, l'application de l'électricité est non-seulement complétement inutile, mais la plupart du temps nuisible. On n'obtient aucun résultat, on n'améliore pas le moins du monde les phénomènes de paralysie, on en dégoûte les malades pour une époque où l'on pourrait employer le même moyen avec quelque chance de succès ; enfin on aggrave quelquefois d'une manière singulière les phénomènes de paralysie.

Je possède deux faits de ce genre bien remarquables. Le premier est relatif à un jeune prince russe âgé de vingt-huit ans. Ce malade était atteint d'un ramollissement chronique dont le début remontait à plus d'un an. La paraplégie n'était pas complète, tant s'en faut. Le malade marchait encore péniblement, il est vrai, et appuyé sur deux cannes, mais enfin il marchait. Plusieurs moyens avaient déjà été employés ; huit ou dix cautères avaient été appliqués sur la colonne vertébrale. Aucune amélioration ne se manifestait. La maladie semblait toujours progresser lentement. Il vint en France dans la pensée de se faire traiter par l'électricité ; il consulta plusieurs médecins qui entrèrent dans ses vues et il me fut adressé dans cette intention. Mes idées n'étant pas encore bien arrêtées à cet égard, j'avoue que je ne vis aucun inconvénient à le soumettre à ce traitement, je l'y soumis. Voici quel en fut le résultat. Chaque séance amena une aggravation de la paralysie, le malade marchait moins facilement. Persuadé que cette difficulté de marcher était le résultat de la fatigue que lui causait l'application de l'électricité, il voulut continuer et nous allâmes à douze séances de quinze minutes chacune. A cette époque la maladie s'était singulièrement aggravée, la marche n'était plus possible. Le malade cessa d'être confié à mes soins et je le perdis de vue.

Le deuxième fait est relatif à un malade de mon service. Cet homme, âgé de quarante-quatre ans, était atteint d'un ramollissement chronique remontant à cinq mois. Il m'avait été adressé à l'hôpital pour être traité par l'électricité, et il le désirait vivement. Bien que les symptômes fussent en voie de progression, très lente, il est vrai, je cédai à son désir et je prescrivis d'employer chez lui l'appareil de MM. Breton. Le malade marchait encore appuyé sur une canne et n'était pas très solide, il est vrai, mais il allait facilement d'un bout de la salle à l'autre. Au bout de six séances il était complétement paralysé ; il fallut trois mois d'application de cautères et d'un traitement vigoureux pour le remettre dans l'état où il était à l'instant de son entrée. Je crois donc pouvoir établir comme règle qu'il faut proscrire l'électricité toutes les fois que la paraplégie fait encore des progrès, et par conséquent toutes les fois que l'évolution du ramollissement chronique n'est pas encore terminée.

C'est alors à d'autres moyens qu'il faut s'adresser. C'est surtout sur les cautères fréquemment renouvelés sur la colonne vertébrale qu'il faut le plus compter.

Lorsque le ramollissement chronique est à l'état stationnaire ou en voie de cicatrisation, ce que l'on reconnaît à la stationnarité des symptômes, ou bien à

leur décroissance, l'électricité peut-elle quelque chose?
Oui certainement, mais cependant le nombre des cas
dans lesquels elle est de quelque utilité est encore assez
restreint.

On peut d'abord établir qu'il est des cas, rares il est
vrai, dans lesquels l'application de l'électricité renou-
velle les accidents et imprime de nouveau une marche
ascendante à la maladie. En pareille circonstance
aucun phénomène morbide, avant l'aggravation des
phénomènes de paralysie, ne peut faire prévoir qu'il en
sera ainsi. On ne doit pas, malgré cela, se priver d'essayer dans de tels cas l'emploi de l'électricité ; il faut
seulement être d'une très grande prudence, et au
moindre symptôme d'aggravation qui se montre discontinuer ce moyen.

Il est cependant un certain nombre de circonstances
d'après lesquelles on peut conseiller ou proscrire l'emploi de l'électricité. Ce sont les suivantes :

Lorsque la maladie de la moelle est arrivée à un état
stationnaire et que cet état stationnaire se traduit par
une paraplégie complète absolue, dans laquelle la
contractilité électro-musculaire est elle-même à peu
près complétement anéantie, l'emploi de l'électricité
est parfaitement inutile. Je ne l'ai jamais vue ramener
des mouvements bien appréciables. Elle ne sert qu'à
fatiguer et à tourmenter les malades ; je crois donc
qu'en pareil cas le plus sage est d'y renoncer d'une
manière absolue.

Dans les cas, au contraire, où la paraplégie est incomplète, où la contractilité électro-musculaire n'est
que diminuée, on peut employer l'électricité et on l'a
bien souvent mise en usage en pareille circonstance.
On peut obtenir ainsi quelques résultats, gagner quel-

ques mouvements. Mais on n'y arrive qu'au moyen de longues séances et d'une telle persistance dans l'emploi de l'électricité que la fatigue qui en résulte compense et bien au delà les légers avantages qu'on en obtient.

Pour formuler une opinion d'une manière bien nette et bien positive à ce sujet, je dirai :

Dans toutes les paralysies symptomatiques d'un ramollissement de la moelle, tout en tenant compte des légers résultats qu'on obtient quelquefois, mais aussi des aggravations fréquentes qu'on a déterminées chez les malades au moyen de l'électricité, je suis d'avis que dans la grande majorité des cas, l'emploi de cet agent est parfaitement inutile, et qu'il est préférable de ne pas y avoir recours. J'aurais certes plus de confiance dans d'autres agents thérapeutiques, et en particulier dans l'emploi des cautères le long de la colonne vertébrale, les laxatifs et les bains sulfureux continués pendant longtemps, et enfin de temps en temps les préparations de strychnine ou de brucine. Malgré cette proposition ainsi formulée, si l'on veut employer l'électricité dans les paralysies symptomatiques d'un ramollissement chronique de la moelle, voici la meilleure marche à suivre.

On peut d'abord avoir recours à l'électrisation localisée proprement dite et exciter successivement les muscles des deux membres inférieurs. Ce procédé est long, fatigant pour les malades; il est en réalité presque toujours incomplet, en raison du grand nombre de muscles paralysés que le médecin est obligé de faire contracter à chaque séance. De plus lorsqu'on obtient ce résultat, on peut à peine faire contracter trois à quatre fois chacun de ces muscles pendant chaque séance. Or

un si petit nombre de contractions électriques, répétées
même chaque jour, est un traitement parfaitement illusoire. Depuis assez longtemps, j'ai à peu près renoncé
à ce mode d'administration de l'électricité dans les
paraplégies. Ce que je préfère en pareil cas, ce sont les
bains de pied électriques ; ce moyen donne des résultats beaucoup plus généraux, et sous leur influence, la
presque totalité des muscles des membres inférieurs, si
ce n'est même tous, se contractent en même temps.

On se rappelle que le bain de pieds électrique est
composé de la manière suivante : deux petits baquets
de cuivre, de bois ou de faïence, contenant chacun de
l'eau salée tiède, et dans chacun desquels un des pieds
du malade est plongé, sont mis en communication avec
l'appareil d'induction, de manière que l'un d'eux communique avec l'un des réophores, et l'autre avec le
deuxième. La machine étant en action, on fait agir l'un
des réophores d'une manière intermittente. Quant à la
dose d'électricité, elle est graduée par la machine.

Les séances doivent être de dix à quinze minutes ; il
faut que leur nombre soit presque toujours considérable. Les paralysies symptomatiques des maladies de
la moelle doivent, en effet, être considérées comme une
des affections dans lesquelles il faut continuer pendant
un temps bien long l'emploi de l'électricité pour obtenir
de bien légers résultats.

### 3° *Paralysies symptomatiques des lésions des nerfs.*

Toute lésion matérielle d'un nerf du mouvement ou
d'un nerf mixte, si cette lésion est d'une certaine intensité, et a pour effet de le détruire ou de le désorganiser, anéantit le mouvement et quelquefois même le

sentiment dans les muscles auxquels ce nerf se distribue.

Les lésions capables de produire un tel effet sont nombreuses, et il est à peine utile de les rappeler ici : la névrite aiguë ou chronique, la section traumatique des nerfs, la compression d'un nerf par des tumeurs de diverse nature, la destruction de nerfs compris dans des foyers de suppuration, des eschares gangréneuses ou des cancers, les tumeurs siégeant dans les nerfs eux-mêmes : voilà bien des causes qui peuvent produire la paralysie du mouvement dans les muscles auxquels se distribuent ces nerfs.

M. Duchenne a étudié d'une manière spéciale les paralysies traumatiques des nerfs mixtes. Voici les principaux résultats auxquels il est arrivé.

Toute lésion traumatique d'un nerf mixte occasionne un trouble plus ou moins grave dans l'état de la sensibilité, des mouvements volontaires et de la nutrition des muscles qui sont sous sa dépendance.

Les troubles de la contractilité et de la sensibilité électro-musculaire constituent une étude intéressante à faire. Quand toutes les fibres d'un nerf ont été atteintes et désorganisées par la lésion, la contractilité électro-musculaire des parties auxquelles se distribue ce nerf est anéantie. Quand toutes les fibres d'un nerf n'ont pas été détruites, il peut se faire que les mouvements volontaires soient anéantis, et cependant que la contractilité électro-musculaire soit conservée partiellement ou intégralement. C'est dans ces derniers cas qu'on peut espérer la guérison au moyen de l'électricité.

Il peut se faire encore que certains muscles, qui ne paraissent pas altérés dans leurs mouvements volontaires aient perdu leur contractilité électro-musculaire, cela me semble assez singulier, et les faits cités par M. Duchenne sont loin de m'avoir convaincu. Ce médecin ne peut s'empêcher lui-même de trouver singulier la coïncidence de ces deux faits : abolition des mouvements volontaires sans lésion du nerf, et conservation de la contractilité électro-musculaire. Il croit en trouver la cause dans une sorte de solidarité entre tous les nerfs d'un même membre. Si l'un d'eux vient à être gravement lésé, il y a non-seulement un trouble dans la motilité des muscles auxquels il se distribue, mais encore dans d'autres muscles dont les nerfs sont intacts.

Tout ceci n'est qu'une hypothèse.

Quant à la sensibilité électro-musculaire, M. Duchenne établit qu'il faut que la lésion des nerfs soit profonde pour que les muscles aient perdu complétement leur sensibilité. Cela est encore plus vrai pour la sensibilité cutanée.

Quant à la déduction thérapeutique, elle découle des faits précédents. On peut résumer de la manière suivante les conclusions auxquelles M. Duchenne est arrivé. D'après ce médecin les muscles qui ont perdu leur contractilité et leur sensibilité électrique par suite d'une lésion des nerfs qui les animent sont bien souvent incurables ; au moins faut-il un temps très long pour obtenir une influence heureuse de l'action de l'électricité localisée.

Quand ces muscles doivent guérir, on observe souvent dans le début de l'électrisation localisée une hyperesthésie des muscles et des nerfs atteints, ce qui alors constitue un signe favorable. Un des premiers effets de l'électricité localisée est de faire disparaître le refroidissement des parties auxquelles se distribue le nerf lésé.

Il y a un mot à dire à ceci : d'après M. Duchenne, il y a

souvent une différence de 5 à 6 degrés entre le côté sain et le côté malade, c'est-à-dire la partie paralysée. Or ceci est tout à fait une erreur. Les expériences de MM. Becquerel et Breschet, et bien d'autres depuis, ont démontré que jamais pareille chose n'arrivait dans les membres paralysés. Non-seulement le fait est matériellement inexact, mais même l'induction physiologique ne permet pas de soutenir une pareille hypothèse. La circulation capillaire et la calorification ne sont pas, en effet, sous la dépendance des nerfs mixtes dans la vie de relation.

Continuons l'exposé des idées de M. Duchenne, l'électrisation localisée exerce une action sur la nutrition des muscles auxquels se distribue le nerf lésé. Ce membre augmente de volume. Ceci est-il encore bien réel ?

Le retour des mouvements volontaires est toujours précédé de celui de la tonicité musculaire. Bientôt après, la contraction volontaire reparaît à son tour, quoique lentement et graduellement ; l'action thérapeutique de l'électrisation localisée paraît se manifester d'autant plus vite dans un muscle que ce dernier est plus rapproché du centre nerveux.

Enfin la dernière conclusion de M. Duchenne, si elle est vraie, ébranlerait, comme il le dit lui-même, certaines vérités fondamentales de la science. La voici :

La lésion de la contractilité électro-musculaire persiste après la guérison, malgré le rétablissement des mouvements volontaires.

Je dis, si cela est vrai ; car rien n'est plus douteux, je n'ai jamais eu occasion d'observer rien de semblable : conservation ou rétablissement des mouvements volontaires d'une part, et de l'autre, abolition de la contractilité électro-musculaire. Cela est plus facile à dire qu'à démontrer, et M. Duchenne s'est sans doute fait quelque illusion à cet égard.

M. Duchenne pense que dans la majorité des cas, les paralysies consécutives aux lésions traumatiques des nerfs peuvent être guéries par l'électrisation localisée. C'est encore une proposition bien hasardée, et lui-même semble de cet avis quand il dit : « Je crains bien que la proportion des guérisons des paralysies traumatiques que j'ai déduites des faits recueillis dans ma pratique paraisse exagérée à certains praticiens ; je crains encore qu'ils n'obtiennent pas exactement les mêmes résultats. Qu'on n'en accuse pas la faradisation localisée, mais seulement les difficultés sans nombre d'un traitement qui exige beaucoup de temps et de patience. »

Voici, quant à moi, les résultats des faits que j'ai pu observer :

Dans les cas de blessures, déchirures, contusions, compressions des nerfs produites sous l'influence de causes diverses, les muscles auxquels se distribuent ces nerfs sont la plupart du temps atteints d'une paralysie, quelquefois complète, plus souvent incomplète des mouvements volontaires. Leur sensibilité, souvent intacte, est quelquefois diminuée ou même anéantie d'une manière complète.

En étudiant en pareil cas l'état de la contractilité et de la sensibilité à l'aide des courants électriques, voici les résultats auxquels on arrive.

Dans un grand nombre de cas, l'état des contractions volontaires et celui de la contractilité électro-musculaire marchent ensemble. Ainsi quand tous les filets d'un nerf sont détruits, il y a abolition complète du mouvement volontaire, abolition de la sensibilité et extinction de la contractilité électro-musculaire.

En pareil cas, la guérison me semble impossible.

Pour qu'elle s'opérât, il faudrait admettre que les anastomoses des branches nerveuses des nerfs sains et des nerfs malades sont des agents de transmission tels, que les premières communiqueraient aux secondes l'excitation cérébrale dont elles ont reçu l'influence. Cela existe peut-être, mais on ne l'a pas démontré.

Dans le cas de lésion incomplète d'un nerf, c'est-à-dire dans le cas où tous ces filets nerveux ne sont pas détruits, deux choses peuvent arriver :

1° La paralysie des mouvements volontaires est complète, la sensibilité quelquefois diminuée, est la plupart du temps conservée, mais la contractilité électro-musculaire est intacte ou seulement légèrement diminuée. Ce cas, sans être rare, s'observe quelquefois. C'est aux filets nerveux restés intacts que la conservation de la contractilité électro-musculaire est due. Ces cas peuvent guérir ; seulement le traitement est fort long.

2° La paralysie des mouvements volontaires est incomplète ; la sensibilité est peu diminuée ou conservée intacte ; la contractilité électro-musculaire quelquefois un peu diminuée, est également conservée intacte. La guérison de pareils faits est certainement encore plus possible que celle des précédents ; il faut admettre que, de même que dans ces derniers, ce sont les fibres du nerf lésé restées saines qui transmettent et les mouvements et la contractilité électro-musculaire.

Cette deuxième catégorie de faits ne différait de la première que par une seule circonstance : c'est que, dans le premier cas, la portion lésée du nerf agissait sur la partie saine, de telle manière que les mouvements volontaires étaient seuls anéantis, tandis que la contractilité électro-musculaire était conservée ; pour les seconds, au contraire, cette même influence sur les mouvements volontaires des filets restés sains n'avait pas lieu.

Maintenant y a-t-il des cas dans lesquels, à la suite d'une lésion des nerfs, il y ait conservation ou récupération des mouvements volontaires et persistance de l'abolition de la contractilité électro-musculaire? Non, il ne peut en être ainsi, et cela n'est pas. On s'expliquerait alors difficilement le rôle des courants électriques, et l'on ne comprendrait pas comment l'électricité pourrait, dans le même muscle, rétablir en même temps les mouvements volontaires sans toucher à la contractilité électrique.

Le traitement des paralysies symptomatiques d'une lésion traumatique des nerfs peut se résumer ainsi :

1° Lorsqu'il y a abolition complète des mouvements volontaires, de la sensibilité et de la contractilité électrique, je ne pense pas qu'on puisse beaucoup en espérer la guérison à l'aide de l'électricité. On peut essayer, puisque M. Duchenne prétend avoir réussi, mais il faut peu y compter.

2° Dans les cas où il y a paralysie des mouvements volontaires, avec conservation de la sensibilité et de la contractilité électrique (ce que je ne crois pas possible), il y a de grandes chances qu'à l'aide de l'emploi de l'électricité longtemps continuée, on puisse arriver à la guérison.

3° Quand il y a paralysie incomplète des mouvements volontaires, conservation ou simple diminution de la sensibilité et conservation de la contractilité électrique on a surtout beaucoup plus de chances d'obtenir la guérison à l'aide de l'électricité.

Dans tous les cas, il faut faire usage de l'électrisation localisée, à courants d'une notable énergie et à intermittences rapides, et l'appliquer, soit à l'aide de conducteurs humides, soit au moyen de l'électro-puncture.

Nous devons étudier avec soin une maladie qui se présente très souvent à l'observation. Il y a un nerf dont la lésion produit bien fréquemment une paralysie circonscrite : c'est le nerf de la septième paire, c'est le nerf facial.

Paralysie du nerf facial.

L'hémiplégie faciale se montre dans deux circonstances bien différentes : ou bien elle accompagne une hémiplégie, symptomatique elle-même d'une hémorrhagie ou d'un ramollissement du cerveau ; ou bien elle est isolée, elle constitue le seul phénomène morbide. C'est de cette seconde espèce seule, c'est-à-dire de l'hémiplégie faciale isolée, que nous nous occuperons ici.

Dans l'état actuel de la science, on assigne plusieurs causes organiques fort différentes les unes des autres à l'hémiplégie faciale isolée. Ces causes se rattachent aux groupes suivants :

1° Une petite hémorrhagie, ou un ramollissement, très circonscrits dans le bulbe rachidien, à l'origine même des filets du nerf facial ou dans l'épaisseur de ce nerf lui-même, lorsque les filets d'origine se réunissent en faisceaux.

2° Une congestion sanguine du nerf facial, congestion produite sous l'influence d'un refroidissement, de l'action d'un courant d'air, etc. Cette congestion, augmentant le volume du nerf facial dans l'intérieur du conduit osseux qu'il traverse, produit ainsi une véritable compression, on pourrait presque dire l'étranglement de ce nerf.

3° La compression du nerf déterminée par des tumeurs siégeant, soit dans le crâne près de son origine, soit dans l'aqueduc de Fallope, soit en dehors du crâne par des tumeurs parotidiennes ou autres.

4° La blessure du nerf, sa section, sa destruction par des suppurations abondantes, par la gangrène.

Les hémiplégies faciales dues à différentes causes organiques, et aux deux premières en particulier, ne se traduisent pas par des symptômes spéciaux et propres à chaque espèce ; il en résulte que des discussions nombreuses se sont élevées au sujet de leur pathogénie. Pour les uns, c'est toujours un petit foyer apoplectique ou un ramollissement bien circonscrit qui produit l'hémiplégie faciale isolée. Pour les autres, ce sera toujours une cause rhumatismale. Pour beaucoup de médecins cependant, c'est tantôt l'une, tantôt l'autre de ces causes qui agit pour produire cette paralysie isolée. Il était important de rappeler ces différences pour bien comprendre ce qu'il advient de la contractilité électro-musculaire dans les différentes variétés d'hémiplégie faciale.

On peut d'abord mettre de côté les hémiplégies faciales causées par la blessure, la section, la compression ou la destruction du nerf facial produites sous l'influence des causes les plus directes. Dans cette variété, la contractilité électro-musculaire est anéantie, si la paralysie faciale est complète ; elle est simplement diminuée, si la section du nerf est incomplète. En pareil cas, le degré de la diminution de la contractilité électrique est en raison directe du degré de diminution du mouvement volontaire, et tous les deux sont subordonnés au degré de destruction des filets du nerf facial.

J'ai eu occasion d'observer tout récemment, à l'hôpital de la Pitié, un jeune artilleur à son retour de Crimée ; il y avait eu le typhus, et, à la suite de ce typhus, une volumineuse parotide gauche qui passa à la suppuration. On fit deux incisions avec le bistouri dans cette tumeur ; et lorsqu'il arriva à la convalescence, on s'aperçut qu'il existait du même côté une paralysie faciale. Cette paralysie était-elle due à la destruction du nerf par la suppuration, ou bien ce nerf avait-il été coupé par l'opérateur chargé d'ouvrir l'abcès, c'est ce qu'il est difficile de dire et le malade qui n'avait pas sa connaissance ne put se rendre compte. Ce qu'il y eut à noter, c'est que la contractilité électro-musculaire était complétement anéantie dans le côté paralysé. J'employai malgré cela les courants électriques pendant plus d'un mois et leur influence fut à peu près nulle.

Ces deux espèces d'hémiplégie faciale étant mises à part, nous devons nous occuper de l'état de la contractilité musculaire dans les deux premières catégories de faits : 1° hémiplégie faciale due à une petite hémorrhagie ou à un ramollissement cérébral ; 2° hémiplégie faciale rhumatismale. On suppose que dans ces deux cas l'hémiplégie faciale est complète ou à peu près complète, ce qui, du reste, est le cas le plus fréquent.

Voici quel est le résultat de l'observation :

Dans un certain nombre de cas, la contractilité électro-musculaire est abolie complétement ; dans d'autres elle est simplement diminuée, et cette diminution peut avoir lieu à des degrés tous divers ; dans quelques cas, enfin, la contractilité électro-musculaire est conservée parfaitement intacte.

. Cette conservation, cette diminution ou cette abolition correspóndent-elles aux mêmes lésions ou à des lésions différentes? Les unes sont-elles la conséquence d'une hémorrhagie circonscrite ou d'un léger ramollissement à l'origine du nerf? Les autres sont-elles de nature rhumatismale et dues à la simple congestion et à la tuméfaction du nerf? C'est ce qu'il est absolumentimpossible de décider. La science, en effet, manque de documents à cet égard, et des recherches qui, du reste, eussent été bien difficiles, n'ayant pas été faites dans cette direction, il en résulte qu'il faut se borner à étudier la valeur thérapeutique de l'électricité dans les diverses espèces d'hémiplégies faciales et à baser ses conclusions sur l'observation pratique, au lieu de les instituer sur les caractères anatomiques. En restant dans cette voie, voici ce que démontre l'observation : j'ai traité un assez grand nombre d'hémiplégies faciales pour pouvoir baser mon opinion sur des faits nombreux.

Il faut d'abord se mettre en garde contre une première source d'erreur qui est la suivante :

Beaucoup d'hémiplégies faciales guérissent, soit spontanément, soit sous l'influence des agents thérapeutiques qu'on met tout d'abord en usage, tels que sangsues, vésicatoires, purgatifs. Si donc on venait à employer les courants électriques à une époque très rapprochée du début, on pourrait très bien leur attribuer une guérison qui serait cependant due à une tout autre cause. On peut établir en principe que pour traiter une hémiplégie faciale par l'électricité, il faut attendre au moins un mois après le début de la maladie. Cette attente est indispensable, car il est fréquent de voir dans cette première période l'hémiplégie faciale rhumatismale guérir spontanément et sans aucun traitement ou sous l'influence de moyens très simples, saignées locales, vésicatoires, sangsues. De plus, au bout de ce temps on sait au juste quel est le degré de conservation du mouvement dans les muscles que l'on veut électriser, si ce mouvement y est aboli complétement, ou s'il n'est simplement que diminué.

Lorsque la paralysie est complète et la contractilité électro-musculaire anéantie, on n'obtient en général aucun résultat de l'emploi de l'électricité. D'autres fois, à force de persévérance, on arrive à rétablir partiellement ou même complétement et la contractilité électro-musculaire et le mouvement volontaire, et l'on arrive ainsi à la guérison incomplète ou complète. Aucune circonstance avant le traitement ne permet d'annoncer si l'on obtiendra tel ou tel résultat.

Dans les hémiplégies faciales complètes ou incomplètes, lorsque la contractilité électro-musculaire n'est que simplement diminuée, l'application des courants électriques a les plus grandes chances soit d'augmenter les mouvements, soit même de rétablir complétement et la contractilité électro-musculaire et le mouvement volontaire; ce résultat, toutefois, n'est pas certain et n'a pas lieu dans tous les cas. Il faut au moins du temps, de la persévérance et des séances électriques renouvelées pendant longtemps.

Les hémiplégies faciales dans lesquelles la contractilité électro-musculaire est complétement conservée sont fort rares, mais enfin elles existent. L'électricité est alors beaucoup moins utile puisqu'elle s'adresse à une propriété qui n'a subi aucune altération. Elle peut cependant favoriser le retour complet des mouvements volontaires.

Ces résultats permettent de formuler la règle thérapeutique qu'il faut suivre pour le traitement de l'hémiplégie faciale au moyen de l'électricité. Cette règle est la suivante.

Toutes les fois qu'il s'agit de traiter une hémiplégie faciale qui n'est pas le résultat de la compression du nerf facial par une tumeur quelconque, de sa blessure ou de sa destruction, et que la contractilité électro-musculaire est ou diminuée ou anéantie, il faut toujours essayer de la traiter par l'électricité. En faisant cette tentative, il est vrai, on ne peut savoir d'avance si l'on obtiendra un résultat complet ou incomplet, mais on doit la faire, et ce n'est que la persévérance dans l'emploi de cet agent qui seule peut montrer si la paralysie faciale est curable, et si l'électricité peut rétablir la contractilité électro-musculaire et le mouvement volontaire qui dans ce cas, marchent si souvent ensemble.

En tout cas, il faut essayer pendant deux ou trois mois au moins avant d'y renoncer, car il est encore le moyen le plus efficace que nous possédions contre cette affection.

Le mode d'électrisation qu'il faut employer pour combattre l'hémiplégie faciale est évidemment l'électrisation localisée ; nous n'avons aucun précepte particulier à donner ici ; c'est au médecin à se guider suivant les circonstances.

L'hémiplégie faciale peut se terminer, soit par la guérison, soit par la persistance d'un certain degré de paralysie. Ce sont là les deux modes de terminaisons les plus fréquents. Il en est un troisième sur lequel M. Duchenne a récemment appelé l'attention des médecins et dont nous devons parler ici : c'est la *contracture*.

Cette contracture, qui est au moins une des terminaisons très rares de la paralysie de la septième paire, produit une difformité incurable en déterminant en même temps une gêne très grande dans les mouvements de la face.

Elle doit être distinguée de la contracture essentielle des muscles d'un côté de la face, contracture essentielle qui a reçu les noms de *risus caninus*, *risus sardonicus*, *tic indolent*, *spasmes idiopathiques de la face*.

Lorsque la contracture succède à la paralysie des muscles de la face, et qu'on a commencé à employer contre cette dernière l'électrisation, on peut admettre en principe qu'il faut l'interrompre.

Il est donc important de prévoir le développement de cette contracture ; car, lorsqu'on la laisse survenir, elle est presque toujours incurable. On peut, du reste, s'apercevoir de sa production, car cet état pathologique s'annonce par un état spasmodique qui survient facilement dans les muscles paralysés sous l'influence d'une excitation artificielle quelconque. Elle est encore annoncée par le retour rapide de la force tonique dans les muscles de la face privés de leur contractilité électro-musculaire.

Ce qui fait la gravité de ces contractures, c'est que les muscles qui en sont atteints peuvent se rétracter à la longue, et il en résulte alors une difformité incurable qui gêne beaucoup les mouvements.

## DES PARALYSIES SANS LÉSIONS ORGANIQUES DU CENTRE ENCÉPHALO-RACHIDIEN OU DES NERFS.

Cette section comprend quatre sous-classes qu'il faut nécessairement étudier à part. Ces sous-classes sont les suivantes :

1° Paralysies nerveuses ou essentielles ;

2° Paralysies rhumatismales;

3° Paralysies par intoxication ;

4° Un certain nombre de paralysies que l'on ne saurait faire rentrer dans les classes précédentes.

### 1° *Paralysies nerveuses ou essentielles.*

L'existence des paralysies nerveuses ou essentielles ne saurait être mise en doute. N'admettrait-on même que les paralysies hystériques, le nombre en serait même assez considérable encore. On doit convenir toutefois qu'en leur donnant le nom de paralysies nerveuses, on ne les range sous ce titre que par voie d'élimination, et parce qu'on ne saurait les faire rentrer dans aucune autre classe basée sur l'anatomie pathologique ou l'étiologie. Cela est vrai, mais il n'en faut pas moins reconnaître cependant que les paralysies nerveuses ont des caractères particuliers qui permettent de les caractériser nosologiquement.

Les paralysies nerveuses présentent trois groupes que nous étudierons à part. Ces trois groupes sont les suivants :

1° Paralysies hystériques ;

2° Paralysies sympathiques des maladies des organes génito-urinaires ;

3° Paralysies essentielles proprement dites.

#### *a.* Paralysies hystériques.

Les paralysies hystériques prennent ce nom parce qu'elles ont pour caractère essentiel de se développer exclusivement chez des femmes hystériques; de coïncider avec un certain nombre d'autres phénomènes nerveux qui méritent également ce nom, et spécialement avec le sentiment de boule hystérique ; enfin d'alterner, de succéder ou d'être remplacé par ces mêmes phénomènes nerveux.

Les paralysies hystériques du mouvement sont très variées ; elles peuvent présenter différents types. Ainsi on peut observer une paraplégie, c'est même le cas le plus fréquent ; une hémiplégie, cette circonstance est plus rare ; la paralysie isolée d'un membre ou d'une partie d'un membre qui constitue le cas le plus fréquent.

Il est assez difficile de comprendre leur mode de production ; aussi a-t-on cherché à s'en rendre compte au moyen d'explications la plupart du temps théoriques. Il est utile peut-être pour le sujet qui nous occupe de dire quelques mots des explications les plus récentes.

M. R. Leroy d'Étiolles, dans son mémoire sur les *paraplégies essentielles*, a consacré un chapitre étendu aux paralysies, et spécialement aux paraplégies hystériques ; il proposait l'explication suivante de leur mode de développement. L'observation ayant appris que les paraplégies hystériques succèdent le plus souvent aux attaques convulsives, surtout quand ces dernières ont été violentes et prolongées, ces paralysies seraient dues, suivant cet auteur, à l'absence plus ou moins prolongée de l'influx nerveux après une dépense exagérée et rapide de cet agent. De même on voit les excès vénériens produire l'anaphrodisie et l'impuissance, et les travaux excessifs de l'esprit entraîner des désordres intellectuels ; de même on voit toute exagération extrême d'une fonction physiologique causer la paralysie momentanée de cette fonction.

M. Valérius de Gand, qui a publié une fort bonne analyse critique du travail de M. Leroy d'Étiolles, a fait observer que cette théorie était inexacte, attendu

qu'il lui était arrivé bien des fois de guérir par l'électrisation, immédiatement après une attaque d'hystérie
convulsive, des paralysies de tous les muscles d'un bras
ou d'une jambe. Or, si la paraplégie avait été le résultat d'une dépense exagérée de l'influx nerveux, les
membres paralysés auraient eu besoin d'un certain
temps, plusieurs heures au moins, pour redevenir aptes
à être guéris, soit par l'art, soit par la nature. Du
reste, M. Valérius a vu, comme tous les médecins, des
paralysies graves de nature hystérique survenir en
dehors des attaques.

M. Valérius pense qu'il n'y a pas deux manières
d'expliquer les paralysies hystériques. D'après lui, on
peut supposer qu'elles sont dues à une déviation de
l'influx nerveux occasionnée par la maladie dont le caractère serait de détourner l'influx nerveux d'un organe
pour le porter sur un autre. Il expliquerait ainsi la guérison quelquefois si rapide de ces affections. Dans cette
hypothèse, l'utilité de l'électricité pour la guérison de
ces paralysies pourrait s'expliquer en admettant qu'elle
agit par la douleur dont son application est accompagnée.

La seconde explication proposée par M. Valérius
consiste à attribuer la paralysie hystérique à un trouble
survenu dans l'état électrique des muscles paralysés,
trouble que l'électricité galvanique ferait disparaître.
Ce trouble consisterait dans l'affaiblissement de la polarité électrique de ces muscles, polarité qui donne
naissance aux courants propres de ces organes, et dont
l'existence aurait été démontrée par les travaux de
M. du Boiz-Boymond, de Berlin. Tout ingénieuses
que puissent paraître ces deux explications, on
ne saurait les considérer autrement que comme des

hypothèses dont l'utilité est même fort contestable.

Pour rendre compte des effets de l'électricité dans ces sortes de paralysies, il est beaucoup plus important de rechercher quels sont les caractères principaux des paralysies hystériques. Ces caractères sont assez nets et assez faciles à déterminer.

1° Les paralysies hystériques ne correspondent à aucune lésion appréciable du cerveau ou de la moelle épinière. C'est le caractère qu'elles ont commun avec toutes les paralysies nerveuses proprement dites.

2° Il existe chez les individus qui présentent ces espèces de paralysies et en dehors d'elles un état nerveux particulier qui domine la scène, et tient évidemment sous sa dépendance ces mêmes paralysies. Cet état, c'est l'état hystérique chez la femme, ou bien chez l'homme, chez lequel ces affections sont beaucoup plus rares, un état névrosthénique qui présente d'assez grandes analogies avec l'hystérie.

3° Les caractères les plus importants des paralysies hystériques se tirent de leur mode de production, de leur manière d'être proprement dite, et enfin de leur évolution.

Rien, en effet, de plus irrégulier que leur début, leur marche et leur terminaison. Elles se montrent tantôt lentement, progressivement, d'autres fois subitement ou d'une manière instantanée, presque toujours à la suite d'une impression nerveuse quelconque un peu vive.

Rien de plus variable non plus que leur intensité; tantôt faibles, incomplètes, d'autres fois absolues, tantôt passant rapidement et sans causes de l'un à l'autre degré dans un sens ou dans l'autre.

Leur mobilité, leur disparition brusque d'un point pour se montrer dans un autre, la variété très grande de leur siége, sont encore des caractères importants des paralysies hystériques. On peut signaler encore les variétés très grandes que l'on observe dans leur mode de terminaison. Quelquefois tenaces et rebelles aux médications les plus énergiques, on les voit ensuite disparaître spontanément et à l'instant pour ne plus reparaître, ou bien pour récidiver plus tard dans le même endroit, ou dans un autre point de l'organisme.

4° Quel que soit le degré de la paralysie nerveuse, qu'elle soit légère, d'une médiocre intensité, ou bien complète, la contractilité électro-musculaire est toujours parfaitement intacte. Elle est aussi nette, aussi forte dans les membres paralysés que dans ceux qui ne le sont pas.

5° Un caractère non moins important des paralysies hystériques est celui qui peut se déduire de l'influence des agents thérapeutiques. Le traitement de ces affections a fait la fortune de plus d'un électriseur. C'est qu'en effet dans le traitement de ces paralysies, tout réussit et rien ne réussit. Si quelquefois on les voit guérir spontanément, on les voit, dans d'autres cas, résister aux agents thérapeutiques les plus divers et les plus énergiques, tandis que, dans d'autres circonstances, elles cèdent avec une facilité singulière à des moyens qui n'ont réellement que peu d'action. Ce que font tous les agents thérapeutiques dans les paralysies nerveuses, l'électricité le fait également, et cet agent n'a ni plus ni moins d'action. Personne ne peut mettre en doute que des paralysies nerveuses n'aient cédé en quelques séances à l'emploi des courants électriques, tandis que, dans d'autres cas, elles y ont résisté longtemps, ou bien l'électricité y a échoué complétement.

Ces guérisons rapides dont on fait toujours beaucoup de bruit, qui sont les seules dont on parle et dont on nous fait de grands récits, tandis que l'on garde le silence dans le cas d'insuccès, je suis profondément convaincu qu'on les eût obtenues de toute autre manière, et qu'elles se seraient peut-être même produites spontanément. On ne doit pas conclure cependant d'après cela, à l'inutilité absolue de l'électricité dans les paralysies hystériques ; on doit seulement admettre que cet agent est un moyen utile comme tant d'autres, plus utile peut-être même que beaucoup d'autres, et qu'il est bon d'avoir dans l'arsenal thérapeutique pour combattre des affections souvent si rebelles.

Il faut donc réserver, dans les paralysies nerveuses, l'emploi de l'électricité pour les cas où la paralysie est complète, déjà ancienne, et surtout pour ceux où d'autres agents thérapeutiques ont échoué. C'est dans ces cas qu'il est rationnel d'y avoir recours, et qu'on pourra espérer, avec de la persévérance, arriver à un résultat heureux.

*b*. **Paralysies symptomatiques d'une maladie des organes génito-urinaires.**

Parmi les paralysies essentielles, celle qui se développe sous l'influence des maladies des organes génito-urinaires est certainement une des paralysies les plus intéressantes à étudier. Son existence, qui a été démontrée pour la première fois par Stanlay, de Londres, a donné lieu à de nombreuses observations de même nature par MM. Rayer, Cruveilhier, Robert Graves, Ammon, Lallemand et bien d'autres. M. Leroy d'Étiolles y a consacré un des chapitres les plus intéressants de son travail sur les paraplégies essentielles.

D'après ce médecin, les affections des organes

génito-urinaires capables de produire comme phénomène consécutif et sympathique de ces paralysies qui
se présentent sous la forme de paraplégies sont les suivantes : la néphrite aiguë ou chronique, simple et primitive, aussi bien que lorsqu'elle succède à des calculs
vésicaux, à la tuméfaction ou à la dégénérescence de
la prostate, à la cystite, à l'uréthrite, à des rétrécissements de l'urèthre. Ce sont encore les pertes séminales
sans lésion de l'appareil génito-urinaire, la masturbation, les diverses affections de l'utérus, les pertes de
sang considérables par ces organes, la suppression brusque des lochies ou de flux menstruel, la grossesse, etc.

L'autopsie, dans ceux de ces cas qui se sont terminés
par la mort, n'a révélé aucune altération de la moelle
ou de ses enveloppes. D'un autre côté, les cas de guérison qui ont été observés ne l'ont été que chez des malades dont on avait réussi à combattre l'affection uri-
naire, ce qui démontre péremptoirement que c'était cette
affection qui tenait sous sa dépendance la paraplégie et
qu'il n'y avait pas simple coïncidence entre les deux
affections. Quelle est la cause du développement de cette
paraplégie sympathique dans ces maladies diverses?
M. R. Leroy d'Étiolles a cherché à l'expliquer ainsi :
d'après lui, le grand sympathique qui préside aux fonctions des organes génito-urinaires transmet la souffrance
aux nerfs moteurs des membres inférieurs, par l'intermédiaire de ses plexus et de ses ganglions.

Cette explication n'est tout simplement qu'une hypothèse; mais puisqu'on ne peut émettre que des idées
hypothétiques pour se rendre compte de la production
de ce phénomène, l'explication suivante me semble
plus rationnelle. Les filets du grand sympathique qui
président aux fonctions des organes génito-urinaires

peuvent transmettre à la moelle, par l'intermédiaire de leurs nombreuses anastomoses avec les filets médullaires, la souffrance de ces organes, et la moelle détermine la paraplégie par une action réflexe. Mais ce n'est encore qu'une hypothèse à l'égard de laquelle nous n'avons pas besoin de nous arrêter davantage. Ce qu'il est le plus important de résoudre, ce sont les deux questions suivantes, que nous formulons plutôt pour appeler l'attention que pour en donner une solution pour laquelle les faits manquent complétement.

1° La maladie des organes génito-urinaires une fois guérie, les paraplégies produites sous son influence auraient-elles disparu spontanément? Cela est assez probable. M. Leroy d'Étiolles en a cité plusieurs exemples. Mais ne pourrait-il se faire également que ces paralysies persistassent? Cela est certainement possible. Il est alors permis de se demander si, en pareille circonstance, l'emploi de l'électricité ne pourrait rendre quelques services et contribuer à rétablir le mouvement aboli ou seulement diminué.

2° Si la maladie des organes génito-urinaires est incurable et destinée à durer un temps très long, une partie de l'existence des malades peut-être, ne peut-on, tout en traitant la première de ces affections par des moyens appropriés, combattre aussi la paraplégie qu'elle tient sous sa dépendance, et avoir recours pour cela à l'emploi de l'électricité? C'est là une question pour la solution de laquelle il faudrait des faits, mais ces faits ne sont pas encore dans la science.

c. Paralysies essentielles proprement dites.

Il existe un certain nombre de paralysies essentielles qui méritent plus véritablement encore que les précédentes le nom qui leur a été donné. Ces paralysies, qui consistent principalement dans des paraplégies, sont les suivantes :

Les paralysies, et surtout les paraplégies que l'on observe quelquefois chez les jeunes chlorotiques, ainsi que chez des sujets devenus anémiques à la suite des causes les plus diverses.

Les paralysies que l'on voit quelquefois se développer à la suite de la masturbation, d'excès vénériens, ou bien encore à la suite de pertes séminales involontaires. Un certain nombre de paralysies dont on a pu constater l'existence à la suite de quelques fièvres graves, et en particulier de la fièvre typhoïde et de la variole.

Il en est enfin un certain nombre capables de se développer aussi bien chez l'homme que chez la femme, et dont on n'a point déterminé positivement la cause.

Ces diverses espèces de paraplégies essentielles ont toutes des caractères particuliers sur lesquels il est important d'insister ici, afin d'être bien fixé sur leur valeur. On peut résumer ces caractères d'une manière assez simple. C'est ce que je vais essayer de faire.

Les paraplégies essentielles débutent tantôt subitement et d'une manière instantanée, tantôt lentement et d'une manière progressive. Dans ce dernier cas, un sentiment d'engourdissement et une faiblesse progressivement croissante sont les seuls phénomènes qui en marquent le développement. Une fois développées, les phénomènes qui les caractérisent sont positifs et négatifs.

1° *Caractères positifs*. — Les phénomènes positifs sont les suivants :

*a.* Une paralysie des membres inférieurs complète ou incomplète, et, dans ce dernier cas, se présentant aux degrés les plus divers ;

*b.* L'existence ou l'absence indifférente d'une anesthésie tantôt complète et tantôt incomplète ;

*c.* L'intégrité des fonctions digestives et urinaires ;

*d.* La coexistence fréquente de quelque autre phénomène nerveux ou de quelque névrose ;

*e.* La conservation de l'embonpoint normal ;

*f.* Enfin la conservation complète de la contractilité électro-musculaire dans les membres paralysés, quel que soit le degré de la paralysie, qu'elle soit complète ou incomplète.

2° *Caractères négatifs.* — Ces caractères ont une grande importance, et ils ont autant de valeur que les caractères positifs. Ce sont les suivants :

*a.* L'absence de douleurs rachidiennes ;

*b.* L'absence de douleur en ceinture, si importante et si constante dans les paraplégies symptomatiques des maladies de la moelle épinière ;

*c.* L'absence de fourmillement, de douleur, de quelque espèce qu'elle soit, dans les membres paralysés ;

*d.* L'absence de contracture à une époque quelconque de la maladie ;

*e.* Enfin l'absence de phénomènes indiquant, soit une paralysie de la vessie, soit une paralysie du rectum.

Il est curieux de rechercher quelle peut être l'influence de l'électricité dans ces paraplégies essentielles.

L'administration de l'électricité contre des paralysies essentielles complètes ou incomplètes compte des succès réels, on pourrait presque dire des succès nombreux. Ces succès obtenus quelquefois rapidement, ne le sont, dans d'autres circonstances, qu'après des séances répétées et un long emploi de l'électricité.

Ce sont des succès obtenus en pareil cas qui ont fixé l'attention des médecins et des gens du monde, et qui ont contribué à donner à l'électricité une vogue certainement imméritée. Il ne faut pas, en effet, être trop fier des succès obtenus à l'aide de l'électricité dans les paraplégies essentielles. Bien des raisons doivent en atténuer la valeur. D'abord les paraplégies essentielles peuvent guérir spontanément, sans qu'il y ait rien pour expliquer leur disparition. D'autres fois cette guérison est le fait d'une impression morale. C'est dans cette catégorie que l'on doit ranger ces prétendus miracles de guérisons instantanées de paraplégies essentielles obtenues sous l'influence d'une foi ardente.

Les moyens thérapeutiques les plus divers, de simples frictions, des bains stimulants, des bains de mer, des eaux minérales sulfureuses ou salines un peu actives, des vésicatoires volants, un traitement hydrothérapique bien entendu ; à l'intérieur, le fer, le quinquina, les préparations de strychnine et de brucine, ont maintes fois fait justice de paraplégies essentielles complètes ou incomplètes et rebelles, sans que l'on ait eu besoin de recourir à l'emploi de l'électricité.

Enfin, dans certains cas de guérisons de paraplégies essentielles, obtenues à grand'peine, soit à l'aide de l'électricité, soit par tout autre moyen, on voit tous les jours la maladie récidiver, soit lentement, soit même subitement, et tout le traitement est à recommencer.

Voilà bien des raisons qui atténuent la valeur de l'emploi de l'électricité ; malgré cela, on peut cependant admettre qu'il est des cas, mais assez rares il est vrai, dans lesquels des paraplégies essentielles qui avaient résisté à tous les autres agents thérapeutiques ont cédé à l'application des courants électriques.

En pareille circonstance, il est quelques règles que

l'on doit suivre et qui sont relatives à l'emploi de l'électricité. Voici ces règles :

Dans les paralysies essentielles, lorsqu'on aura eu recours sans succès à l'ensemble des agents thérapeutiques employés en pareille circonstance, et que nous avons résumés plus haut ; lorsque de plus on aura spécialement employé l'hydrothérapie dans les paralysies accompagnant d'autres phénomènes nerveux, et l'hydrothérapie, le fer et le quinquina dans les paralysies par anémie, il y aura alors indication de mettre en usage les courants électriques, et il faudra les employer avec énergie et persévérance pendant deux ou trois mois au moins. S'ils n'ont amené aucune amélioration à cette époque, il faudra s'arrêter, car une plus longue insistance ne produirait certainement pas de résultat plus avantageux. On peut très bien employer l'électricité localisée contre les paralysies essentielles ; dans les cas où ces dernières se présentent sous forme de paraplégies, on peut alors mettre en usage les bains de pieds électriques, tels que je les ai décrits plus haut : ils ont l'avantage d'agir sur la presque totalité des muscles des deux membres paralysés. On peut consulter à cet égard ce qui en a été dit en traitant des paralysies symptomatiques des maladies de la moelle.

Il est une variété de paraplégie essentielle sur laquelle M. Leroy d'Étiolles a appelé l'attention dans son mémoire couronné par l'Académie de médecine. Ce sont les paraplégies qui se développent quelquefois à la suite des fièvres graves, et en particulier de la fièvre typhoïde.

Ces paralysies, qui ne sont sous la dépendance d'aucune lésion du cerveau ou de la moelle épinière, ne sont pas bien communes, et le petit nombre de cas que l'on rentre de temps en temps présente tous les caractères de paraplégies essentielles, c'est-à-dire l'absence de douleur rachidienne se propageant en ceinture autour du tronc, l'absence de douleurs ou de tout autre phénomène de contracture ou de convulsion dans les membres inférieurs ; l'absence de paralysie du rectum et de la vessie, même lorsque ces deux derniers phénomènes se sont produits dans la fièvre typhoïde qui a précédé la paraplégie.

Je n'ai pas eu l'occasion d'étudier l'influence des courants électriques dans de pareils cas, mais je suis convaincu que la contractilité électro-musculaire doit être parfaitement intacte dans les membres paralysés.

Ces paralysies peuvent-elles guérir par l'électricité ? Cela est probable; mais aucune observation de ce genre n'existe encore dans la science. Il n'y a du reste aucun inconvénient à ce que les courants électriques soient mis en usage concurremment avec les différents agents de la médication stimulante et corroborante. C'est à des faits nouveaux et recueillis avec soin à fixer la valeur de l'électricité dans les paralysies qui se développent à la suite des fièvres graves.

### 5° Des paralysies rhumatismales.

On a beaucoup parlé de l'emploi de l'électricité dans les paralysies rhumatismales, mais on n'a pas expliqué ce que l'on entendait par cette expression. C'est avant tout ce qu'il est indispensable de faire avec soin.

Lorsqu'un muscle ou un système de muscles, à la suite d'un refroidissement, par exemple, devient le siége d'une douleur très vive, douleur qui augmente par le toucher et par le moindre mouvement, ce qui rend ces derniers impossibles, ce muscle ou ce système de muscles est considéré comme atteint de rhumatisme musculaire aigu. La conséquence de cette sensibilité et de cette douleur est l'abolition du mouvement. C'est à cette abolition du mouvement, qui n'est bien souvent que momentanée, que l'on a fréquemment donné le nom de *paralysie rhumatismale*. Si l'on cherche à faire pénétrer des courants électriques dans ces muscles ainsi malades, on y détermine une vive douleur, ce qui démontre ce qu'on savait bien sans cela, que dans le rhumatisme musculaire la sensibilité musculaire profonde est exaltée et qu'elle est devenue morbide.

Lorsqu'à l'aide d'agents thérapeutiques divers, d'émissions sanguines locales, d'émollients, de vésicatoires, etc., on s'est rendu maître de la douleur, et lorsque la contraction musculaire est devenue d'abord à peu près indolente, puis tout à fait insensible, le mouvement volontaire reprend dans ces muscles : d'abord un peu difficile, ce mouvement augmente ensuite d'intensité, puis finit par être rétabli complétement. Tel est ce qui se passe dans la grande majorité des cas, tel est ce que nous voyons tous les jours.

Mais, à côté de ces faits si communs, il en est d'autres beaucoup plus rares, on peut même dire tout à fait exceptionnels, dans lesquels les choses se passent d'une manière différente.

Sous l'influence d'un traitement approprié, ou bien spontanément, la douleur musculaire diminue et disparaît peu à peu, la sensibilité morbide décroît et finit par être nulle, mais le mouvement musculaire volontaire ne reparaît pas. L'affection rhumatismale a déterminé dans le tissu musculaire une modification dont nous ignorons la nature, modification qui est telle que le muscle ne peut plus se contracter.

C'est à cette abolition momentanée ou permanente de la contraction musculaire que l'on est convenu de donner le nom de *paralysie rhumatismale*. Cette paralysie une fois développée peut disparaître spontanément, ce n'est pas le cas le plus commun ; d'autres fois elle cède à des agents thérapeutiques de diverse nature; quelquefois enfin elle est permanente et dure indéfiniment.

Il est d'un grand intérêt pour le malade de pouvoir combattre vigoureusement ces paralysies rhumatismales ; car, abandonnés à eux-mêmes, les muscles paralysés s'atrophient presque toujours, et parfois même cette atrophie se fait rapidement, et cette dernière une fois produite et complète, il n'est plus au pouvoir de l'art de la faire disparaître.

La paralysie rhumatismale ainsi entendue peut affecter tous les muscles du corps. Elle en atteint soit un seul, soit plusieurs, soit un certain nombre d'une même région ou d'un même membre ; il serait difficile de passer en revue les nombreux muscles qui deviennent le siége de cette affection et d'exposer les nombreuses combinaisons qui peuvent se faire.

Dans les paralysies rhumatismales, une des principales variétés consiste dans une paraplégie véritable dont le mode de développement, les symptômes et l'évolution ne diffèrent en rien des affections du même genre classées parmi les rhumatismes.

On a étudié la contractilité musculaire dans les muscles atteints de paralysie rhumatismale. M. Duchenne a donné comme caractères : 1° la conservation de la contractilité électro-musculaire dans les muscles paralysés ; 2° l'augmentation de la sensibilité musculaire profonde sous l'influence des courants électriques.

Il y a là évidemment une confusion qui tient à ce qu'on n'a pas commencé par établir ce qu'on devait entendre par paralysie rhumatismale et qu'on n'a pas suffisamment distingué les principales espèces. En effet, lorsque la douleur rhumatismale musculaire existe encore forte ou faible, il n'y a pas le moindre doute, la sensibilité musculaire profonde est augmentée et la contractilité électrique est douloureuse ; mais quand cette douleur musculaire, développée spontanément ou par des mains étrangères, a disparu, et qu'il n'y a plus que la paralysie rhumatismale proprement dite, il est positif que la contractilité électro-musculaire n'est pas douloureuse : j'ai observé trop de faits de cette espèce pour ne pas l'établir d'une manière générale.

C'est surtout dans les paralysies rhumatismales que l'électricité compte ses succès les plus positifs. C'est là du moins que j'ai vu cet agent thérapeutique réussir de la manière la plus incontestable. Aussi peut-on établir d'une manière générale que toute paralysie rhumatismale, bien constatée, complète ou incomplète, doit être traitée par les courants électriques lorsque la douleur a disparu complétement des muscles, et par conséquent lorsque la contractilité électro-musculaire a cessé d'être douloureuse.

L'électricité est ici préférable à tout autre agent thérapeutique, ce qui n'empêche pas que ces derniers ne puissent être employés avec avantage comme moyen adjuvant ; les courants électriques doivent donc être employés avec énergie et continués avec persévérance jusqu'à ce qu'on ait obtenu non-seulement l'amélioration, mais encore la guérison.

On doit considérer dans le traitement de ces affections : 1° le mode d'application de l'électricité ; 2° les moyens qui peuvent être employés simultanément.

1° *Mode d'application.* — Toutes les fois qu'un muscle ou qu'un système de muscles est atteint de paralysie rhumatismale, l'électrisation localisée est la seule manière d'appliquer les courants électriques. On les dirige à volonté, on mesure leur intensité sur le degré de la paralysie. On agit avec plus d'énergie sur les muscles paralysés complétement, avec moins de force sur ceux qui n'ont qu'une simple diminution du mouvement. Lorsqu'on trouve la contractilité électro-musculaire diminuée dans les muscles, cela est dû presque toujours à ce qu'il y a eu un commencement d'atrophie. Cette raison ne doit pas faire discontinuer l'électricité, elle doit au contraire engager à l'employer avec plus d'énergie et plus de persistance.

Dans les cas de paraplégie rhumatismale, il est utile, en raison du grand nombre de muscles atteints, d'avoir recours aux bains de pieds électriques, tels qu'ils ont été décrits précédemment.

Dans les paralysies rhumatismales, l'application des courants électriques n'a pas pour but de rétablir la contractilité électro-musculaire, puisque cette dernière est intacte. Il est probable qu'elle agit en modifiant d'une manière spéciale et encore inconnue le tissu musculaire, et peut-être même les filets nerveux de ces mêmes muscles, modifications d'où résulte le rétablissement des mouvements volontaires.

2° *Moyens adjuvants.* — Il n'est pas utile, pour la seule gloire de la réussite d'un agent thérapeutique, de se borner à l'employer seul. Sans doute l'électricité seule a guéri des paralysies rhumatismales ; mais il est également d'autres moyens thérapeutiques qui, seuls également, ont pu faire disparaître ces affections. Il est donc utile, avantageux pour les malades, d'employer en même temps que l'électricité d'autres agents thérapeutiques. On favorise ainsi l'action des courants et l'on abrége la durée de la maladie.

Les moyens adjuvants qui peuvent ainsi être mis en usage sont les suivants :

1° Toutes les variétés de frictions stimulantes ;

2° Les douches sulfureuses chaudes ;

3° Les douches froides sous forme de traitement hydrothérapique ;

4° Une gymnastique bien entendue ;

5° Les bains d'eaux minérales chaudes salines ou sulfureuses.

Parmi ces derniers le choix est grand, et ce sont surtout les idiosyncrasies et les convenances des malades qu'il faut consulter.

Un très grand nombre de muscles, tous peut-être, peuvent être atteints de paralysie rhumatismale ; il serait donc peu intéressant pour le lecteur de passer en revue la liste de tous les muscles qui peuvent être atteints de ces paralysies, les combinaisons variées et les associations qui peuvent se faire lorsque plusieurs muscles sont simultanément atteints de cette affection. Les principes généraux qui ont été exposés précédemment sont applicables à tous les cas sans exception.

Les observations déjà nombreuses qui existent dans la science, et qui sont relatives au traitement des paralysies rhumatismales par l'électricité, permettent d'établir que dans l'immense majorité des cas cette affection peut guérir par cet agent. C'est surtout ce qui devient évident quand, après l'échec des autres moyens, on

emploie avec persévérance, énergie et méthode les courants électriques. Il est probable que lorsque l'électricité elle-même échoue à son tour, cela tient à ce que les
muscles paralysés ont déjà subi un degré notable d'a-
trophie, et qu'une partie des fibres musculaires a disparu assez complétement pour qu'on ne puisse développer d'une manière suffisante celles qui existent encore.

### 6° *Paralysies par intoxication.*

Les paralysies par intoxication sont de plusieurs
espèces qu'il faut étudier à part, car toutes sont loin de
présenter la même nature et de se comporter de la
même manière à l'égard de l'électricité. Nous commen-
cerons par la plus commune et la mieux étudiée, la
paralysie *saturnine*.

#### *a*. Paralysie saturnine.

Les paralysies saturnines, sous le point de vue des
applications de l'électricité, avaient été peu étudiées
avant M. Duchenne; en 1839, je fis quelques expériences
sous les yeux de M. le professeur Andral, dont j'étais
alors interne. Les résultats n'en ont pas été publiés.

La paralysie saturnine, dont je n'ai pas l'intention
de tracer ici l'histoire, peut frapper les muscles les plus
différents. Si les extenseurs sont atteints de préférence,
il n'est cependant aucune autre partie du système musculaire qui ne puisse également en devenir le siége.

Le siége et le nombre des muscles qui peuvent être
atteints de paralysie saturnine produisent nécessairement
des combinaisons variées. De plus, on observe quelquefois de véritables paraplégies saturnines. Cette forme
de paralysies est cependant une des plus rares. Le degré

des paralysies saturnines varie également beaucoup. Souvent incomplète, les muscles ne présentent qu'une faiblesse plus ou moins grande. D'autres fois complète, c'est une paralysie véritable et absolue.

M. Duchenne a établi comme le caractère le plus net et le plus tranché des paralysies saturnines, l'abolition de la contractilité électro-musculaire dans les muscles atteints de cette affection. Ce caractère établi ainsi d'une manière absolue ne saurait être accepté. Je me suis livré, en présence des élèves qui suivaient ma clinique, à de nombreuses expériences à cet égard, et voici à quelles conséquences j'ai été conduit.

Dans les paralysies saturnines complètes, et surtout dans celles qui ne sont arrivées à ce degré que lentement et progressivement, la contractilité électro-musculaire est en général abolie d'une manière complète ; les courants électriques font naître à peine quelques frémissements dans les muscles paralysés. Mais ici deux causes peuvent être invoquées pour expliquer une abolition aussi complète. C'est d'abord la nature même de la maladie, l'intoxication saturnine; ensuite l'atrophie, qui ne manque presque jamais de frapper les muscles atteints depuis un certain temps de paralysie saturnine.

Lorsque la paralysie saturnine est incomplète, les choses ne se passent pas de la même manière. On peut établir, d'une manière générale, que le degré de conservation de la contractilité électro-musculaire est en rapport direct avec le degré de conservation du mouvement volontaire.

Avec une légère faiblesse des muscles, la contractilité électro-musculaire est à peu près normale, ou n'est que faiblement diminuée.

Avec une faiblesse beaucoup plus grande, une demi-paralysie, par exemple, il y a une diminution notable et proportionnelle de la contractilité électro-musculaire; avec une paralysie complète, elle est anéantie complétement.

Telle est l'action la plus réelle des courants électriques dans la paralysie saturnine. Cette action permet d'expliquer l'influence de cet agent comme moyen thérapeutique dans ces affections.

Dans les paralysies saturnines complètes et absolues, dans lesquelles, ainsi que je le disais il y a un instant, un certain degré d'atrophie vient se joindre à l'influence saturnine, je ne crois pas à l'efficacité thérapeutique des courants électriques.

On ne peut nier les cas de guérison qui ont été obtenus en pareille circonstance et dont on a rapporté quelques exemples, mais ils doivent être au moins très rares. On doit cependant essayer les courants électriques, et même les employer d'une manière très énergique et avec beaucoup de persévérance, parce que c'est presque la seule chance de guérison qui reste encore aux malades. Cependant lorsque les autres agents thérapeutiques ont échoué, et lorsqu'au bout de deux ou trois mois on n'a obtenu aucun résultat avantageux, on fera tout aussi bien d'en discontinuer l'emploi, car on serait à peu près certain d'échouer.

Autant la guérison des paralysies saturnines complètes, sous l'influence de l'électricité, est incertaine, autant au contraire on a de chances de succès dans les paralysies incomplètes.

On peut établir d'une manière générale que, dans toutes ces paralysies, dans lesquelles la contractilité électro-musculaire est conservée d'une manière notable, on doit essayer de développer cette contractilité et employer les courants électriques avec persévérance et énergie.

Ces courants électriques ne doivent pas toutefois être employés seuls. Les bains sulfureux, les douches, la gymnastique et les autres moyens adjuvants seront toujours d'un puissant secours; ils favorisent l'action des courants électriques, hâtent certainement la guérison et la rendent plus complète.

En agissant ainsi, il faudra bien, il est vrai, leur attribuer une petite part dans la guérison et ne pas la mettre exclusivement sur le compte de l'électricité. Mais peu importe, il ne s'agit pas d'exalter et de glorifier tel et tel agent thérapeutique, mais de guérir les malades. Ce que je répète ici, je l'ai déjà dit et je le dirai encore toutes les fois qu'il sera question d'appliquer l'électricité en thérapeutique. Il ne s'agit pas de savoir si l'électricité peut guérir seule telle ou telle affection, mais de rechercher si elle peut contribuer à guérir telle ou telle maladie, ou bien encore si elle la guérit plus facilement et plus complétement lorsqu'elle est unie à d'autres agents thérapeutiques que lorsqu'elle est employée seule.

### b. De quelques autres paralysies par intoxication.

Il existe un certain nombre de paralysies qui peuvent être attribuées à des intoxications de diverse nature. Ces paralysies ont été peu étudiées jusqu'à présent, et elles ont fait l'objet d'une étude spéciale dans le travail intéressant de M. R. Leroy d'Étiolles sur les paraplégies essentielles.

Les paralysies par intoxication se montrent en général sous la forme de paraplégie. En voici les principales variétés :

1° *Paraplégies mercurielles.* — Ces paralysies se montrent souvent à la suite du tremblement mercuriel ou en même temps que lui. Elles sont quelquefois le résultat de rechutes successives de cette affection, ou bien encore de la persistance très longue de cette même maladie.

2° *Paraplégies arsenicales.* — A la suite d'empoisonnement par l'arsenic, ou même simplement après l'administration de l'arsenic sous diverses formes, administration faite à trop haute dose ou continuée trop longtemps, on observe quelquefois, bien que rarement, des paraplégies extrêmement rebelles. La plupart de ces paraplégies guérissent sous l'influence d'une médication stimulante appropriée.

3° *Paraplégies à la suite de l'asphyxie par le gaz acide carbonique.* — Ces paraplégies, fort rares du reste, ne sont jamais tenaces ; elles guérissent presque toutes spontanément même au bout de quelques jours.

4° *Paraplégies développées à la suite de l'empoisonnement par les narcotiques* (opium, jusquiame, belladone, etc.). — M. Leroy d'Étiolles a rassemblé les exemples connus de ces sortes de paraplégies ; ces exemples sont rares. Ces paraplégies ne paraissent du reste ni tenaces ni rebelles.

5° *Paraplégies à la suite de l'empoisonnement par les champignons.* — M. Leroy d'Étiolles a rapporté deux cas de paraplégies incurables développées à la suite d'empoisonnements de ce genre.

Quels sont les effets physiologiques et quelle est la valeur thérapeutique de l'électricité dans ces diverses espèces de paralysies ? Il n'existe pas d'observation ni d'expériences capables d'éclairer ces diverses questions. Toutefois il m'a été donné d'étudier deux cas de paraplégie mercurielle incomplète accompagnant un tremblement. L'un de ces cas a été observé à l'hôpital La Riboisière, l'autre à l'hôpital de la Pitié. Chez les deux malades, la contractilité électro-musculaire était conservée parfaitement intacte. Je ne jugeai pas à propos d'employer l'électricité pour les guérir. J'eus recours aux bains sulfureux d'abord et au traitement hydrothérapique ensuite. Tous deux quittèrent l'hôpital soulagés mais non guéris et n'ayant pas eu la patience d'attendre la fin du traitement.

A part ces deux faits, et je n'en connais point d'autres, on ne peut établir que par induction la valeur de l'électricité comme moyen de diagnostic et comme agent thérapeutique.

Il me semble, en effet, que l'on peut appliquer ici ce que nous avons dit à propos de la paralysie saturnine. Toutes les fois que la paralysie est complète et qu'il y a abolition absolue du mouvement volontaire, la contractilité électro-musculaire est également abolie. Toutes les fois, au contraire, que la paralysie n'est pas complète et qu'il existe encore une partie des mouvements volontaires, la contractilité électro-musculaire est seulement diminuée, et cette diminution est proportionnelle au degré de diminution du mouvement volontaire.

Ces deux conséquences ne doivent toutefois être admises qu'à titre provisoire, et il est nécessaire que des observations nouvelles viennent confirmer ou infirmer ce qui vient d'être établi.

Comme valeur thérapeutique, il est difficile de dire quelque chose de plus relativement aux applications de l'électrisation aux diverses paralysies par intoxication ; il est probable qu'appliquée en temps convenable et dans les cas où le mouvement volontaire n'est pas aboli complétement, le courant électrique pourrait rendre d'utiles services et contribuer à rétablir le mouvement.

### 4° *De quelques variétés de paralysies.*

La paralysie générale des aliénés se traduit par des symptômes caractéristiques, elle suit une marche lente et progressive si semblable à elle-même qu'il est assez difficile de la confondre, soit avec un ramollissement chronique du cerveau, soit avec une maladie de la moelle. Cependant cette erreur ayant pu être commise, on a cherché à employer l'action des courants électriques comme moyen de diagnostic.

MM. Brierre de Boismont et Duchenne ont étudié avec soin l'état de la contractilité électro-musculaire dans la paralysie générale des aliénés chez un certain nombre d'individus atteints de cette maladie, et ils ont reconnu que cette paralysie se rapproche, sous ce rapport, de toutes les paralysies de cause cérébrale. J'ai eu dans mes salles un individu atteint de cette paralysie générale remontant à plus d'une année, et j'ai pu constater la vérité des faits avancés par MM. Brierre de Boismont et Duchenne.

La conservation de la contractilité électro-musculaire peut donc ici être employée comme moyen de diagnostic dans quelques cas où l'on pourrait croire avoir affaire à un ramollissement chronique de la partie supérieure de la moelle épinière, cas dans lequel cette contractilité, ainsi que nous l'avons vu, est ou abolie, ou au moins notablement diminuée.

Quant à employer l'électricité comme moyen thérapeutique dans ces paralysies générales, je pense qu'il est parfaitement inutile de songer à y avoir recours. Il est, en effet, difficile de croire qu'on puisse en retirer quelques effets avantageux.

Paralysie des écrivains et des individus se livrant à des professions analogues.

On a décrit, depuis un certain nombre d'années, sous le nom de *crampes des écrivains*, une affection bien singulière, et qui consiste dans une paralysie incomplète des doigts des sujets qui passent une partie de leur vie à écrire, paralysie d'où résulte pour ces sujets l'impossibilité de continuer l'exercice de leur profession. Les courants électriques, administrés d'une manière méthodique, doivent, j'en suis convaincu, guérir parfaitement un tel état morbide, car la cause de la paralysie est toute locale. Voici un exemple bien remarquable qui démontrera la possibilité de guérir rapidement des états analogues.

Un homme, âgé de cinquante-deux ans, exerçant la profession de chef d'orchestre de bals de barrière, se livrait, depuis un grand nombre d'années, au jeu du violon avec une ardeur inexprimable, et il y consacrait toute sa vie ; c'était non-seulement son gagne-pain, mais un passe-temps. Sous cette influence, il sentit peu à peu les cinq doigts de la main droite se paralyser et cesser de remplir leurs fonctions ; en même temps le pouce et l'index de la main gauche, entre lesquels le manche du violon était maintenu, se paralysèrent également ; dans ces deux parties la sensibilité était intacte et la perte du mouvement incomplète. Cet homme fut placé dans mon service, et je pus étudier sur lui la nature et l'intensité de sa paralysie. Je le traitai par l'application de courants électriques fournis par la machine de MM. Breton. Au bout de huit jours, le pouce et l'index de la main gauche étaient guéris complétement. Il fallut plus d'un mois pour faire cesser la paralysie des cinq doigts de la main droite.

## § 2. — Paralysies des muscles de la vie organique.

### *Paralysies de la vessie.*

Les paralysies de la vessie sont-elles toujours de même nature et peuvent-elles être traitées par la même méthode?

M. Duchenne admet trois espèces de paralysies de la vessie qui reconnaissent les causes suivantes : 1° la paralysie des muscles de l'abdomen ; 2° la paralysie de la tunique musculeuse de cet organe; 3° l'anesthésie de la muqueuse vésicale, anesthésie qui s'oppose à la sensation du besoin d'uriner, et par conséquent oblige l'urine à s'accumuler dans la vessie.

#### 1° Dysurie par paralysie des muscles de l'abdomen.

La dysurie peut, d'après M. Duchenne, être produite par la paralysie des muscles de l'abdomen. C'est ce qui aurait lieu dans certaines paraplégies. Il admet comme preuve la force du jet de l'urine quand on introduit une sonde dans la vessie.

Ce médecin conseille d'électriser les muscles abdominaux pour rendre l'émission des urines facile.

Je suis très peu disposé à admettre cette cause de

rétention d'urine, et cela pour plusieurs raisons. D'abord
la paralysie des muscles abdominaux est très rare. Ensuite, lorsque cette paralysie existe, comme elle est due
à une maladie de la moelle, il n'est pas probable que
quelques séances d'électricité puissent rendre à ces
muscles le degré de contractilité nécessaire pour exercer énergiquement leurs fonctions. Nous avons surabon-
damment démontré que les choses ne se passent pas
ainsi dans les paralysies symptomatiques des maladies
de la moelle.

Ensuite, et cette raison-là a peut-être plus de valeur
que toutes les autres, en admettant la réalité de cette
paralysie, cette dernière ne s'opposerait pas à l'émission des urines, car le diaphragme pourrait remplacer
les muscles abdominaux pour évacuer les urines contenues dans la vessie.

M. Duchenne dit avoir observé également la rétention d'urine dans des cas de paralysie du diaphragme,
mais il reconnaît qu'elle est beaucoup moins prononcée
que dans le cas précédent.

#### 2° Paralysie de la tunique musculeuse du corps de la vessie.

Cette paralysie amène la rétention d'urine. M. Duchenne emploie plusieurs procédés pour la combattre :
tantôt c'est une sonde d'argent libre à son extrémité
et isolée de la muqueuse de l'urèthre par une sonde de
caoutchouc qu'il introduit dans la vessie, tandis qu'il
applique le deuxième excitateur (excitateur rectal) dans
la partie de cet intestin correspondante au bas-fond de
la vessie.

D'autres fois, il n'agit que sur la vessie. Il emploie,
à cet effet, un excitateur vésical composé de deux con-

ducteurs isolés dans une sonde de caoutchouc à double courant, qui permet de concentrer l'action des deux pôles du courant d'induction dans chacun des points de la paroi vésicale.

Enfin il indique un troisième procédé destiné à être employé quand on ne peut introduire de sonde dans la vessie. Il consiste à placer un excitateur dans le rectum, tandis qu'on promène un deuxième excitateur humide sur la région hypogastrique.

M. Duchenne a-t-il obtenu beaucoup de guérisons de paralysie de la vessie ? Il ne le dit pas, et j'en doute fort.

J'ai essayé, dans un cas, d'agir avec une sonde d'argent libre à l'extrémité et enveloppée d'une sonde de caoutchouc dans la plus grande partie de son étendue. Cette sonde communiquait avec le pôle négatif de l'appareil d'induction. Je promenai l'éponge humide communiquant avec le pôle positif sur la région hypogastrique. Il s'agissait d'une paralysie de la vessie développée sous l'influence d'une maladie de la moelle encore peu avancée. Le résultat fut parfaitement nul, et, au bout d'une dizaine de séances, j'interrompis cette application, qui du reste était fort douloureuse.

Je regarde ces sortes d'application comme n'ayant aucun avenir ; cela se conçoit, car, dans la grande majorité des cas, les paralysies de la vessie ne sont que le symptôme d'autres maladies beaucoup plus graves contre lesquelles l'électricité ne peut rien. Or, la cause générale persistant, il est peu probable qu'un des phénomènes qui la traduit puisse céder à l'électricité.

3° Rétention d'urine par anesthésie de la vessie.

L'anesthésie de la vessie peut, selon M. Duchenne, exister indépendamment de la paralysie de la tunique musculeuse de cet organe. Les sujets qui en sont atteints ne sentant point le besoin d'uriner, laissent distendre outre mesure leur vessie et ne sont avertis de sa plénitude que lorsque l'urine en sort par regorgement ; il pense de plus que cette distension de la vessie peut occasionner à la longue la formation de replis valvulaires qui obstruent l'orifice du col de la vessie et s'opposent au passage de l'urine.

Il indique comme moyen de guérison l'excitation électrique de la paroi interne de la vessie.

Il y a quelques objections à faire à cette manière de procéder. D'abord si cette anesthésie existe, c'est dans les cas de fièvres graves, de fièvre typhoïde adynamique, dans certaines maladies également typhoïdes des vieillards. Or l'excitation électrique est parfaitement inutile ici, car tous ces cas sont sous l'influence d'une cause plus générale qui, agissant d'une manière constante, s'opposerait à la guérison. Il est beaucoup plus simple de sonder, d'autant plus que ces affections ne sont jamais extrêmement longues et que, lorsque les malades sont dans cet état, il faut que la guérison ou la mort ne se fassent pas attendre très longtemps.

Quant aux anesthésies essentielles, elles sont rares, si elles existent ; le fait rapporté longuement par M. Duchenne ne m'a pas semblé concluant, et on ne peut le regarder surtout comme un cas de guérison.

J'admettrai toutefois que si l'anesthésie essentielle de la vessie existe, on peut essayer, avec quelques chances de succès, l'électrisation de la paroi interne de la vessie.

*Paralysie des organes génitaux et impuissance.*

J'ai rapporté plus haut un exemple de guérison de l'impuissance par M. Mazars de Cazelles. Ce fait devrait encourager les médecins à employer en pareil cas l'électricité d'induction.

M. Duchenne fait observer avec justesse que, dans les cas où l'impuissance est liée à des pertes séminales, c'est d'abord sur ces dernières qu'il faudrait agir. Il proposerait en pareil cas, d'introduire l'excitateur vésical jusqu'au verumontanum, et l'excitateur humide sur le périnée. Il n'emploierait qu'un courant modéré et sans intermittences; il ferait ensuite agir les excitations humides sur les testicules. Ce médecin dit avoir essayé cette méthode et avoir déterminé, dans deux cas, une névralgie testiculaire qui dura plusieurs semaines. En dehors des cas de pertes séminales, l'impuissance n'est que trop commune, et je suis convaincu qu'on devrait en pareil cas retirer de grands avantages de l'application de l'électricité. Je proposerais le mode d'application suivant : appliquer une éponge humide communiquant au pôle positif à un point quelconque de la région lombaire, et agir avec le pinceau métallique sur le pénis, le scrotum et le périnée.

*Paralysie des intestins.*

La paralysie ou l'atonie des intestins a pour conséquence de déterminer l'accumulation des gaz dans leur cavité et un ballonnement plus ou moins considérable de l'abdomen. C'est ce qu'on observe dans beaucoup de fièvres typhoïdes, dans la péritonite, chez beaucoup de femmes hystériques.

J'ai essayé fréquemment, dans douze ou quinze cas au moins, d'appliquer l'électricité dans l'intention de déterminer des mouvements péristaltiques des intestins et de faire ainsi sortir les gaz. Voici comment je procédais :

Le pôle positif communiquait à un conducteur métallique introduit dans la bouche, et le pôle négatif à un excitateur placé dans le rectum. On faisait alors passer dans ce circuit un courant d'induction que l'on fit varier de plusieurs manières ; tantôt faible, tantôt fort, tantôt à petite tension, tantôt à forte tension, tantôt à intermittences lentes, tantôt à intermittences rapides. En opérant ainsi je n'ai jamais obtenu aucun résultat ; il n'y eut aucune évacuation de matières solides, de liquides ou de gaz. Je puis parler avec certitude de ces expériences que j'ai faites avec beaucoup de soin, et je n'ai renoncé à de nouvelles tentatives qu'après être bien convaincu de la complète impuissance de l'électricité en pareil cas.

## Constipation.

M. Duchenne considère avec raison la constipation comme une des conséquences de la paraplégie, et il l'attribue, comme la dysurie, à la paralysie des muscles abdominaux ; il pense pouvoir la vaincre par l'électrisation des muscles de l'abdomen. Je crains qu'il ne se fasse illusion, car une paralysie des muscles de l'abdomen suppose toujours un degré assez avancé de la paraplégie, et je doute fort que quelques séances, et même un grand nombre de séances d'électrisation, puissent en faire justice.

Si la constipation est liée à la paralysie du rectum,

M. Duchenne agit directement sur cet intestin avec
l'excitateur rectal. Il cite comme exemple un cas de
constipation datant de trois semaines et ayant occa-
sionné un ballonnement considérable du ventre, qui
céda à une seule excitation du rectum, après avoir résisté quinze jours à des purgatifs répétés.

Ce fait est tout à fait exceptionnel ; et, lorsqu'il s'agit
de constipation, j'aime autant, dans la grande majorité
des cas, employer un purgatif qui manque rarement
son effet.

*Chute du rectum par atonie du sphincter de l'anus.*

L'application que M. Duchenne a faite de l'électricité en pareil cas est une des plus ingénieuses qu'il ait
proposées. Il est à désirer qu'on essaie de traiter ainsi
de telles chutes du rectum. M. Duchenne a observé
qu'à la suite de longues constipations, de la dysentérie,
chez les enfants cachectiques, etc., il y a des chutes du
rectum qui sont produites par un relâchement du sphincter de l'anus, relâchement produit par le défaut de puissance tonique de ce muscle. La muqueuse qui sort alors
a dû être préalablement détachée des tuniques sous-
jacentes par un état pathologique quelconque. M. Duchenne conseille, en pareil cas, de pratiquer l'électrisation du sphincter de l'anus avec un courant à intermittences rapides, et il cite trois cas de guérison obtenus
de cette manière.

*Aphonie.*

Lorsque l'aphonie n'est pas symptomatique d'une
autre maladie ou le résultat d'une lésion organique

aiguë ou chronique de l'une des parties constituantes
du larynx, elle peut être considérée avec une certaine
raison comme due à la paralysie des muscles du larynx.
L'hystérie, par exemple, peut amener ce résultat, et
c'est peut-être cette dernière maladie qui produit le
plus fréquemment l'aphonie nerveuse.

M. Duchenne propose d'employer, contre ces apho-
nies, l'électrisation localisée ; il paraît avoir obtenu
ainsi plusieurs cas de guérison.

En pareil cas, il emploie deux excitateurs coniques
couverts de peau humide, qu'il place à la partie antérieure du cou, l'un au-dessus du corps thyroïde, l'autre
au niveau de l'espace crico-thyroïdien ; et, dans la
même séance, il pratique l'excitation cutanée au-devant
du larynx. Dans un autre cas, ce procédé ayant échoué,
il porta directement l'excitateur électrique sur le nerf
laryngé inférieur et sur les muscles du larynx.

Il est à désirer que toutes ces expériences soient reprises. Quelques essais, fort incomplets il est vrai, que
j'ai tentés ne m'ont donné aucun résultat.

### *Paralysie du diaphragme.*

On peut rapprocher des paralysies des muscles de la
vie organique celle du diaphragme. Cette affection a
surtout été étudiée par M. Duchenne. Voici le résumé
du travail de ce médecin distingué.

Les signes principaux de la paralysie du diaphragme
sont les suivants :

Pendant l'inspiration, les hypochondres et l'épigastre
sont déprimés, tandis qu'au contraire la poitrine se
dilate. Pendant l'expiration, les mouvements de la poitrine et de l'abdomen ont lieu également dans un sens

opposé, c'est-à-dire que l'abdomen se soulève, tandis que la poitrine se resserre. Ces effets amènent une inspiration courte et insuffisante aux besoins de la phonation et de la parole ; de là aussi l'impossibilité d'inspirer largement, de soupirer, etc., sans être arrêté par l'ascension des viscères.

La paralysie du diaphragme n'est pas mortelle par elle-même ; la respiration qui se fait par les intercostaux quand le malade est en repos, et par les intercostaux et les autres muscles respirateurs quand la respiration est agitée, suffit à l'hématose. On peut donc vivre longtemps, mais la plus simple bronchite peut occasionner la mort par asphyxie ; l'expectoration étant difficile ou même impossible.

Le meilleur traitement à opposer à cette maladie est l'électrisation du diaphragme par l'intermédiaire des nerfs phréniques.

On obtient ainsi une véritable respiration artificielle qui peut, du reste, également être d'une grande utilité dans les cas où les muscles respirateurs sont demi-paralysés comme dans certains cas d'empoisonnement par l'opium et par la vapeur de charbon, quelques fièvres graves, le choléra, les diverses asphyxies.

M. Duchenne opère la respiration artificielle au moyen de l'électrisation cutanée effectuée rapidement sur diverses parties du corps.

Pour opérer l'électrisation au moyen des nerfs phréniques, M. Duchenne place un des conducteurs au-devant du scalène antérieur d'un côté de la poitrine, et l'autre au-devant du scalène antérieur du côté opposé, en ayant soin de déprimer la peau et de faire agir l'extrémité du conducteur dans cette dépression. On fait agir le courant par intermittences.

Tel est le résumé de la description de la paralysie du diaphragme d'après M. Duchenne. Cette maladie doit être extrêmement rare ; je n'ai jamais eu l'occasion de rencontrer rien qui lui ressemblât. Il serait à désirer qu'une description plus complète pût venir s'appuyer sur des faits plus nombreux et plus positifs.

---

# CHAPITRE II.

## DES PARALYSIES DU SENTIMENT (ANESTHÉSIE) ET DES NERFS DES ORGANES DES SENS.

Les paralysies du sentiment comprennent plusieurs sections fort distinctes qui doivent être étudiées à part. Il y a, en effet, à considérer successivement :

1° La paralysie de la sensibilité cutanée ou anesthésie proprement dite ;

2° La paralysie de la sensibilité musculaire profonde ;

3° L'analgésie proprement dite ;

4° La paralysie des organes des sens.

### § 1. — Paralysie de la sensibilité cutanée ou anesthésie proprement dite.

L'anesthésie présente à considérer trois variétés bien distinctes :

*a.* Anesthésie symptomatique d'une maladie du cerveau, de la moelle épinière ou des nerfs.

*b.* Anesthésie symptomatique d'une intoxication.

*c.* Anesthésies simples essentielles, parmi lesquelles on doit ranger celles qui sont accompagnées d'autres phénomènes hystériques.

*a.* Anesthésie symptomatique de lésions organiques du cerveau
ou de la moelle épinière.

Dans les hémorrhagies cérébrales, dans le ramollissement aigu et chronique du cerveau ou de la moelle épinière, l'anesthésie est un symptôme fréquent et qui cependant n'est pas soumis à des lois bien régulières et bien déterminées.

On peut établir, il est vrai, que, dans un bon nombre de cas, l'anesthésie existe et est dans un rapport direct avec le degré de la paralysie du mouvement. Ainsi, dans les cas dans lesquels le mouvement volontaire est aboli tout à fait, et par conséquent la paralysie absolue, l'anesthésie, à peu près constamment, est également complète, et la peau tout à fait insensible.

Dans les cas, au contraire, dans lesquels le mouvement volontaire n'est pas aboli complétement et où la paralysie est incomplète, l'anesthésie est également incomplète, et son degré de conservation est directement proportionnel à celui des mouvements.

Voilà ce qui a lieu pour un certain nombre de cas. Mais pour d'autres, et ils sont également assez nombreux, cet équilibre est rompu. Le degré de la contraction musculaire et celui de la sensibilité cessent d'être proportionnels ; la rupture de cet équilibre peut avoir lieu de plusieurs manières, et plusieurs cas peuvent se présenter.

Il peut d'abord se faire que la paralysie du mouvement persistant, l'anesthésie qui l'accompagnait disparaisse complétement, ou bien diminue seulement d'une manière notable.

D'autres fois, la paralysie du mouvement diminue et l'anesthésie persiste. Ce cas est plus rare que le précé-

dent. Dans d'autres cas enfin, la sensibilité cutanée
reste parfaitement intacte, malgré la paralysie du mouvement, et alors même que cette dernière est tout à fait
complète. Quoi qu'il en soit, il y a là un fait qu'il ne faut
pas perdre de vue : c'est que, dans les paralysies symptomatiques d'une lésion organique du cerveau ou de la
moelle, il n'y a jamais anesthésie sans paralysie du
mouvement préalable, ou simultanée ; il résulte de là
une conséquence thérapeutique toute naturelle : c'est
qu'on n'a pas besoin d'adresser spécialement l'électricité à cette variété d'anesthésie. Elle est subor-
donnée à peu près complétement à la paralysie du
mouvement, de telle sorte qu'elle participe à l'amélioration que les courants électriques peuvent apporter à
cette dernière. Il n'y a, en un mot, aucune indication
spéciale de l'électricité dans le traitement de l'anesthésie symptomatique des lésions organiques du cerveau
ou de la moelle.

*b.* **Anesthésie symptomatique d'une intoxication.**

Ce qui vient d'être dit des anesthésies symptomatiques des maladies du cerveau ou de la moelle s'applique ici sous tous les rapports. D'abord les anesthésies
par intoxication sont rares. Les anesthésies saturnines
ont tout au plus été quelque peu étudiées.

Dans le très petit nombre d'anesthésies saturnines
qu'il m'a été donné d'observer, je ne les ai jamais vues
isolées des paralysies du mouvement. Les anesthésies
saturnines ne présentent donc aucune indication spéciale pour l'emploi de l'électricité. Lorsqu'on emploiera
cet agent thérapeutique contre les paralysies de cette
nature, s'il les améliore ou les guérit, il améliorera et

guérira en même temps les anesthésies qui pourraient coïncider avec elles.

On pourrait toutefois adresser une objection à cette manière de voir, et cette objection s'adresserait égale ment aux anesthésies symptomatiques de maladies du cerveau et de la moelle. Cette objection, la voici :

On n'emploie pas de la même manière les courants électriques contre la paralysie du mouvement et contre l'anesthésie. Dans le premier cas, on fait usage de conducteurs humides qui permettent de faire pénétrer directement les courants électriques dans les muscles et d'y développer des contractions. Dans le second cas, au contraire, on emploie des pinceaux ou des brosses métalliques que l'on fait agir sur la peau maintenue aussi sèche que possible (galvanisation cutanée). Or, ne peut-il se faire, qu'employant contre la paralysie du mouvement l'électrisation localisée et les conducteurs humides, cette méthode rétablisse le mouvement sans faire éprouver aucune amélioration à l'anesthésie à laquelle elle ne s'adresse pas, et ne sera-t-il pas utile, une fois la paralysie du mouvement guérie, d'avoir recours à la galvanisation cutanée pour faire disparaître l'anesthésie? On peut répondre à cela que certainement, il n'est pas impossible que les choses se passent ainsi dans les anesthésies symptomatiques des maladies du cerveau et de la moelle, comme dans les anesthésies par intoxication ; et si cette circonstance se présentait, il faudrait agir comme il vient d'être dit ; mais ce cas s'est-il présenté, c'est là toute la question, et jusqu'à présent on n'a pas publié d'observations qui permissent d'établir d'une manière positive la valeur de cette objection.

c. Anesthésies essentielles et anesthésies hystériques.

L'histoire des anesthésies essentielles et des anesthésies hystériques peut être confondue, sous beaucoup de rapport avec celle des paralysies de même nature. Aussi la plupart des considérations dans lesquelles nous sommes entrés au sujet de ces dernières sont-elles parfaitement applicables i

L'anesthésie est un des phénomènes qu'on observe le plus communément dans l'hystérie; mais si ce symptôme est fréquent, il est en même temps un des plus irréguliers et des plus variables.

Tantôt borné à une surface assez considérable de la peau, à un membre entier, à la peau de la poitrine, à celle du dos, etc., on la voit d'autres fois circonscrite et se montrer sous forme de plaques plus ou moins étendues et séparées par des intervalles de peau saine.

Ces anesthésies se montrent quelquefois en même temps que des paralysies du mouvement, la plupart du temps cependant complétement indépendantes de ce phénomène ; elles se produisent tantôt lentement et progressivement, d'autres fois d'une manière subite et instantanée, à la suite d'une émotion morale ou d'une attaque d'hystérie.

Ces anesthésies offrent enfin la même irrégularité dans leur marche et dans leur terminaison ; elles se montrent, puis disparaissent presque aussi rapidement pour revenir ensuite, et quelquefois pour ne jamais récidiver. Elles ont toutes ce caractère commun de ne jamais se montrer que chez des femmes hystériques ou tout au plus quelquefois chez des hommes dont l'état névrosthénique se rapproche d'une manière singulière de la véritable hystérie.

L'influence des agents thérapeutiques les plus divers donne également, dans le traitement de ces anesthésies, les résultats les plus variés et les plus contradictoires. Quelquefois elles guérissent rapidement sous l'influence de quelques frictions stimulantes, de bains froids, de bains sulfureux, d'un traitement hydrothérapique doux, tandis que, dans d'autres cas elles résistent de la manière la plus opiniâtre et la plus complète pendant des mois entiers et même des années ; puis parfois on voit ces mêmes anesthésies si tenaces disparaître d'elles-mêmes et instantanément sous l'influence d'une impression nerveuse, ou même sans aucune cause.

Ce qui arrive avec les agents thérapeutiques les plus divers, se produit également sous l'influence de l'éleccité ; voici, en effet, les résultats que donne une observation attentive. Si l'on vient à traiter des anesthésies hystériques au moyen de l'électricité cutanée, de la fustigation électrique, par exemple, trois cas peuvent se présenter : 1º Quelquefois l'anesthésie disparaît avec une grande rapidité ; il ne faut que deux ou trois séances pour obtenir ce résultat ; 2º d'autres fois on ne rétablit la sensibilité cutanée qu'au moyen de nombreuses séances et en employant avec persévérance l'électrisation cutanée ; 3º dans d'autres cas enfin, l'électricité échoue complétement avec quelque soin et quelque ténacité qu'on la mette en usage. Dans ce dernier cas, on peut voir ces anesthésies rebelles à l'électricité persister d'une manière indéfinie, tandis que, dans d'autres cas, elles disparaissent plus tard, soit spontanément, soit sous l'influence d'autres agents thérapeutiques beaucoup moins énergiques. Il est indispensable de bien établir ces faits, afin qu'on ne puisse se faire illusion touchant la valeur de l'électricité dans les anesthésies hystériques. En effet, si quelquefois on réussit avec l'électrisation cutanée à faire disparaître avec plus ou moins de rapidité des anesthésies complètes, on échoue souvent aussi là où d'autres agents thérapeutiques pourront également échouer comme aussi ils pourront réussir.

On peut, du reste, formuler nettement le marche à suivre dans le traitement de l'anesthésie hystérique par l'électricité.

Lorsqu'une anesthésie hystérique vient à se manifester, il est inutile de la traiter immédiatement par l'électricité, il faut attendre un certain temps, huit à quinze jours au moins, parce qu'elle peut disparaître spontanément ou sous l'influence de quelques frictions stimulantes, ou de deux ou trois bains sulfureux, et qu'on s'exposerait à faire usage d'un agent thérapeutique toujours désagréable pour les malades et d'un emploi assez compliqué et dispendieux pour eux, tandis qu'on pourrait parfaitement s'en passer. Lorsque après quinze jours, par exemple, l'anesthésie cutanée, traitée par les moyens très doux que je viens d'indiquer, persiste, il y a indication positive de la combattre par l'électricité. Voici alors les règles à suivre :

La méthode à employer est celle de l'électrisation cutanée ; elle s'opère en faisant tenir dans une des mains du malade le conducteur mouillé de l'un des réophores et en faisant agir l'autre muni d'une plaque, d'une boule ou d'un pinceau métallique, sur la peau anesthésiée, préalablement desséchée à l'aide d'une friction légère avec de l'amidon.

On peut employer à cet effet et indifféremment les courants de telle ou telle espèce. Les courants auxquels

M. Duchenne donne le nom de courants du deuxième ordre, et auxquels il reconnaît une action spéciale sur la sensibilité cutanée, n'ont ici aucune utilité particulière. Cette action spéciale n'existe pas, et s'ils semblent agir plus énergiquement lorsqu'on fait usage de l'appareil de M. Duchenne, c'est que, ainsi que j'ai déjà eu maintes fois occasion de le dire, les courants qu'il appelle courants de deuxième ordre, ne sont que des courants induits du premier ordre, ayant une tension beaucoup plus grande, qu'ils doivent à ce qu'ils circulent dans un fil plus long et plus fin, et non à ce qu'ils ont des propriétés électriques spéciales.

Le traitement de l'anesthésie par l'électricité n'est point en général un traitement ni long ni difficile. Quand l'électrisation cutanée doit rétablir la sensibilité de la peau, elle le fait, en général, assez rapidement.

Lorsque, au bout de huit à dix séances, cette sensibilité n'est pas rétablie, il est probable que l'électricité échouera pour cette fois-là du moins. On devra donc en interrompre l'emploi, quitte à le reprendre plus tard, si spontanément ou sous l'influence d'autres agents thérapeutiques, l'anesthésie n'a pas disparu.

### § 2. — Abolition ou diminution de la sensibilité musculaire profonde.

On a essayé d'établir plusieurs variétés de sensibilité musculaire. En admettant celles qui ont été décrites récemment par quelques médecins, on arrive aux trois espèces suivantes :

1° La sensibilité musculaire profonde proprement dite ;

2° Le sens d'activité musculaire de Gerdy ;

3° Le sens musculaire de Sandras, qui n'est autre chose que la conscience musculaire de M. Duchenne. Il est important de nous expliquer sur la valeur de ces distinctions.

### 1° *Sensibilité musculaire profonde.*

Les muscles, comme tous les organes qui reçoivent des filets nerveux sensitifs ou mixtes émanés directement du centre encéphalo-rachidien, jouissent d'une sensibilité qu'ils tiennent de ces filets nerveux et de leur communication avec l'encéphale. Cette sensibilité, moins vive et plus obscure que celle de la peau, n'en est ni moins réelle ni moins susceptible d'augmentation, de diminution ou même d'abolition. L'exagération de la sensibilité musculaire profonde ne doit pas nous occuper ici. C'est elle qui produit toutes les variétés de douleurs dont les tissus sont le siége.

La diminution et l'abolition de cette sensibilité musculaire s'observent dans un certain nombre de cas. On peut tout d'abord admettre que, la plupart du temps, elles sont en rapport parfait avec la sensibilité cutanée. Elle augmente et diminue avec elle. Dans quelques cas cependant ces deux propriétés peuvent s'isoler et présenter des phénomènes d'augmentation et de diminution indépendants les uns des autres.

Dans les maladies du cerveau et de la moelle, la diminution de la sensibilité musculaire et son abolition sont, en général, en rapport assez constant avec la diminution et l'abolition de la sensibilité cutanée. Il en est de même dans les intoxications, et en particulier dans l'intoxication saturnine.

Dans ces cas divers, on doit suivre dans le traitement de ces anesthésies profondes les mêmes règles que celles qui ont été tracées plus haut au sujet de l'anesthésie cutanée. Ainsi l'on doit se borner à traiter uniquement la paralysie du mouvement.

Si, après le rétablissement de cette dernière, la sensibilité cutanée et la sensibilité musculaire profonde ne sont pas également revenues à l'état normal, c'est alors qu'on pourra s'en occuper d'une manière spéciale.

Il est rare, du reste, qu'on en vienne là, car il arrive presque toujours lorsqu'on a rendu le mouvement, que la sensibilité superficielle et profonde reparaissent en même temps.

Dans l'hystérie, il n'en est pas ainsi : la diminution de la sensibilité cutanée et celle de la sensibilité profonde peuvent parfaitement s'isoler.

Voici, sous ce rapport, les cas divers qui peuvent se présenter :

1° L'anesthésie superficielle et l'anesthésie profonde marchent ensemble ; elles augmentent et diminuent simultanément ;

2° La sensibilité musculaire profonde reste intacte, alors que l'anesthésie cutanée existe ;

3° Ce cas est plus rare et consiste dans la combinaison soit d'une anesthésie musculaire profonde, soit d'une sensibilité cutanée normale, avec une hyperesthésie de cette membrane ;

4° L'anesthésie musculaire profonde coïncide bien souvent avec une paralysie musculaire de même nature. Cette concordance n'a pas toujours lieu dans l'hystérie, et il est fréquent d'observer des anesthésies profondes et superficielles sans qu'il y ait de phénomènes de paralysie.

On voit, par tout ce qui vient d'être dit, que l'anesthésie musculaire profonde s'isole rarement, soit de la paralysie musculaire, soit de l'anesthésie cutanée ; aussi son traitement est-il le même que celui qui est administré à ces dernières. L'électricité lui est donc tout aussi bien applicable qu'à elles.

Si l'on voulait traiter isolément l'anesthésie musculaire profonde, ce n'est pas au moyen de l'électrisation cutanée qu'on pourrait espérer réussir ; il faudrait faire usage des courants électriques assez énergiques et les faire pénétrer par la méthode ordinaire dans l'épaisseur même des muscles.

Dans les cas où il y a simultanément paralysie musculaire et anesthésie musculaire, ces mêmes courants électriques combattent les deux phénomènes morbides.

S'il y a anesthésie musculaire sans paralysie musculaire, il faut agir avec l'électricité absolument comme si cette dernière existait et opérer à l'aide de courants musculaires profonds.

L'anesthésie musculaire, du reste, est soumise à outes les mêmes lois de variabilité que les autres phénomènes hystériques : cédant quelquefois rapidement à l'emploi de l'électricité, d'autres fois lui résistant avec une grande ténacité ou même d'une manière absolue, on la voit, en outre, céder spontanément ou sous l'influence des agents thérapeutiques les plus simples. On ne peut établir aucune règle fixe à cet égard.

### 2° *Sens musculaire.*

Charles Bell a donné le nom de *sens musculaire* et Gerdy celui de sens d'*activité musculaire* à cette propriété que nous possédons d'avoir la conscience de l'étendue des mouvements musculaires, de leur direction, de la résistance qu'ils ont à vaincre, etc., etc.

Cette propriété peut-elle exister d'une manière spéciale et isolée, ou bien marche-t-elle en général en même temps que la sensibilité musculaire? Il y a encore bien des obscurités à cet égard, et nous ne pouvons rien établir ici de positif. Si nous en faisons mention, c'est plutôt pour indiquer une recherche à faire que pour donner quelques conclusions thérapeutiques au médecin praticien.

### 3° *Conscience musculaire.*

Les muscles paraissent jouir d'une sensibilité spéciale à laquelle on a donné un nom particulier. C'est cette propriété que M. Duchenne a décrite sous le nom de *conscience musculaire*. Voici ce dont il s'agit. Chez un certain nombre de sujets, on observe une anesthésie simple bornée à la peau ou bien accompagnée d'une diminution de la sensibilité de tous les tissus, muscles, os, nerfs, etc. Ces sujets se partagent en deux classes, que l'on peut distinguer en les privant momentanément de la vue par l'occlusion des paupières.

Dans la première classe, qui est de beaucoup la plus nombreuse, les individus anesthésiques auxquels on bouche les yeux peuvent exécuter tous les mouvements qu'on les engage à faire; seulement ils n'ont pas la conscience de l'étendue de ces mouvements, de la pesanteur, de la résistance, etc. Cela tient à ce qu'ils ne perçoivent pas la sensation appelée par Gerdy sens d'activité musculaire, et avant lui, par Charles Bell, sens musculaire.

Dans une deuxième classe, les sujets auxquels on vient à enlever momentanément l'exercice de la vision perdent la faculté d'exercer les moindres mouvements volontaires. Les muscles restent dans l'inertie quelque énergique que soit la force de la volonté pour en triompher.

Si, une fois les muscles en contraction, on fait fermer les yeux aux individus, la contraction persiste, et on ne pourrait la vaincre sans éprouver une très grande résistance.

L'électricité localisée rendrait cette faculté aux muscles qui l'ont perdue, et ferait rentrer les sujets qui sont dans ce cas, dans la première classe que nous avons mentionnée il y a un instant.

M. Duchenne formule ainsi, dans une conclusion, sa pensée sur cette propriété musculaire :

« Il paraît exister un sens qui siége dans le muscle » et qui sert à l'accomplissement de la contraction vo- » lontaire ; c'est lui qui, sans doute excité par le cerveau » et réagissant à son tour sur cet organe, l'éclaire, » pour ainsi dire, sur le choix des muscles dont il doit » provoquer la contraction. »

On comprend, d'après tout ceci, que la perte simultanée de la vue et de la conscience musculaire doive produire une paralysie des mouvements volontaires.

Enfin M. Duchenne signale en pareil cas comme donnant de bons résultats, l'application de l'électricité et il insiste sur la faculté que possède cet agent de rétablir la conscience musculaire en même temps qu'elle fait disparaître l'anesthésie dans les muscles qui en sont privés.

Nous venons d'exposer, d'après M. Duchenne, ce qui est relatif à la conscience musculaire. J'avouerai d'abord que je désirerais d'autres observations que les faits très peu nombreux sur lesquels on s'appuie pour admettre cette nouvelle propriété des muscles. Je ne me reconnais pas du tout suffisamment éclairé sur cette question qui me semble entourée encore d'une grande obscurité. De plus, des questions de priorité se sont déjà élevées à cet égard. Il paraît que Charles Bell connaissait cette propriété, et qu'il en a parlé dans plusieurs passages.

M. Leroy d'Étiolles, dans son *Traité des paraplégies*, établit une discussion, de laquelle il ressort que cette propriété nouvelle, connue depuis longtemps de M. Sandras (1), qui en parlait à ses élèves dans ses leçons cliniques, aurait surtout été décrite par un interne distingué, M. Landry, en juillet 1852 (2). Cet observateur admettait, dans son travail, qu'il résidait dans le tissu musculaire lui-même une sensibilité spéciale d'activité qui pouvait être abolie d'une manière isolée.... Il reconnaissait aussi la possibilité de la suppression de l'appréciation des actions musculaires, et donnait à l'appui de son opinion trois observations recueillies à l'hôpital Beaujon, dans le service de M. Sandras. Ce ne serait qu'en décembre 1853 que M. Duchenne aurait présenté son travail à l'Académie des sciences. Je ne veux pas juger ces questions de priorité ; tout ce que je puis dire ici c'est que j'ai cherché en vain à retrouver des phénomènes analogues, et que je n'en ai rencontré aucun chez les nombreuses hystériques que j'ai examinées. J'en suis presque à me demander si, dans ces deux ou trois faits qu'ils ont observés, et dont un est commun à deux observateurs, les médecins dont nous venons de parler n'ont pas été le jouet de quelque illusion.

(1) Sandras, *Traité pratique des maladies nerveuses.* 1851, t. II.

(2) Landry, *Recherches sur les causes et les indications curatives des maladies nerveuses.* 1855, in-8.

## 4° *Analgésie.*

On a fait de l'analgésie un phénomène pathologique différent de l'anesthésie; et bien que les distinctions qu'on a voulu établir soient un peu forcées, il y a cependant quelque chose de réel à cet égard.

Voici en quoi consiste cette distinction : Un sujet peut avoir conservé parfaitement la sensibilité, soit cutanée, soit profonde, c'est-à-dire que la sensation de tous ses mouvements et la sensibilité cutanée est aussi fine que possible. Mais la faculté de ressentir la douleur qu'on développe artificiellement dans les mêmes parties n'existe plus. On peut les pincer, les piquer, les brûler, les déchirer, sans que les malades en aient la conscience.

Nous n'avons qu'un mot à dire au sujet de l'analgésie. En effet, que l'analgésie existe en même temps que l'anesthésie, ce qui est de beaucoup le cas le plus commun, ou bien qu'elle en soit indépendante, c'est une faculté trop heureuse pour l'homme de ne pas ressentir la douleur, ne fût-ce que dans une partie très limitée de son corps pour qu'on cherche à lui restituer cette agréable propriété. Sans doute lorsqu'il y aura en même temps analgésie et anesthésie, on traitera cette dernière sans s'occuper de la première, qui reviendra presque en même temps. Mais s'il y a analgésie seule, on la laissera parfaitement tranquille.

## § 3. — Paralysies des organes des sens.

### PARALYSIE DE L'ORGANE DE LA VUE.

La paralysie complète ou incomplète de la vue, c'est-à-dire l'amaurose à ses différents degrés, est une des maladies pour le traitement desquelles on devait *à priori* conseiller l'emploi de l'électricité. Cependant les applications des courants au traitement de cette affection ont été fort négligées, et la science ne possède à cet égard que fort peu de faits bien observés.

Depuis qu'on s'occupe des applications de l'électricité à la médecine, la plupart des auteurs qui s'y sont livrés citent l'amaurose comme une des maladies qu'ils guérissent le plus facilement ; et cependant on n'a publié aucune observation positive, aucun fait bien authentique de guérisons de ce genre.

Les faits les plus positifs que nous ayons encore à cet égard sont les cas très peu nombreux d'amaurose traités par Magendie et rapportés par plusieurs de ses élèves dans leurs thèses inaugurales (C. James, Depuisaye, etc.).

Pour déterminer quel peut être le rôle de l'électricité dans les amauroses, il importe d'établir quelques distinctions qui ne sont pas sans importance.

Les travaux des ophthalmologistes modernes, surtout depuis les applications de l'ophthalmoscope, ont démontré que beaucoup de maladies des yeux, rangées autrefois sous l'étiquette d'amauroses, ne doivent pas toutes être considérées comme telles. Beaucoup d'entre elles, en effet, ne sont autres que des maladies de la rétine, du corps cristallin ou de l'humeur vitrée qui avaient été méconnues jusque-là. Nous supposerons donc un diagnostic bien établi, et nous admettrons qu'aucune lésion matérielle n'ayant été reconnue dans une des parties constituantes de l'œil, il peut cependant exister un affaiblissement notable de la vue et même une paralysie complète de ce sens, une véritable amaurose, en un mot.

Ces affaiblissements ou ces paralysies complètes de la vue, ainsi admises par voie d'élimination, peuvent être divisées en trois groupes. Les unes sont liées à un état général de l'organisme ; les autres sont symptomatiques d'une maladie du cerveau ; les dernières enfin constituent une maladie locale essentielle de sa nature, l'amaurose vraie.

Quelques mots sur chacune de ces trois classes.

### 1° *Amauroses liées à un état général.*

Les amauroses dont il s'agit ici sont de plusieurs espèces qu'il est du reste assez facile de reconnaître. Les unes sont le résultat des progrès de l'âge, d'une vieillesse anticipée, d'une constitution délabrée ou épuisée par les excès. Elles peuvent encore être dues aux fatigues exagérées de la vue.

Les autres sont le résultat d'une anémie par diminution des globules du sang, anémie qui a besoin d'être portée à un certain degré et de durer un temps assez long pour produire un semblable résultat.

D'autres enfin sont des expressions symptomatiques de la maladie de Bright ou du diabète. La fréquence de ce symptôme dans ces deux affections a, du reste, été singulièrement exagérée. C'est à M. Landouzy (1) que

(1) Landouzy, *De l'amaurose et de l'affaiblissement de la vue considéré comme symptôme de la néphrite albumineuse.* 1849, in-8.

l'on doit d'avoir signalé l'existence de ce symptôme, il y a une dizaine d'années à peu près, et il le regarde comme extrêmement fréquent, sinon peut-être même comme constant.

Depuis dix-neuf ans, je m'occupe de recueillir tous les faits de maladie de Bright que je rencontre. Depuis que M. Landouzy a appelé l'attention sur ce phénomène, j'en ai recueilli plus de cent cinquante observations et j'ai noté avec le plus grand soin les phénomènes amaurotiques. Eh bien ! je puis affirmer que ce symptôme existe tout au plus dans le dixième des cas.

A l'instant où j'écris ces lignes, j'ai sept cas de maladie de Bright bien caractérisés dans mes salles, et aucun de ces malades (quatre hommes et trois femmes) ne présente d'amaurose. Il en est de même dans le diabète ; et, tout en admettant l'existence de ce symptôme, tout en reconnaissant sa grande valeur quand il existe, j'ai tenu à protester contre le rôle trop important qu'on a voulu lui faire jouer (1).

Dans ces diverses espèces d'amaurose produites sous l'influence d'un état général antérieur, l'emploi de l'électricité n'aurait aucun résultat, et ce qu'il y a de mieux est de ne pas songer à y avoir recours et à traiter par des moyens convenables les états généraux dont l'affection qui nous occupe est une des expressions morbides.

2° *Amauroses symptomatiques d'une maladie du cerveau.*

Ces amauroses ne sont pas difficiles à reconnaître en raison des phénomènes cérébraux variés qui les accom-

(1) Bouchardat, *Annuaire de thérapeutique*, 1850, p. 298. *De l'affaiblissement de la vue* accompagnant les maladies qui ont pour symptôme une modification anomale dans la composition de l'urine.

pagnent. Nous ne nous y arrêterons pas, attendu que nous ne pensons pas qu'on puisse songer sérieusement à employer l'électricité contre elles.

3° *Amauroses essentielles, amauroses proprement dites.*

D'après les détails dans lesquels nous venons d'entrer, on peut voir en définitive que ce n'est que par voie d'exclusion que l'on admet les amauroses essentielles, les paralysies idiopathiques de l'organe de la vision. En procédant ainsi, on a beaucoup réduit le nombre des amauroses et celles qui sont susceptibles d'être traitées par l'électricité sont devenues beaucoup plus rares.

Peut-on et doit-on espérer guérir ces affections au moyen de l'électricité. L'absence de faits positifs, les détails très peu nombreux dans lesquels sont entrés à ce sujet les médecins qui ont prétendu guérir les amauroses par l'électricité devraient faire croire que les succès obtenus sont fort contestables.

Les quelques faits observés par Magendie et les guérisons dont on trouve un petit nombre d'exemples çà et là dans les journaux de médecine doivent engager les médecins à faire quelques tentatives dans cette direction.

Quelles sont les amauroses qu'on doit essayer de traiter par l'électricité ?

Pour décider cette question, il faut tenir compte de la nature, du degré et de l'ancienneté de la maladie.

#### 1° Nature de l'amaurose.

Dans les amauroses essentielles, une des espèces les plus communes ce sont les amauroses hystériques. Il est facile d'en constater la nature par la coexistence

d'une hystérie proprement dite et par ses caractères
eux-mêmes. Ces caractères sont la variabilité et la mobilité propres à tous les accidents hystériques; débutant
souvent brusquement pour disparaître de même, ils se
présentent avec les nuances les plus diverses de forme et
d'intensité. J'ai vu cet hiver, chez une jeune dame très
nerveuse et très impressionnable, une amaurose complète débuter subitement à la suite d'une émotion morale très vive, durer trois jours, disparaître d'un œil au
bout de ce temps pour persister dans l'autre près de
trois mois, reparaître dans le premier œil attaqué au
bout de ce temps, et, par conséquent, redevenir complète, pour disparaître de nouveau et d'une manière
définitive dans les deux yeux à la suite d'une nouvelle
impression nerveuse. Il y a six mois que cette disparition complète a eu lieu, et il n'y a eu aucune apparence
de la réapparition de l'amaurose depuis cette époque.
Aucun traitement actif n'avait été fait.

Le diagnostic des amauroses hystériques est facile ;
nous n'avons pas besoin d'y insister ici. Nous établirons
seulement qu'il est parfaitement inutile de les traiter
par l'électricité, et qu'il est préférable d'avoir recours
à toute autre médication, et en particulier à l'hydrothérapie.

Si cependant ces amauroses étaient trop rebelles, on
pourrait essayer les courants électriques, mais il faudrait les employer avec une grande modération et leur
donner une faible intensité et des intermittences lentes ;
il faudrait, en un mot, prendre les précautions les plus
grandes dans cette application.

### Phénomènes qui accompagnent l'amaurose.

Les amauroses accompagnées de congestion vers la

tête constituent une variété qu'il faut bien se garder de traiter par l'électricité. Celles, au contraire, qui marchent en même temps qu'un état de faiblesse de l'organisme, les amauroses torpides, comme on les a quelquefois appelées, sont surtout celles qui réclament l'application des courants électriques.

### Degré de l'amaurose.

Lorsqu'une amaurose est complète, et que la vue est abolie d'une manière absolue, la chance de guérison au moyen de l'électricité est beaucoup moindre, et je peux même dire très faible. Ce n'est pas cependant une raison pour ne pas la tenter. Le cas d'amaurose que j'ai vu guérir par Magendie était un cas d'amaurose complète.

### Ancienneté de l'amaurose.

Plus on emploie l'électricité à une époque rapprochée du début de la maladie, plus on a de chances de la voir réussir. Quand elle est, au contraire, très ancienne et qu'elle remonte à une époque éloignée, cette chance devient beaucoup moindre ; il est même probable que l'on n'obtiendra aucun succès. Cependant, en pareil cas, on peut toujours essayer.

### Procédé à suivre pour traiter l'amaurose.

Magendie (1836) distinguait deux espèces d'amauroses : l'une résultant de l'altération de la branche ophthalmique de la cinquième paire, l'autre due à la paralysie du nerf optique. Je ne crois pas cette distinction fondée.

La seule véritable amaurose est celle qui est due à

la paralysie du nerf optique, et je suis persuadé qu'il en est quelques-unes de cette nature qui peuvent guérir par l'emploi de l'électricité.

M. Person a publié en 1843 plusieurs observations de guérison complète d'amaurose par l'électro-puncture. Il implantait les aiguilles dans l'orbite et même dans la sclérotique jusqu'au corps vitré.

M. Duchenne conseille d'employer le courant du deuxième ordre contre les amauroses, mais à de faibles doses et avec de grandes précautions, il cite même un cas de cécité produite par un de ces courants trop énergiquement administré. M. Duchenne pense de plus que les courants galvaniques simples jouissent de la propriété spéciale d'exciter très vivement la rétine, et il préconise également son emploi dans les affections purement nerveuses de l'œil. Il cite, à l'appui de son opinion, un cas de diplopie guéri par ce moyen.

M. Purkinje a établi, d'après ses expériences, une méthode de traitement des amauroses au moyen des courants continus. Lorsque l'amaurose est commençante et qu'elle est accompagnée de la production de couleurs subjectives, il fait placer le plus près possible de l'œil sur lequel il veut agir l'électrode négatif, qui fait disparaître la lumière subjective que le malade aperçoit suivant la direction de l'axe optique de cet œil et qui peut par là ramener à l'état normal l'excitabilité de la partie la plus importante de la rétine. Lorsqu'il s'agit, au contraire, d'amauroses qui débutent par un affaiblissement de la sensibilité de la rétine, M. Purkinje place l'électrode positif dans le voisinage de l'œil dont on veut exciter la rétine, tandis qu'on applique le pôle négatif à une certaine distance de ce point, la muqueuse buccale, par exemple.

Pour traiter une amaurose, voici la marche que je crois devoir conseiller. On doit d'abord essayer l'électricité localisée, appliquée à de faibles doses et à l'aide de conducteurs humides. On n'a nullement besoin de faire usage de courants à forte tension (deuxième ordre). Il faut des courants de tension médiocre, mais peu intenses et administrés avec des intermittences très lentes.

On applique les conducteurs humides autour des orbites, sur les paupières mêmes.

Chaque séance doit être courte, et il faut de la patience, car pour guérir ou améliorer une amaurose, il faut agir pendant très longtemps, mais en même temps avec beaucoup de douceur et de grandes précautions. Tout traitement un peu vigoureux par l'électricité produirait dans la rétine des désordres irremédiables.

Les principes applicables au traitement de l'amaurose par l'électricité sont, en résumé, les deux suivants :

1° Séances très courtes, mais répétées souvent et pendant un long espace de temps (quelquefois plusieurs mois) ;

2° Courants à tension modérée, peu intenses et à intermittences lentes.

En cas d'insuccès, à l'aide des éponges humides appliquées à l'extrémité des réophores, il ne faudrait pas encore désespérer. C'est alors qu'on pourrait avoir recours à l'électro-puncture. J'ai beaucoup plus de confiance dans ce mode d'application de l'électricité pour le traitement de l'amaurose, et si ce n'était la frayeur qu'il inspire aux malades, j'engagerais volontiers les médecins à y avoir immédiatement recours. Les aiguilles doivent être implantées dans l'orbite, et il faut administrer les courants avec les mêmes précautions qu'il a été dit précédemment.

## PARALYSIES DE L'ORGANE DE L'OUÏE.

Dans cette section, que je dois tout entière à l'obligeance de mon beau-frère M. Ménière, médecin en chef de l'institut impérial des Sourds et Muets, se trouvent comprises les applications de l'électricité au traitement des maladies de l'oreille considérées en général.

On trouve dans l'ouvrage de Kramer, de Berlin (1), un long chapitre (page 41), dans lequel ce médecin examine les divers travaux publiés sur ce point spécial de la thérapeutique de la surdité. Cette revue critique date de 1836. Je ne sache pas que M. Kramer y ait fait d'additions importantes dans la nouvelle édition de son livre. Ma traduction, qui fut imprimée en 1847, aurait pu s'enrichir de recherches dues à ma propre initiative ; je me suis contenté d'ajouter au chapitre de Kramer une note (page 46), dans laquelle je rappelle les travaux de Magendie et de M. Jobert, de Lamballe, sur le même sujet. Depuis cette époque, aucun travail original n'a paru sur cette matière ; et, par conséquent, je ne suis pas en mesure de discuter la valeur des assertions discutées par ces deux savants. Je me bornerai donc à raconter ce que j'ai fait, apportant ainsi dans l'étude de cette question mon simple témoignage, exposant avec bonne foi les recherches de ma propre expérience.

Il est évident que l'électricité ne peut être utile qu'au-

(1) *Traité des maladies de l'oreille,* traduit par Ménière. Paris, 1848. 1 vol. in-8 avec figures.

tant que le système nerveux auditif est le siége du mal;
c'est donc contre les surdités dites nerveuses que l'on a
prodigué, dans ces derniers temps, les courants électriques et que l'on a publié les heureux résultats de ce
mode de traitement. L'attention publique a été vivement
excitée par l'annonce de tant de succès, voyons si les faits
observés par nous sont concordants. Nous examinerons
plus tard à quelles causes il faut attribuer les différences
qui existent entre notre pratique et celle des médecins
qui s'occupent des applications de l'électricité aux
lésions de l'ouïe.

La première fois que je crus devoir recourir à l'emploi de ce moyen de traitement, ce fut pour une surdité
complète de l'oreille gauche survenue brusquement
chez un jeune homme, après la délitescence rapide d'un
énorme oreillon. L'organe auditif ne fut le siége d'aucun accident inflammatoire, l'audition cessa du jour au
lendemain, sans lésions cérébrales, sans vertiges, sans
vomissements, il n'y avait pas de bruits anormaux;
l'examen le plus attentif de l'oreille externe et moyenne
ne fit découvrir aucune altération des parties accessibles aux moyens ordinaires d'exploration; par conséquent, on était autorisé à croire que la surdité, dans
ce cas, dépendait d'une altération de la sensibilité
acoustique. Nous résolûmes d'attaquer le mal par un
courant électrique; une pile à auges, dirigée par des
mains expérimentées, nous permit de stimuler très
directement les diverses parties de l'appareil auditif,
les séances d'application se multiplièrent en vain, et il
fallut renoncer à l'espoir de redonner de la sensibilité
à un organe qui est resté tout à fait inerte depuis cette
époque (1840).

D'autres tentatives, à l'aide de la pile, ne m'ont pas

mieux réussi dans des circonstances analogues. J'ai vu beaucoup de malades affectés de surdités nerveuses variables quant à leur origine, et chez lesquels de nombreuses applications des chaînes électriques de M. Pulvermacher n'ont amené aucun changement favorable. Je rapproche avec intention ces divers instruments de la pile de Volta, parce que le principe est le même, il y a des métaux en contact, un acide qui agit sur eux, un courant qui en est la conséquence, enfin identité de remède, action identique, et pour moi tout aussi inutile dans le traitement des affections nerveuses de l'oreille. J'ajoute que l'électricité employée sous cette forme est difficile à supporter ; elle produit une irritation très vive, proportionnelle sans doute à la quantité d'acide et à l'étendue des surfaces métalliques, deux choses que l'on peut modifier à volonté; mais enfin, quelque soin qu'on y mette, il y a toujours là un courant dont l'énergie relative me paraît préjudiciable à l'organe qu'il doit traverser.

L'appareil de M. Breton est venu apporter un changement heureux dans cette sorte de thérapeutique ; il s'est agi dès lors d'un courant électro-magnétique gradué à volonté, formé d'ailleurs d'une série de petites actions intermittentes, et dont le maniement s'opère avec une facilité merveilleuse. Aussitôt que cet instrument fut connu, je me hâtai d'en faire usage, croyant posséder un moyen d'action plus simple, plus régulier, plus utile, et je multipliai les épreuves, car les occasions de recourir à ce genre de traitement sont très nombreuses.

Mais il convient de n'instituer de semblables expériences qu'après un diagnostic sérieux de la maladie qu'on veut traiter ainsi. Il faut explorer toutes les parties accessibles de l'appareil auditif, afin de s'assurer avec toute la précision possible de la nature du mal que l'on cherche à guérir. Il faut reconnaître à des signes certains que le méat externe est libre, que la membrane du tympan n'est pas altérée ; on doit pratiquer le cathétérisme de la trompe avec un grand soin, constater sa perméabilité, reconnaître que l'air arrive librement dans la caisse, et enfin acquérir la certitude que cette cavité ne contient aucun corps étranger. Quand, à l'aide des procédés d'une exploration rigoureuse, on a la preuve que l'oreille moyenne est saine, qu'il n'existe dans la cavité aucune cause passagère de surdité, quand l'insufflation de l'air dans l'oreille moyenne et une injection liquide dans le méat externe n'exercent aucune influence sur l'audition, on peut alors arriver à cette conclusion que la cophose a son siége dans l'oreille interne. Mais de ce que la surdité tient à une lésion de l'appareil labyrinthique, s'ensuit-il que cette lésion est nécessairement nerveuse, c'est-à dire que le nerf acoustique est altéré dans sa texture, dans ses fonctions ? Avons-nous des moyens suffisants ponr établir le mode d'altération de ces parties? Sait-on si la pulpe nerveuse est malade, si les liquides où elle baigne sont altérés, si le périoste est lésé, si le tissu osseux a subi une sorte d'hypertrophie fatale à tous les organes délicats contenus dans les cavités ?

J'ai eu l'occasion d'ouvrir un bon nombre de temporaux appartenant à des individus sourds depuis longtemps, à des degrés divers, et chez lesquels une surdité nerveuse avait été diagnostiquée par des personnes compétentes. Les altérations de tissus dont je viens de parler se sont montrées très diverses dans des cas qui avaient paru identiques pendant la vie ; aussi en ai-je

conclu qu'il était infiniment difficile d'établir pendant la
vie à quel genre de lésion de l'appareil interne on devait attribuer ces surdités incurables survenues après
des céphalées opiniâtres, des migraines avec vomissements, des vertiges, des bruits et tout ce cortége de
symptômes désolants qu'éprouvent un si grand nombre
de malades. Or, c'est surtout à ceux qui ont souffert
longtemps de ces accidents variables que l'on est tenté
d'appliquer un courant électrique ; ce sont ces malades
qui vont frapper à toutes les portes pour trouver un
soulagement à leur misère, ce sont eux qui essaient
intrépidement toutes les méthodes, tous les systèmes,
qui veulent être guéris à tout prix, et qui ne consentent
pas à désespérer d'un succès impossible. J'en ai vu qui
ont passé successivement par toutes les mains connues
pour manier un appareil électrique quelconque, qui
ont épuisé la patience des praticiens les plus dévoués,
et qui n'ont éprouvé aucun soulagement à leurs
maux.

C'est qu'il est infiniment difficile d'établir la vraie
cause de ces surdités, c'est qu'il faut une extrême habitude d'explorer les diverses parties de l'organe auditif pour démêler certains signes à l'aide desquels on
arrive à reconnaître l'origine de ces céphalées désespé-
rantes. On se hâte de déclarer nerveuses, essentielles,
idiopathiques, des surdités qui ont une source fort différente, qui tiennent à des causes très variables ; et
quand on a soumis le malade à un traitement identique,
quand on a prodigué l'électricité sous toutes les formes
contre un symptôme unique, il peut bien arriver que
l'on éprouve une modification heureuse, mais le médecin
judicieux ne se croira autorisé à en tirer une conclusion
légitime que quand il aura reconnu la vraie condition de

ce succès, c'est-à-dire quand il sera arrivé à diagnosti-
quer le cas particulier dont il s'agit.

Malheureusement ce n'est pas ainsi que l'on procède, on suit une marche empirique, on tourne la manivelle de Breton au bénéfice de tous les sourds qui
veulent bien se laisser faire, et le reste va à la grâce
de Dieu.

Ce n'est pas tout à fait l'allure de la science vraie ;
je n'ai pu procéder ainsi, je me suis appliqué à savoir
ce que je faisais, à voir clair dans ces obscurités, et si
je n'ai pu toujours arriver au but, au moins m'a-t-il été
permis, dans bien des cas, de reconnaître la cause des
impossibilités qui se trouvaient sur ma route. Voici ce
que j'ai observé dans un grand nombre de cas.

Toutes les fois que la surdité a reconnu pour point
de départ quelques lésions de nature inflammatoire,
quel que soit le siége de celles-ci, les courants électro-
magnétiques n'ont jamais eu la moindre efficacité. Il
importe donc d'étudier la maladie, de savoir sa marche,
ses symptômes, de constater les altérations de tissus,
et alors on devra s'abstenir d'un mode de traitement
qui n'est ni rationnel ni légitime.

Quand on s'est assuré de l'absence de ces lésions,
quand on a constaté que l'on n'a pas affaire à une surdité héréditaire, à ces affaiblissements de la sensibilité
auditive appartenant à certaines familles, à certaines
races, quand tout porte à croire que l'ouïe diminue peu
à peu, par suite de la diminution de l'influx nerveux,
on peut alors, à l'aide d'un courant électro-magnétique, chercher à stimuler cet organe défaillant, on a
des chances d'arriver à un bon résultat, et je déclare
avoir eu à me louer de ce genre de traitement. Mais il
faut encore remarquer ceci, car cela est d'une impor-

tance extrême : le malade a-t-il éprouvé de violentes migraines avec vomissements, a-t-il été sujet aux vertiges, des bruits continus ont-ils fatigué sa tête, diminué l'énergie de la pensée, rendu difficile tout travail intellectuel, voit-on la mémoire devenir paresseuse, la parole a-t-elle perdu de sa promptitude, de sa lucidité, en un mot, la surdité est-elle bien plutôt cérébrale qu'auriculaire, alors il convient de s'abstenir, car toute l'électricité du monde n'y peut rien. L'action de ce fluide est instantanée ; elle peut bien solliciter l'influence nerveuse locale, mais elle ne fait rien sur le cerveau lui-même, ou plutôt elle accroît le mal, surtout quand quelque lésion matérielle de cet organe entraîne fatalement des désordres fonctionnels de plus en plus graves.

Lorsque la surdité est survenue avec rapidité sous l'influence d'un refroidissement, quand elle s'accompagne d'une légère paralysie de la face, quand la peau du visage a perdu une partie de sa sensibilité tactile, que les paupières ne se rapprochent pas complétement, que dans l'expression du rire les deux commissures labiales ne se meuvent pas avec une régularité parfaite, on peut alors espérer de très bons effets de l'action d'un courant électrique. Il faut dire que ces sortes de maladies sont fréquentes et généralement sans danger, que la guérison arrive spontanément pour ceux qui savent attendre, mais que beaucoup de malades impatients, effrayés à l'occasion de la face déviée, de la bouche difforme, se hâtent de réclamer l'intervention de l'art. Le médecin peut sans inconvénient diriger un courant électro-magnétique sur la joue, sur l'oreille et sur tout le trajet de la septième paire, il est assuré de produire de bons effets ; mais il n'oubliera pas que l'affection qu'il traite ainsi est sans gravité, et il ne conclura pas, de cette guérison prompte et facile, à des effets semblables dans beaucoup d'autres cas en apparence analogues. On voit, en effet, survenir cette distorsion de la bouche et du visage dans des cas fort différents. Qu'une inflammation de la caisse du tympan, souvent peu douloureuse, donne lieu à une otorrhée purulente, que les nerfs de l'oreille moyenne soient atteints, la paralysie de la face survient, et si la surdité qui l'accompagne est traitée par l'électricité, le résultat est nul. D'un autre côté, quand cette paralysie faciale est le résultat d'une véritable lésion cérébrale, on a beau invoquer en cette circonstance l'action du froid, une affection rheumatique de la cinquième ou de la septième paire, les courants électriques n'ont pas d'efficacité, et ici encore c'est une affaire de diagnostic.

La grande question des métastases diverses, des rétrocessions exanthématiques ne peut être traitée ici incidemment ; mais on peut dire, sans trop se compromettre, que certaines surdités apparaissent presque tout à coup à l'occasion de maladies qui ne paraissent avoir aucune connexion avec l'appareil auditif. Il est des pneumonies aiguës qui s'accompagnent de surdité grave, générale ou partielle, sans que l'oreille ait été le siége de douleurs ou de tout autre symptôme inflammatoire. Cela est plus fréquent encore dans les rhumatismes aigus, dans les fièvres intermittentes graves, et je ne sache pas que la science rigoureuse puisse donner l'explication de ces phénomènes. Il m'est arrivé de tenter le traitement par le courant électrique dans des cas de ce genre, mais j'avoue que j'ai échoué complétement.

Lorsque, dans des fièvres d'accès, le sulfate de qui-

nine a été administré à grandes doses, et même quand
la dose n'a pas dépassé 10, 15 et 20 centigrammes
par jour, il survient alors des surdités considérables,
quelquefois passagères, mais aussi, dans quelques cas,
permanentes ; et tout porte à croire que, dans cette
forme de cophose, l'action nerveuse essentielle est seule
atteinte, du moins n'a-t-on constaté aucune lésion de
l'oreille qui puisse expliquer un semblable malheur.
J'ai vu beaucoup de militaires revenant d'Afrique,
entièrement sourds et devant leur infirmité à cette seule
cause. Le sulfate de quinine a une action spécifique sur
les nerfs auditifs, non pas absolue, non pas univer-
selle, mais assez fréquente pour qu'on doive y prendre
garde, et cette action est quelquefois si énergique que
la sensibilité acoustique se trouve subitement abolie. Le
plus souvent cet effet est peu durable ; les bruits et la
surdité se dissipent peu à peu, et l'organe reprend sa
finesse ; mais, dans certains cas, ces accidents persé-
vèrent, et la médecine est appelée à remédier aux
infirmités qui en résultent. Si l'on se hâte d'administrer un courant électrique au malade dont la surdité
dépend de cette cause spéciale, on peut obtenir un
succès rapide, mais on ne sait pas alors si l'on a affaire
à un de ces cas légers dont la guérison s'opère par les
seules forces de l'organisme. Mais lorsque le mal dure
depuis quelques semaines, quelques mois, le même
traitement dont on vante le mérite ne rend aucun
service, et j'ai vu maintes fois ces soins prolongés pendant un temps considérable demeurer complétement
inutiles.

Il est d'autres espèces de surdité légitimement
appelées nerveuses, qui cèdent bien vite à l'emploi des
courants électriques ; ce sont les surdités qui s'obser-

vent chez les hystériques, à la suite de crises convulsives plus ou moins longues. Ces accidents ne sont
jamais bien persistants ; on peut s'occuper longtemps
de maladies d'oreilles sans en rencontrer, car ils disparaissent d'eux-mêmes et ne réclament pas l'intervention de la médecine. Si l'on se hâte de les traiter par
un moyen quelconque, on pourra se tromper en mettant sur le compte du procédé thérapeutique une guérison qui se serait opérée toute seule.

On voit, par tout ce qui précède, que nous contes-
tons l'utilité des courants électro-magnétiques dans la
plupart des cas qui leur semblent le plus favorables,
justement parce que ces accidents survenus dans les
phénomènes de l'audition ne sont pas de nature à persévérer longtemps. Nous croyons que les médecins qui
se hâtent de traiter certains symptômes de maladies,
prennent ces symptômes pour la maladie elle-même et
s'exposent ainsi à de singulières erreurs, en croyant
avoir guéri des troubles fonctionnels qui ne sont que
passagers. On est conduit à préconiser des méthodes de
traitement, à crier au miracle, et par conséquent à
détruire les saines notions de la thérapeutique rationnelle ; et quand, après un usage empirique de ces
moyens que l'on emploie en toute occasion, on arrive à
reconnaître cet abus, on prend souvent l'opinion contraire, on regarde comme sans utilité des agents qui
auraient rendu d'importants services si l'on s'était borné
à ne les employer que quand ils étaient réellement
indiqués.

En résumé, je me crois parfaitement autorisé à dire
que les courants électro-magnétiques n'ont pas d'efficacité réelle dans le traitement de la surdité nerveuse,
lorsque celle-ci est essentielle et non symptomatique.

J'ai eu affaire à des malades doués d'une patience à toute épreuve, prêts à tout pour recouvrer l'ouïe, et cette légère amélioration que l'on observe toujours au début du traitement des affections nerveuses n'a jamais fait de progrès, n'a jamais atteint un degré suffisant pour qu'on eût le droit de parler de guérison. J'ai observé des changements favorables dans l'état général du patient ; la tête lourde, embarrassée, fatiguée, est devenue plus légère, plus lucide ; le travail était possible, il y avait quelquefois diminution des bruits : mais le plus souvent ce mieux ne persistait pas, et la surdité s'aggravait lentement. Inutile d'ajouter que j'ai varié de toutes les manières l'application du courant électro-magnétique. Quel que soit l'instrument qu'on emploie (et l'on peut consulter à cet égard le savant rapport lu dernièrement à l'Académie de médecine par M. Bouvier), il s'agit évidemment d'une chose identique, les variations de forme ne changent rien à la nature de l'agent. J'ai stimulé le système nerveux, soit directement, soit en agissant sur deux tiges métalliques en rapport avec le tympan et l'orifice de la trompe, j'ai attaqué successivement tous les nerfs qui peuvent avoir des relations anastomotiques avec l'oreille interne, j'ai profité de toutes les prétendues découvertes si vantées dans ces derniers temps, et je n'ai pas trouvé que les résultats fussent différents. J'attends que des observations bien faites viennent me démontrer l'erreur où je suis, mais je désire que les observateurs établissent rigoureusement le diagnostic des maladies traitées par eux. Et comme je pose en principe qu'un médecin est aussi consciencieux qu'éclairé, j'accepterai les assertions de nos confrères, et je me rendrai à leur avis quand les faits seront assez nombreux pour pouvoir servir de base à une opinion solide.

### PERTE DE L'ODORAT.

M. Duchenne a rapporté l'observation d'un sujet auquel il a rendu l'odorat en promenant dans les fosses nasales le réophore d'un des conducteurs de son appareil. — Cela est possible ; mais quelle était la nature de cette perte de l'odorat? Des causes de natures si différentes peuvent produire cette paralysie, qu'il faudrait quelque chose de plus précis. Tout est encore à faire à ce sujet, et je n'ai trouvé dans la science aucun document sérieux qui pût être utilisé.

### PERTE DU GOUT.

Ce qui vient d'être dit au sujet de la perte de l'odorat s'applique ici de tous points. Je ne connais, du reste, aucun exemple d'application de l'électricité dans ce cas.

---

# CHAPITRE III

### DES APPLICATIONS DE L'ÉLECTRICITÉ DANS LES MALADIES CONVULSIVES (CONVULSIONS, CONTRACTURES).

Avant d'aborder l'histoire de l'influence de l'électricité dans les maladies convulsives, on doit d'abord se demander si l'emploi de cet agent est rationnel, et s'il y a des données physiologiques ou pathologiques qui puissent engager les médecins à tenter des expérimentations dans cette voie.

## 1° *Faits physiologiques.*

D'après les faits physiologiques que nous avons rapportés, la faculté qu'ont les muscles de pouvoir se contracter sous l'influence de l'électricité peut se perdre momentanément et pour un temps plus ou moins long, sous l'influence de ce même agent administré d'une manière particulière. C'est ainsi que nous avons démontré que des courants continus directs d'une certaine intensité, ou bien des courants par induction à intermittences rapides et également intenses, employés pendant un certain temps, jouissaient de la propriété d'abolir momentanément la sensibilité et la motilité dans les nerfs et les muscles, dans lesquels on les faisait passer. L'expérimentation physiologique peut donc *à priori* conseiller l'emploi de l'électricité dans les affections caractérisées par la contraction exagérée de la fibre musculaire.

## 2° *Faits pathologiques.*

Les convulsions toniques et les convulsions cloniques ne sont que des contractions musculaires exagérées ou perverties ; il était donc rationnel de penser qu'en appliquant à ces contractions, soit des courants continus d'une certaine intensité, soit des courants par induction également intenses et à intermittences rapides, on les ferait cesser momentanément au moins. C'est ce que l'expérimentation directe est venue démontrer d'une manière positive. Pour faire ces expériences, il faut choisir des convulsions ou des contractures essentielles et qui ne soient pas sous la dépendance d'une lésion quelconque du cerveau ou de la moelle

épinière. En opérant ainsi, on voit évidemment les contractures ou les convulsions diminuer, puis cesser. Il
est vrai que très fréquemment ensuite les accidents
reparaissent au bout d'un certain temps.

J'ai pu répéter ces expériences chez des sujets atteints
de convulsions choréiques locales, de contractures rhumatismales et de contractures essentielles des extrémités, et elles ont constamment déterminé la cessation
momentanée des phénomènes pathologiques. Malgré
ces succès en apparence rapides, je n'ai pu cependant
obtenir encore beaucoup de guérisons complètes et
radicales, malgré la persévérance que j'ai mise à en
faire usage. Ces résultats ont cependant une grande
importance, et ils démontrent d'une manière positive
la propriété que possèdent soit les courants continus,
soit les courants par induction et à intermittences rapides, de faire cesser, momentanément au moins, les
convulsions cloniques et toniques qui ne sont pas sous
la dépendance d'une lésion encéphalo-rachidienne. Ils
démontrent, de plus, que, pour parvenir à quelques
résultats dans cette voie, c'est en procédant de la
manière que je viens d'indiquer qu'il faut agir, et non
autrement. C'est en hyposthénisant les contractions
morbides qu'on les fait momentanément cesser ; il y a
lieu de penser, en effet, qu'en répétant à intervalles
rapprochés ces hyposthénisations momentanées, on
pourra obtenir des résultats complets et des guérisons
positives. Il est probable que c'est pour n'avoir pas
appliqué cette méthode d'une manière assez suivie et
avec une persistance assez longue, que je n'ai pu obtenir un plus grand nombre de succès. Le petit nombre
d'observations que je possède ne me permet donc pas
même de juger cette méthode d'une manière définitive

dans un sens ou dans l'autre ; je veux seulement établir
qu'on peut tenter une pareille médication, parce qu'elle
est essentiellement rationnelle.

Si l'on veut employer cette méthode, voici de quelle
manière il faut procéder : la marche sera du reste la
même, que l'on fasse usage de courants continus fournis par une pile à auge ou une pile à plusieurs éléments
de Bunsen, soit que l'on se serve d'un appareil magnéto-
électrique, tel que le grand modèle de MM. Breton,
dont je fais usage dans ces sortes d'expériences.

Si les convulsions sont locales, c'est dans les muscles
convulsés, ou au moins dans les nerfs qui les animent,
qu'il faut faire passer le courant. On fait usage à volonté soit de conducteurs humides destinés à localiser
l'électricité, soit de l'électro-puncture. Les résultats
sont identiquement les mêmes : l'électro-puncture est
un peu plus douloureuse, mais aussi les résultats sont
peut-être un peu plus nets. La durée du temps nécessaire pour hyposthéniser plusieurs muscles contracturés
ou convulsés est en général de cinq à six minutes ; on
arrive, le plus souvent, à les continuer dix ou douze
pour avoir une action plus nette et plus positive.

Si les convulsions sont générales, comme dans la
chorée, la méthode hyposthénisante peut-elle être employée ? Je le pense, mais elle doit l'être avec beaucoup
de précaution. Les courants dont on fait usage ont une
certaine intensité, la plupart du temps même une grande
intensité, ils doivent agir à la fois sur un grand nombre
de muscles ; il y aurait alors lieu de craindre que
chez des sujets nerveux et impressionnables, ils ne pro-
duisissent une perturbation de l'organisme. C'est là
l'écueil à éviter et qui fera certainement hésiter beaucoup de médecins à employer cette méthode dans le

cas de convulsions générales. Dans les cas de chorée que j'ai observés (il n'y en a que deux), l'hyposthénisation momentanée n'a jamais été complète, et le calme d'un instant a toujours été suivi d'une agitation beaucoup plus grande des malades. C'est donc surtout pour les convulsions toniques ou cloniques localisées que je conseillerais aux médecins de tenter l'emploi de la méthode hyposthénisante comme moyen curatif.

Il est une autre manière de combattre les affections convulsives, et qui repose sur de tout autres principes ; dans cette méthode, on agit sur les muscles antagonistes des parties convulsées ou contracturées ; et l'on y détermine, par les procédés ordinaires de l'excitation électrique, des contractions assez énergiques pour vaincre la résistance des parties affectées. On a également fait bien peu d'expériences dans cette voie. Voici, quant à moi, les résultats que j'ai obtenus ; ils l'ont été sur des contractures essentielles des extrémités et sur des contractures rhumatismales chroniques. En appliquant l'excitation électrique sur les muscles antagonistes des parties contracturées ou sur les nerfs qui les animent, on fait cesser quelquefois la contraction permanente, mais cette cessation ne dure que le temps lui-même de la persistance de la contraction électrique des parties sur lesquelles on agit ; d'autres fois cette cessation est plus longue, et elle se prolonge pendant quelques minutes, mais jamais au delà de cinq ou six.

Quant à des guérisons obtenues par ce moyen, on en a rapporté, il est vrai ; mais il est plus que douteux qu'elles aient été bien nombreuses. Ces guérisons cependant ne sont pas impossibles ; car il n'est pas du tout irrationnel d'avoir recours à ce procédé.

Voilà où en était l'état de la science relativement à

l'emploi rationnel de l'électricité dans les affections convulsives, lorsque M. Remak lut à l'Académie des sciences une note qui a été reproduite par les principaux journaux de médecine. D'après ce médecin, l'emploi des courants continus permettrait de guérir des contractures anciennes.

Il n'y a rien de nouveau dans ces faits. Tous les auteurs, depuis Jallabert, ont eu la prétention d'obtenir de pareils résultats. Il y a une dizaine d'années, Nobili d'abord, puis Matteucci, proposèrent d'employer les courants à titre de médication hyposthénisante. Les premières expériences que j'ai tentées, relativement aux propriétés hyposthénisantes des courants, remontent à près de sept années. Elles ont été faites en pleine clinique, en présence d'un grand nombre d'élèves. L'idée de guérir des convulsions et des contractures au moyen des courants électriques n'appartient pas plus à M. Ed. Weber qu'à M. Remak; ce qui appartient à ce dernier, c'est l'explication qu'il a donnée des effets qu'il produit, explication que personne, je pense, ne revendiquera.

Suivant M. Remak, la guérison des contractures, sous l'influence des courants continus, est la conséquence d'une action réflexe et d'une excitation spéciale des centres nerveux qui agit consécutivement sur les parties malades.

M. Remak pense avoir guéri par sa méthode des contractures accompagnant des paralysies symptomatiques de lésions du cerveau ou de la moelle épinière (celles qu'il appelle paralytiques), des contractures arthritiques et rhumatiques. Cela est possible, et les expériences que nous a rapportées la *Gazette hebdomadaire* ne sont pas faites cependant pour nous faire admettre les *succès étonnants* et très nombreux obtenus par ce savant. L'avenir montrera s'il ne s'est pas fait illusion.

Les méthodes destinées à combattre les affections convulsives par l'électricité, et dont nous venons de tracer un exposé rapide, peuvent être dites rationnelles, parce qu'elles reposent sur des données physiologiques positives. Ce sont cependant celles qui ont été à peine expérimentées et qui demanderaient le plus de l'être. Depuis qu'on s'occupe de l'application de l'électricité à la médecine, on s'est beaucoup occupé du traitement de ces sortes de maladies par cet agent ; mais on l'a employé d'une manière tout empirique, et l'on a prétendu obtenir des guérisons nombreuses. En opérant ainsi, les expérimentateurs ont employé, les uns une méthode perturbatrice, les autres une véritable médication substitutive, un certain nombre, enfin, une méthode dont ils ne cherchent pas à expliquer les effets, mais qui guérit ; c'est le seul fait qui leur importait. Ce sont là les prétentions qu'ont émises les médecins qui ont employé l'électricité dans les cas divers que nous allons passer en revue. Leur importance nous fait un devoir de les énumérer avec soin.


## § 1. — Convulsions et contractures symptomatiques de lésions cérébrales ou rachidiennes.


Les convulsions ou les contractures sont un symptôme que l'on observe assez fréquemment dans les diverses maladies aiguës et chroniques du cerveau et de la moelle épinière. Elles peuvent exister comme symptôme de la présence de ces affections ; elles peuvent leur survivre et persister longtemps après : c'est en particulier ce qu'on observe pour un certain nombre de cas de contractures.

Dans l'un et l'autre de ces cas, l'électricité a été employée par tous les auteurs dont nous avons classé les ouvrages dans la première et la deuxième période de notre historique. Des guérisons nombreuses ont été rapportées par eux ; il est plus que probable qu'ils se sont trompés dans leur diagnostic.

Prétendre guérir par l'électricité des convulsions ou des contractures, qui sont l'expression d'une lésion actuelle quelconque du cerveau ou de la moelle, est une opinion qui n'est pas soutenable. On peut dire plus, qu'il serait dangereux de le tenter.

Mais une fois ces lésions cicatrisées, lorsqu'il persiste des contractures accompagnées ou non de paralysie, peut-on espérer en triompher à l'aide des courants électriques? On peut l'essayer, en mettant à profit une des méthodes rationnelles dont il a été question ; mais on doit peu y compter. Ce sont là les contractures paralytiques que M. Remak prétend guérir si facilement.

### § 2. — Convulsions des enfants.

Presque tous les médecins dont il a été question plus haut ont prétendu guérir à l'aide de l'électricité les convulsions des enfants. Ont-ils obtenu de tels succès, ou se sont-ils fait d'étranges illusions ? C'est ce qu'il est difficile de dire. Quant à moi, je n'oserais jamais conseiller d'y avoir recours en pareille circonstance. Cette méthode ici serait peu rationnelle, car il est évident que les convulsions enfantiles sont en général sous l'influence d'une excitation cérébrale, et l'on doit redouter d'augmenter cette excitation en ayant recours à un agent aussi énergique que l'électricité.

### § 3. — Épilepsie.

Mauduyt, Mazars, Sigaud de Lafond, etc., ont prétendu guérir des épilepsies à l'aide de l'électricité. Lalanne a rapporté un cas de guérison d'une épilepsie remontant à douze ans.

Le docteur Harris a traité huit malades épileptiques au moyen de l'appareil de Muncke ; il a obtenu cinq guérisons dans l'espace de onze jours à cinq semaines. M. Person a employé l'électro-puncture chez une jeune fille de douze ans, atteinte d'une épilepsie qui remontait à six années. Une aiguille fut placée à l'épigastre, l'autre sur la première vertèbre cervicale. Le courant était fourni par une pile à auge ; la petite malade guérit complétement. M. Massé prétend également avoir guéri des épilepsies. Les observations rapportées par ces auteurs manquent de détails suffisants. Comment et à quels instants a-t-on employé l'électricité en pareille circonstance ? est-ce pendant l'attaque, est-ce dans l'intervalle ? étaient-ce de véritables épilepsies ? Je crois que tout médecin raisonnable doit attendre de nouveaux faits et surtout des observations plus sérieuses, pour admettre la possibilité de la guérison d'une si terrible maladie par l'électricité. Quant à moi, je suis très peu porté à admettre la réalité des faits publiés jusqu'à présent.

### § 4. — Catalepsie.

On trouve dans le *Journal de Hufeland* la relation d'un cas de léthargie compliquée de catalepsie et remontant à quatre mois, développée chez une jeune fille âgée de onze ans.

Le docteur Oebre, de New-Rufpin, en obtint la guérison avec la galvanisation opérée avec soixante paires de disques de 8 pouces carrés. Un conducteur était placé au creux de l'estomac, l'autre sur plusieurs points successivement. Il ne fallut que trois séances d'une heure. Fabré-Palaprat a également rapporté un cas d'extase cataleptique guéri par l'électricité. C'est lui-même qui en était le sujet. M. Guitard a cité l'observation d'une léthargie cataleptique de deux mois de durée, qui ayant résisté à tous les moyens mis en usage, fut guérie après six séances d'électrisation opérée avec le courant du premier ordre de l'appareil d'induction.

Ces faits ne sont que des jalons de peu de valeur ; il faudrait des observations plus complètes et plus détaillées pour se faire une opinion à cet égard. Ma conclusion ne saurait être autre ici que celle que je viens de formuler pour l'épilepsie.

## § 5. — Convulsions et contractures hystériques.

Les convulsions et les contractures hystériques constituent certainement un accident contre lequel on peut concevoir *à priori* l'utilité de l'électricité. Il est tout à fait rationnel d'y avoir recours, soit qu'on veuille l'administrer comme agent hyposthénisant, soit qu'on opère sur les muscles antagonistes, soit enfin qu'on en fasse usage comme d'une méthode substitutive, en substituant une convulsion d'une nouvelle espèce aux accidents hystériques. Si l'on parcourt la plupart des anciens traités d'électricité médicale, traités dont j'ai présenté une analyse succincte dans l'introduction historique, on trouve dans presque tous, si ce n'est même dans tous, de prétendues guérisons de convulsions ou de contractures qui peuvent certainement être rangés dans cette catégorie. J'ai peut-être tort de dire prétendues guérisons, car elles sont très certainement possibles. Je n'ai trouvé l'occasion d'employer l'électricité que dans un seul cas de convulsions ou de contractures hystériques; il m'est donc difficile d'avoir une opinion bien nette à cet égard, et je suis obligé de me borner à formuler la série d'expériences qui pourraient être tentées. Je rapporterai ensuite l'observation qui m'est personnelle.

Dans les cas de convulsions hystériques générales, la méthode hyposthénisante et l'action sur les antagonistes ne sont pas applicables. On ne pourrait songer qu'à administrer l'électricité à titre de méthode substitutive.

En pareil cas, ce qu'il y aurait de mieux à faire serait de faire usage de l'électricité au moyen d'un bain tel que celui que j'ai décrit, ou bien d'employer le bain hydro-électrique avec courants dérivés, tel que celui dont M. Moretin a donné la description (1).

Quels résultats obtiendrait-on ? C'est à l'expérience à prononcer, s'il s'agit de convulsions locales. On peut faire usage de l'électricité localisée à l'aide 'd'éponges humides ou de l'électro-puncture, et employer soit des courants continus, soit les courants d'une machine à induction ; il faut que les courants continus ou intermittents aient une énergie notable, et qu'ils soient continués au moins pendant cinq à six minutes pour produire l'hyposthénisation.

(1) Voyez la description de ce *bain hydro-électrique* dans le tome I<sup>er</sup>, p. 444, du *Manuel de matière médicale, de thérapeutique et de pharmacie*, par M. le professeur Bouchardat. 2<sup>e</sup> édition, 1856, 2 vol.

Dans le cas de contractures localisées, on peut faire usage de la méthode hyposthénisante d'après les principes qui viennent d'être rappelés. C'est dans ces accidents seulement qu'on pourrait agir sur les muscles antagonistes. Toutes ces expériences sont à tenter, et il y a probablement des faits curieux à constater en agissant dans cette direction. Voici la seule observation que j'ai pu recueillir à cet égard.

Une jeune femme, âgée de vingt-trois ans, d'une bonne constitution, d'un tempérament nerveux très caractérisé, est entrée dans mon service en octobre 1856 pour une affection caractérisée par des convulsions hystériques du bras gauche. Ces convulsions revenaient plusieurs fois par jour à des heures indéterminées et avec une intensité extrêmement variable. Tantôt fortes et énergiques, elles étaient peu caractérisées et simplement choréiformes dans d'autres instants. Elles cessaient complétement pendant le sommeil. Ces convulsions remontaient à une dizaine de jours. Cette jeune malade nous apprit en même temps que, depuis plusieurs années, elle était sujette à des attaques d'hystérie intenses, qui revenaient à des époques intéterminées et également avec une énergie variable. Un bruit de souffle doux à la base et au premier temps du cœur et un bruit de souffle intermittent dans les deux carotides indiquaient l'existence d'une anémie assez caractérisée. Je voulus profiter de ce cas pour appliquer les courants électriques contre les convulsions hystériques du bras gauche, et j'administrai l'électricité pour la première fois, en faisant circuler le courant entre les réophores maintenus dans les deux mains. Ces courants étaient énergiques et à intermittences rapides. A peine la machine fut-elle en activité, qu'une violente attaque d'hystérie et de convulsions générales se manifestèrent au milieu de cris violents que poussait la malade. Loin d'interrompre le passage des courants, je fis tenir la malade, et malgré ses mouvements désordonnés, je pus continuer à la soumettre à leur action. Cette action dura dix minutes, et je ne l'interrompis que lorsque j'eus maîtrisé l'attaque d'hystérie qui cessa en effet complétement. Les mouvements convulsifs du bras s'étaient également arrêtés ; ils reparurent cependant plusieurs fois dans la journée, mais avec peu d'intensité.

Pendant huit jours, je fis administrer tous les jours une séance d'électricité de douze à quinze minutes : aucune ne fit naître d'attaque d'hystérie, et toutes firent cesser, dès l'instant de leur application, les mouvements convulsifs.

Ces derniers diminuèrent peu à peu, et ils ne se reproduisirent plus dans la journée que légers et fugaces. Au bout de huit jours, la malade se trouvait si bien, qu'elle voulut sortir, bien qu'elle ne fût pas complétement guérie. Il reparaissait de temps en temps quelques convulsions légères du bras, convulsions qui étaient bien peu de chose, si on les comparait à ce qu'elles étaient à l'instant de l'entrée de la malade. Mais enfin elles n'avaient pas complétement disparu, et toutes nos instances ne purent retenir la malade à l'hôpital.

### § 6. — Chorée.

Labaume, Fabré-Palaprat et bien d'autres médecins, ont affirmé que la chorée guérissait sous l'influence de l'emploi de l'électricité. On comprend très bien la possibilité de pareils faits, lorsqu'on voit souvent cette maladie s'améliorer ou guérir sous l'influence de la noix

vomique, de la strychnine, de la brucine, etc., qui, en
définitive, sont des excitants du système musculaire, et
qui produisent sur cet appareil une action tout à fait
analogue à celle des courants électriques. Mais il ne
s'agit pas de concevoir cette action, il faut des faits,
recueillis comme on peut les recueillir avec toute la
sévérité des méthodes actuelles. Or, ces faits n'existent
pas, et il n'y a dans la science que quelques jalons à
peine capables d'indiquer la route qu'il faut suivre.

Dans la chorée générale, ou du moins affectant la
plus grande partie du système locomoteur, l'administration de l'électricité par la méthode hyposthénisante
n'est pas applicable, et l'on ne doit pas y songer ; elle
produirait une perturbation trop grande dans l'organisme ; on ne peut qu'avoir recours aux moyens que
nous avons indiqués pour les convulsions hystériques
générales, c'est-à-dire la méthode substitutive en employant, soit le bain électrique que j'ai indiqué, soit
celui basé sur les idées de M. Moretin. On pourrait
encore employer l'électricité perturbatrice à l'aide de
bains de pieds ou de bains de mains, ou bien de conducteurs métalliques tenus dans les deux mains, ou
appliqués à la face inférieure des deux pieds.

En 1850, j'étais chargé du service de M. Serres à
l'hôpital de la Pitié, j'eus l'occasion d'employer cette
dernière méthode sur une jeune fille de seize ans, choréique au plus haut degré. On avait employé successivement et inutilement les affusions d'eau froide, les
bains sulfureux, l'opium, la belladone, le quinquina et
le fer. L'électricité fut administrée pendant huit jours
consécutifs, à l'aide de cylindres métalliques appliqués
successivement aux deux plantes des pieds et dans les
paumes des deux mains. Les courants étaient d'une

énergie modérée, les séances duraient quinze minutes. Les résultats furent complétement nuls : bien plus, au bout de cette semaine, la chorée sembla notablement augmentée, et je fis interrompre les séances. Malgré ce résultat, je suis tout à fait porté à recommencer de semblables expériences quand j'en trouverai l'occasion.

*Chorée partielle ou locale.* — Dans le cas de chorée partielle ou locale, on peut tenter la méthode hyposthénisante administrée à l'aide des conducteurs humides ou de l'électro-puncture, et au moyen de courants continus ou de courants d'induction.

Voici une expérience que j'ai tentée dans ces derniers temps, je la rapporte textuellement ; elle pourra servir de guide aux médecins qui voudront opérer dans cette voie.

Une jeune fille de dix-huit ans, domestique, d'une constitution robuste et solide et d'une excellente santé, est atteinte depuis onze mois d'une hémichorée droite de la face. Cette affection, à laquelle d'autres médecins, consultés avant nous, avaient donné le nom de *tic non douloureux de la face*, était caractérisée par des grimaces affreuses de tout le côté droit de la face animé par les filets du nerf facial. Les contorsions, de nature tout à fait choréique, étaient on ne peut plus violentes et sans aucune interruption ; elles diminuaient et devenaient très faibles pendant le sommeil, mais ne cessaient pas complétement. J'essayai chez cette jeune malade la méthode hyposthénisante. Le pôle positif d'une machine de Breton fut appliqué au point d'émergence des filets du nerf facial au moyen d'une éponge humide. Le courant négatif, à l'aide d'un conducteur semblable, fut placé successivement au front, au devant

du nez, à la commissure des lèvres et au menton. Le
courant était très énergique, à intermittences rapides ;
la durée était de cinq à six minutes. Dans le premier
instant de son application la douleur était très vive, la
malade criait ; mais cette douleur cessait bientôt, et la
patiente n'accusait plus dans les parties traversées par
le courant qu'une sensation d'engourdissement. La
séance étant terminée, les mouvements choréiques
avaient cessé complétement. Le premier jour, cette
cessation complète se prolongea une demi-heure, puis
les mouvements revinrent peu à peu, et au bout d'une
heure l'hémichorée avait repris toute son intensité.

On continua vingt jours ces séances, et les vingt
jours les résultats furent constamment les mêmes, c'est-
à-dire que les mouvements choréiques s'interrompaient
après chaque séance pendant un temps qui pouvait varier de vingt à cinquante minutes, jamais plus ; puis
tout revenait.

Pendant dix jours, on appliqua les mêmes courants
à l'aide de l'électro-puncture ; les résultats furent encore les mêmes. Au bout de trente jours, on cessa tout
traitement. La malade fut soumise quinze jours à la
médication hydrothérapique, qui fut elle-même interrompue pour cause de réparation des appareils. La
malade fut alors de nouveau soumise à l'action hyposthénisante des courants, nous vîmes les mêmes effets.
Cependant la maladie est très améliorée, et il s'en faut
de très peu que la guérison soit complète ; malgré la
presque certitude d'un succès à peu près complet, la
malade s'est trouvée tellement bien, qu'elle a voulu
quitter l'hôpital avant la fin du traitement.

### § 7. — Tétanos.

Quelle est l'espèce de tétanos que beaucoup de médecins ont prétendu guérir au moyen de l'électricité ? C'est un point qu'il est d'abord important d'établir, car la certitude d'un diagnostic très rigoureux est indispensable pour admettre la possibilité de guérir, au moyen de cet agent, cet accident formidable.

Il existe d'abord une variété de tétanos, la plus commune peut-être, qui constitue le symptôme, soit d'une méningite rachidienne, soit de certaines formes de myélite aiguë ; il est évident qu'on n'a pu songer à administrer l'électricité en cas pareil. Il y a une variété de tétanos qu'on peut appeler nerveux, et qui est le résultat purement sympathique de blessures avec déchirement, de l'action du froid et de bien d'autres causes. Cette espèce, que l'on observe quelquefois et qu'il n'est souvent pas facile de distinguer de la première, est la seule dans le traitement de laquelle on puisse songer à employer l'électricité.

La plupart des auteurs dont nous avons analysé les ouvrages et qui sont classés dans la première période de notre introduction historique, ont prétendu guérir le tétanos. En pareil cas, de simples assertions n'ont aucune valeur, et l'absence d'observations sérieuses nous empêche d'admettre la réalité de ces prétendues guérisons.

Plus récemment Nobili, et après lui Matteucci, ont recommandé l'emploi des courants électriques directs dans le tétanos. Voici de quelle manière ce dernier physicien explique la possibilité de guérir cette affection par l'administration des courants : Un courant qui circule par saccades, pendant un certain temps, dans les nerfs d'un animal, produit des convulsions tétaniques. Le courant direct continu occasionne, au contraire, la paralysie, quand il est suffisamment prolongé. On peut donc être autorisé à conclure que le passage continu de celui-ci dans un muscle tétanisé doit détruire ce dernier état en le ramenant vers un autre plus ou moins voisin de la paralysie. On voit que l'explication du physicien italien est la même que celle que nous avons invoquée dans le traitement général des contractures et dont on retrouve la première idée dans l'ouvrage de M. de Humboldt, publié au commencement de ce siècle. M. Valérius prétend qu'en opérant sur des grenouilles tétanisées par la strychnine, on voit l'accès de tétanos cesser sous l'influence du passage prolongé du courant direct. Les grenouilles meurent sans présenter ces convulsions que l'on remarque chez elles quand elles n'ont pas été soumises au courant continu.

Pour traiter le tétanos par la méthode de Nobili, il faut faire passer un courant continu direct le long de la moelle épinière, et pour empêcher les contractions musculaires, on introduit le malade graduellement dans le circuit de l'appareil galvanique. M. du Bois Raymond a objecté contre cette méthode que la moelle épinière étant située très profondément, il faudrait faire usage de courants très intenses, dont l'application pourrait ne pas être sans dangers.

On ne peut nier que les idées de MM. Nobili et Matteucci ne reposent sur une base rationnelle ; mais leur procédé opératoire ne mérite pas le même éloge, et l'observation de M. du Bois Raymond est fort juste. Si l'on veut hyposthéniser les muscles affectés de contractions tétaniques, il faut agir non-seulement sur la moelle épinière qui paraît être le point de départ du tétanos, mais encore sur les muscles tétanisés eux-mêmes. C'est alors qu'on pourrait administrer l'électricité au moyen des bains de pieds ou de bains entiers, ou bien la faire pénétrer dans le système locomoteur à l'aide de cylindres métalliques bons conducteurs, placés alternativement dans les mains ou sous les pieds.

Ce n'est, du reste, qu'en tremblant que j'engagerais les médecins à essayer l'électricité dans le tétanos. Dans cette affection essentiellement convulsive, et dont nous ignorons la nature intime, tout semble protester contre cette administration. Aucun fait de tétanos nerveux ne s'est présenté dans mon service depuis deux ans que j'ai eu connaissance des idées de MM. Nobili et Matteucci, de sorte que je n'ai pu expérimenter ce moyen. Lorsqu'on nous aura cité des faits authentiques de guérison bien recueillis, rapportés avec tous leurs détails, il faudra bien les admettre; mais, jusque-là, tout médecin sage doit rester dans le doute le plus grand.

### § 8. — Contracture rhumatismale.

La contracture accompagne quelquefois le rhumatisme musculaire aigu; elle existe en même temps que la douleur et sert ainsi à caractériser la maladie. Le torticolis est un des exemples les plus communs de ce rhumatisme avec contracture. D'après M. Duchenne, l'électrisation cutanée, appliquée sur le lieu même de la douleur et de la contracture, fait disparaître cette contracture et cette douleur. M. Bougard, dans les articles qu'il vient de faire paraître dans le *Journal de médecine de Bruxelles,* insiste également sur ces guérisons et ajoute : «Mais c'est seulement lorsque la contracture se présente avec un caractère ambulant et peut menacer l'existence en se portant sur des organes essentiels à la vie, le diaphragme par exemple, que l'électrisation cutanée énergiquement pratiquée peut rendre de grands services. Tout ceci est possible ; mais est-ce vrai ? Pour la guérison du rhumatisme musculaire aigu avec contracture, peut-être, je ne le nie pas ; mais dans quelques cas où je l'ai essayée, je n'ai obtenu aucun succès de l'électrisation cutanée ; il faut donc admettre au moins qu'il n'y a pas toujours guérison. Quant à ces contractures ambulantes qui peuvent se porter sur des organes essentiels à la vie et compromettre l'existence, je cherche encore de semblables faits. Voici vingt ans que je suis les hôpitaux, depuis huit ans je suis à la tête d'un service d'hôpital, et je n'ai jamais rien observé de semblable. Encore une fois, je ne nie pas qu'il puisse en être ainsi ; mais il serait à désirer que les médecins des hôpitaux voulussent bien faire connaître les cas analogues qui pourraient se présenter à leur observation.

La contracture musculaire peut être subaiguë ou chronique. Lorsqu'elle est subaiguë, M. Duchenne propose, pour en obtenir la guérison, de placer les muscles antagonistes de celui ou de ceux qui sont contracturés dans un état de contracture artificielle, au moyen de l'électrisation localisée, pratiquée avec des intermittences très rapides et des courants intenses. Cette idée fut mise en pratique, pour la première fois, chez une jeune fille affectée de contracture des muscles rhomboïdes et angulaires. Le courant fut dirigé sur le faisceau radié du grand dentelé, muscle antagoniste du deltoïde, et bientôt le scupulaire reprit son attitude normale.

Dans un cas de torticolis de la portion claviculaire

du trapèze, d'où résultait l'impossibilité de faire tourner la tête de gauche à droite, cas dans lequel d'autres
moyens avaient échoué, M. Duchenne mit le faisceau
antagoniste de la portion claviculaire contractée dans
un état de contracture artificielle, au moyen d'un courant intense à intermittences rapides, et il obtint un
mouvement de la tête de gauche à droite ; et après un
certain nombre d'excitations électriques pratiquées de
la même manière, les mouvements de la tête devinrent
de plus en plus étendus et son attitude plus satisfaisante;
mais il ne dit pas s'il y eut une guérison complète.
Ces faits sont bien peu nombreux pour fixer ce point de
la science et pour établir que la contracture musculaire
aiguë, et la sub-aiguë surtout, peuvent guérir par la
contraction artificielle des muscles antagonistes de ceux
qui sont rhumatisés, contracture artificielle pratiquée
au moyen de courants localisés ; il faut des faits plus
multipliés et plus complets pour justifier une semblable
conclusion. Quant à la contracture chronique, elle détermine, la plupart du temps, le raccourcissement des
muscles, des atrophies avec déviations osseuses, etc.,
et je doute fort que l'électricité localisée puisse exercer
une influence heureuse quelconque sur de tels états. Je
ne crois pas davantage, en pareil cas, à l'influence de
l'électricité administrée par la méthode hyposthénisante. Il est même douteux, le muscle étant raccourci,
que cette dernière puisse faire cesser momentanément
la contraction.

### § 9. — Contracture des extrémités.

La contracture des extrémités est une maladie à part
et qu'on a souvent considérée comme de nature rhuma-

tismale. C'est une affection assez fréquente et dont on observe chaque année un certain nombre de cas dans les hôpitaux et spécialement à l'hôpital des Enfants.

Cette contracture guérit en général assez facilement, spontanément ou sous l'influence d'un certain nombre d'agents thérapeutiques. Les bains simples, les bains sulfureux et d'autres moyens encore peuvent amener ce résultat. Pourrait-elle guérir sous l'influence des courants électriques ? Je n'ai trouvé aucun exemple de ces contractures traitées par l'électricité. Deux cas de contractures des extrémités se sont présentés à mon observation dans mon service. J'ai essayé de les combattre en agissant de manière à produire une contracture artificielle des muscles antagonistes des fléchisseurs des mains et des pieds, muscles fléchisseurs qui étaient le siège de ces contractures. J'ai pu ainsi les faire cesser momentanément ; mais dès que j'interrompais les courants dirigés sur les extenseurs, la contracture des fléchisseurs reparaissait immédiatement. En définitive, je n'ai obtenu aucune amélioration dans ces deux cas, qui guérirent, du reste, rapidement, sous l'influence des bains et de l'opium administré à dose assez élevée et progressivement croissante. De pareilles tentatives doivent être reprises, et l'on ne doit pas considérer la science comme fixée à cet égard ; du reste, dans les deux cas dans lesquels j'ai expérimenté en employant l'électrisation des antagonistes, je n'ai fait à chaque malade que cinq à six séances de sept à huit minutes chacune.

# CHAPITRE IV.

### DES NÉVRALGIES ET DES HYPERESTHÉSIES.

### § 1. — **Névralgies.**

Depuis que l'on s'occupe des applications de l'électricité à la médecine, on a employé cet agent contre les névralgies, et l'on trouve cette classe de maladies toujours comprise dans la liste des affections qu'on prétendait guérir ainsi avec facilité. Fabré-Palaprat fut un des premiers qui annonça avoir guéri des névralgies au moyen de l'électro-puncture. Magendie toutefois peut être considéré comme le médecin qui le premier employa l'électro-puncture d'une manière rationnelle contre les névralgies, et qui eut l'idée de faire pénétrer directement dans les nerfs eux-mêmes les courants électriques. Il s'en est servi spécialement dans le traitement des névralgies de la cinquième paire en l'appropriant aux connaissances physiologiques que l'on possédait sur les importantes propriétés de ce nerf. Nous empruntons à un intéressant mémoire de M. le docteur James sur le *Traitement des névralgies par l'électricité*, les détails qui vont suivre relativement à la méthode employée par le célèbre physiologiste.

Magendie introduisait deux aiguilles de platine, l'une à l'origine du nerf, ou au moins dans son voisinage immédiat, l'autre vers sa terminaison.

Il faisait usage d'une pile à auges chargée d'un mélange convenable d'eau et d'acide sulfurique ; il agissait d'abord avec peu d'éléments. Les malades comparaient la sensation perçue à une sorte d'étincelle ou d'éclair qui parcourait toutes les divisions du nerf. En même temps les muscles se contractaient. Il ne faut point, dit M. James, prolonger le contact des aiguilles et des conducteurs au delà de quelques secondes. J'ai vu cependant des cas où la douleur n'était heureusement modifiée que quand on avait recours à une sorte de courant continu. Ce dernier fait a pour moi une certaine importance, car il vient confirmer ce que j'aurai à dire tout à l'heure de l'application de l'électricité au traitement des névralgies par la méthode hyposthénisante.

La névralgie disparaissait quelquefois dès le premier contact des aiguilles et des conducteurs. On s'arrêtait alors immédiatement, car une secousse électrique, en l'absence de la douleur, pouvait ramener la névralgie.

Quelquefois il fallait plusieurs séances successives avant que la douleur cessât complétement ; on devait alors augmenter graduellement le nombre des éléments.

M. James conseille aussi de changer quelquefois les conducteurs de pôle, mais il fait observer que ce changement est quelquefois accompagné d'une violente secousse.

Après la cessation de la douleur, on ne retire pas immédiatement les aiguilles, mais on attend quelques instants, et surtout on fait exécuter au malade quelques-uns des mouvements qui habituellement ramènent la névralgie, afin d'être bien certain qu'elle a disparu.

Plus tard, Magendie employa avec non moins de succès la machine magnéto-électrique de Clarke et les appareils électro-magnétiques de Breton ; il s'en trouva aussi bien, d'après M. James.

Les névralgies guéries par ces procédés ont été assez nombreuses. En voici le résumé :

Quatre cas de guérison complète de névralgies de la branche ophthalmique ;

Quatre cas de guérisons de névralgies du nerf maxillaire supérieur ;

Un cas de guérison de névralgie du nerf dentaire inférieur ;

Deux cas de guérisons de névralgies du nerf lingual, coïncidant, du reste, avec des névralgies dentaires ;

Enfin deux insuccès : un dans un cas de névralgie du nerf dentaire inférieur gauche ; un deuxième pour une névralgie de toute la cinquième paire du côté gauche ;

Enfin cinq cas de guérison complète de névralgie sciatique.

Tous ces faits de guérison obtenus par Magendie ou ses élèves ne sauraient être mis en doute. J'ai moi-même été témoin de quelques-uns d'entre eux ; et c'est la conviction qu'ils ont portée dans mon esprit qui m'a engagé plus tard à traiter des névralgies par des procédés analogues. On doit toutefois se demander comment s'est effectuée la guérison dans ces cas divers. Est-ce par une action hyposthénisante, ou bien est-ce par une action révulsive ? Je suis porté à croire que ce n'est par aucun de ces deux modes ; c'est plutôt en vertu d'une véritable action substitutive que ces guérisons ont eu lieu. On doit cependant observer que M. James a fait la remarque que plusieurs fois on avait été obligé de faire usage d'un véritable courant continu. Or, lorsqu'il en a été ainsi, n'est-ce pas une véritable médication contre-stimulante qui a été mise en jeu ?

D'après ces faits, il serait difficile de méconnaître la possibilité de guérir les névralgies les plus intenses et les plus caractérisées par l'application des courants électriques administrés à titre de méthode substitutive ou de méthode perturbatrice. Un pareil traitement est, il est vrai, empirique ; mais enfin il réussit, et il faut s'incliner devant le succès.

Il est deux méthodes que l'on peut employer pour combattre les névralgies par les courants électriques. Ces deux méthodes n'ont aucune analogie entre elles. La première peut être appelée méthode hyposthénisante ; elle consiste à faire agir sur les nerfs siége de la névralgie, des courants continus ou des courants d'induction assez énergiques pour abolir momentanément la sensibilité même de ces nerfs. La deuxième, employée plus particulièrement par M. Duchenne, est la méthode révulsive qui s'applique à l'aide de l'électrisation cutanée. Nous allons étudier chacune de ces méthodes.

## MÉTHODE HYPOSTHÉNISANTE.

La méthode hyposthénisante est basée sur le fait physiologique que nous avons déjà plusieurs fois invoqué, et qui est le suivant :

Lorsqu'on fait circuler un courant direct et continu d'une certaine intensité dans un nerf, et qu'on prolonge son action, on engourdit momentanément la sensibilité et la motilité de ce nerf. On produit le même effet en administrant des courants par induction d'une certaine énergie et à intermittences rapides. Ce qui a lieu pour l'état physiologique, on peut espérer le voir se réaliser pour l'état pathologique, c'est-à-dire pour la contractilité exagérée comme pour la sensibilité augmentée et pervertie. C'est, en effet, ce qui a guidé MM. Nobili et Matteucci dans le traitement qu'ils ont proposé contre le tétanos. C'est ce qui nous engage à formuler la méthode hyposthénisante que nous avons conseillée d'essayer dans le traitement des convulsions et des contractures.

Voyons quelle est la manière de les appliquer et les résultats que l'on a obtenus jusqu'à présent.

*Mode d'application.* — Lorsqu'on applique cette méthode, on fait circuler dans le nerf qui est le siége de la névralgie un courant direct continu d'une force médiocre, dont on maintient l'action pendant un certain temps. Si l'on évite de faire usage de courants trop énergiques, c'est afin d'éviter les douleurs trop vives qu'ils causent infailliblement aux malades et les contractions qui les accompagnent. Quelque précaution que l'on prenne, le commencement du passage du courant est douloureux et accompagné de contractions fibrillaires ; mais si l'on continue, et si le malade a le courage de les supporter, les douleurs diminuent peu à peu, les convulsions également ; la partie s'engourdit progressivement, et bien que le courant ait toujours la même intensité, la partie sur laquelle on agit finit par devenir tout à fait insensible ; dès lors la douleur névralgique cesse complétement, tantôt seulement pour un certain temps, quelquefois pour toujours. La répétition de pareilles actions hyposthénisantes peut amener une guérison complète.

Si l'on se reporte à ce que nous avons dit de l'action physiologique des courants continus, et spécialement des courants continus directs, on comprendra le rôle qu'ils peuvent jouer ici.

Ces courants sont hyposthénisants ; ils diminuent momentanément les propriétés motrices et sensitrices des nerfs, par conséquent ils diminuent la douleur dont ces nerfs peuvent être le siége. Les courants continus agissent donc sur les cordons nerveux, siége des névralgies, en modifiant leur manière d'être, leur mode de sentir, et il se peut qu'ils agissent à la fois et comme calmants de la sensibilité et en vertu d'une espèce de médication substitutive.

C'est en agissant ainsi qu'on a pu guérir un certain nombre de névralgies. Voici maintenant la manière de l'appliquer.

Quand le cordon nerveux a une certaine étendue, on agit sur ce cordon nerveux entre le point le plus rapproché du centre cérébro-spinal où on le peut saisir dans le voisinage de la peau, et le point qui précède ses subdivisions, ou enfin successivement aux principales subdivisions de ce même nerf. On applique à ces deux extrémités, soit une éponge humide adaptée à l'extrémité du réophore, soit une aiguille à acupuncture enfoncée le plus près possible du nerf lui-même. Le pôle positif est placé dans le point le plus rapproché de l'axe cérébro-spinal et le pôle négatif au point le plus éloigné.

Le courant que l'on fait ainsi circuler est celui d'une pile à auges de vingt à trente couples, chargée d'une manière suffisante. Lorsque le tronc nerveux se subdivise rapidement en plusieurs branches, on place le pôle positif sur le point du nerf le plus rapproché des centres nerveux, et l'on promène successivement le pôle négatif sur les branches du nerf qui sont douloureuses. Magendie ne faisait guère usage que de l'électro-puncture ; je l'ai plusieurs fois employée, et je déclare que ce procédé est le meilleur des deux.

Il est rare qu'une seule application des courants électriques suffise, il en faut presque toujours plusieurs. En général, cependant, ce traitement n'est pas long. Si, au bout de douze à quinze séances, on n'a pas réussi, on peut être assuré qu'on ne réussira pas.

Cette manière de traiter les névralgies n'est point encore assez connue, et il est à désirer qu'elle soit expérimentée sur une large échelle par les médecins.

Cette médication est on ne peut plus rationnelle, et le petit nombre d'expériences que j'ai faites ont été suivies de succès. Si l'on fait entrer dans cette catégorie les névralgies traitées par Magendie, on pourrait même dire que les cas de guérison obtenus jusqu'à présent ont été nombreux et remarquables.

Les piles à auges étant maintenant bien délaissées, j'ai cherché si l'on ne pourrait produire cette action hyposthénisante avec des courants d'induction, et voici à quels résultats je suis arrivé :

Si, appliquant les éponges mouillées d'après la méthode que j'ai indiquée, c'est-à-dire entre deux points d'un cordon nerveux d'une certaine longueur, ou entre le tronc et les branches douloureuses de ce nerf, et plaçant le pôle positif du côté du bout central du nerf et le pôle négatif du côté du bout périphérique, on fait passer un courant d'induction de l'appareil Breton ordinaire ou de l'appareil Gaiffe et Loiseau ; si, de plus, ce courant, qu'on fait circuler dans le nerf et ses branches, a une certaine intensité, et si ses intermittences sont rapides, il produit une action absolument analogue à celle d'un courant continu ; il détruit momentanément la sensibilité morbide de ce nerf, et il agit comme véritable courant hyposthénisant. Voici, du reste, ce que l'on observe : dans le premier instant la douleur est excessivement vive, et elle s'accompagne d'un tremblement fibrillaire des muscles placés entre les deux pôles. Cette douleur vive est bientôt remplacée par une sensation d'engourdissement. Cet engourdissement augmente peu à peu, finit par devenir complet et profond, et il persiste jusqu'à la fin de l'application. Quelquefois cette sensation d'engourdissement est interrompue par le retour de quelques-unes des sensations douloureuses qui s'étaient produites à l'instant de son application, mais ce retour n'a pas d'importance; et quand on vient à cesser l'application des courants, ce que l'on fait, en général, au bout de cinq à six minutes, la douleur névralgique a disparu complétement, cette disparition a lieu soit d'une manière complète et pour ne plus revenir, soit pour reparaître quelques heures après, pour cesser de nouveau après une autre application analogue. Les courants par induction d'une certaine intensité et à intermittences rapides, administrés d'une manière continue, et les pôles appliqués en permanence agissent donc absolument comme les véritables courants continus d'une pile à auges ; ils sont essentiellement hyposthénisants.

J'insiste sur ce caractère. Il faut toujours que le pôle positif soit du côté central, et le pôle négatif du côté du bout périphérique, c'est-à-dire que le courant soit direct pour que la douleur soit moindre. Si le contraire avait lieu et si le courant était indirect, les douleurs seraient plus vives pendant tout le temps qu'on ferait circuler le courant d'induction dans le nerf, mais l'action hyposthénisante n'en aurait pas moins lieu.

Voici les résultats que j'ai obtenus en appliquant cette méthode : chez 13 malades atteints de névralgies bien nettes, bien caractérisées, et la plupart intenses ; tous ces faits ont été recueillis à l'hôpital et en présence des nombreux élèves qui suivaient ma clinique.

*Névralgie sciatique.* — 4 cas, 3 hommes et 1 femme. 1 des 2 hommes fut guéri en 2 séances, l'autre en 6 ; la femme le fut en 5. Le 3ᵉ homme éprouva une très grande amélioration, mais on ne put faire disparaître complétement une douleur névralgique persistant dans le mollet, on la combattit et on la fit disparaître par la cautérisation transcurrente. — Ces malades sortirent de l'hôpital parfaitement guéris. Je n'en ai plus entendu parler depuis.

*Névralgie intercostale.* — Par un hasard assez heureux, pendant que je me livrais à ces expériences, 6 névralgies intercostales entrèrent dans mon service, 5 hommes et 1 femme. Les 6 malades guérirent, et les séances ne dépassèrent jamais le nombre 7. Toutes séances de 5 minutes comme dans toutes les névralgies que j'ai traitées. Les malades furent gardés quelques jours après à l'hôpital, et il n'y eut aucune apparence de récidive.

*Névralgie iléo-lombaire.* — Un homme atteint d'une névralgie iléo-lombaire très intense et qui le faisait beaucoup souffrir depuis un mois, en fut guéri complétement en 8 séances. On le garda longtemps après à l'hôpital, et il n'y avait pas apparence de récidive à sa sortie. Je n'en ai pas entendu parler.

*Névralgie trifaciale.* — J'ai eu l'occasion de traiter deux malades atteints de névralgie trifaciale. Le premier était un homme de cinquante-cinq ans, d'une constitution détériorée, traînant les hôpitaux depuis cinq à six ans, et atteint d'une névralgie qui portait sur les trois branches ophthalmiques sous-orbitaire et maxillaire inférieure du trifacial. Cet homme, qui exagérait singulièrement sa maladie, fut traité pendant un mois par la méthode hyposthénisante ; il prétendit n'en avoir éprouvé aucune amélioration. Il me sembla à la fin exagérer d'une manière tellement évidente les souffrances qu'il prétendait ressentir, que j'ai dû cesser le traitement. Il demanda à quitter l'hôpital.

Le deuxième cas est bien remarquable : il s'agit d'une jeune femme de chambre âgée de dix-neuf ans, placée dans une maison dont je suis le médecin.

Elle fut prise, à la fin d'août 1856, d'une névralgie qui occupait les deux nerfs sus-orbitaires, et qui présentait la marche suivante : A onze heures du matin, la douleur commençait ; de onze à quatre heures, elle augmentait progressivement, tout en étant tolérable, et lui permettant de faire son service. Vers quatre à cinq heures, elle augmentait d'intensité et l'obligeait de se mettre au lit. Cette intensité était extrême jusqu'à deux heures du matin. et, dans les premières heures de la nuit, les douleurs étaient tellement vives, qu'elle ne cessait de pousser des cris violents, Dans les instants où la douleur était la plus vive, il y avait des mouvements convulsifs du front et des paupières.

A deux heures, la douleur décroissait et elle diminuait progressivement jusqu'à cinq heures du matin, heure à laquelle elle s'endormait. Puis tout recommençait à onze heures.

Le médecin de la campagne qu'elle habitait la traita pendant six semaines (1er septembre au 15 octobre) par la méthode la plus rationnelle ; il employa le sulfate de quinine avec une persévérance très grande, le quinquina en poudre, les pilules de Meglin, la valériane., l'opium, les vésicatoires morphinés. On n'obtint pas la moindre amélioration. Le 15 octobre, époque du retour de sa maîtresse à Paris, elle n'avait pas éprouvé le moindre changement. Je l'examinai et j'employai pendant quinze jours la valérianate de quinine d'abord, le sulfate de quinine ensuite ; je n'obtins absolument rien.

Les accès étaient aussi longs, les douleurs aussi intenses. Je proposai à sa maîtresse d'employer l'électricité à dose hyposthénisante ; elle y consentit, et je la traitai au moyen de l'appareil Gaiffe et Loiseau. — Les trois premiers jours une séance de dix à quinze minutes fut donnée à une heure, les deux réophores étant placés entre les deux régions temporales pendant une moitié de la séance et entre les deux nerfs sus-orbitaire pendant la seconde moitié. Chaque fois la douleur disparut rapidement, et la malade n'en ressentit aucune atteinte jusqu'à six heures du soir, instant auquel elle revenait.

Dès lors on fit deux séances par jour, une à une heure, une à six heures, et en dix jours la guérison fut complète et absolue.

A l'instant où j'écris ces lignes, elle s'est parfaitement maintenue depuis six semaines.

Je ne saurais donc trop engager les praticiens à essayer la méthode contro-stimulante des courants d'induction contre les névralgies. Ce sont des maladies si douloureuses et si souvent rebelles à tous les agents thérapeutiques, qu'il serait heureux qu'on trouvât dans l'électricité un modificateur énergique de cette névralgie. Les faits dont je viens de donner le résumé ne peuvent être que des jalons destinés à guider le médecin qui voudra expérimenter cette méthode ; il faudrait des faits bien plus nombreux pour décider la question.

### ÉLECTRISATION CUTANÉE.

Le deuxième mode de traitement destiné à guérir les névralgies a été imaginé par M. Duchenne, qui l'a appliqué particulièrement à la névralgie sciatique. D'après ce médecin, on guérit très souvent cette névralgie au moyen de l'électrisation cutanée pratiquée, soit sur une partie quelconque du tégument cutané, soit sur le trajet même du nerf malade *loco dolente*. L'électrisation cutanée produit indirectement, suivant ce médecin, l'anesthésie du nerf malade en déterminant une douleur dérivatrice. A mon avis, ce n'est pas seulement une augmentation de la sensibilité cutanée que produit ce mode d'application de l'électricité, mais encore une véritable hypérémie capillaire qui très probablement doit jouer un rôle dans le déplacement de la douleur névralgique.

L'électrisation cutanée s'obtient à l'aide du pinceau ou des brosses métalliques que nous avons décrits plus haut, et en opérant une sorte de fustigation du tégument cutané sur lequel on veut agir ; l'amélioration que l'on obtient ainsi a quelquefois lieu avec une rapidité extrême ; mais dans d'autres circonstances, il faut y revenir un certain nombre de fois, et dans quelques cas, y insister avec une grande persévérance.

Ce mode de traitement est susceptible d'être employé non-seulement contre la névralgie sciatique, mais encore contre toute autre espèce de névralgie. J'ai eu l'occasion de l'employer dans la névralgie sciatique, dans la névralgie intercostale et dans les névralgies de la cinquième paire, et les résultats que j'ai obtenus sont loin d'avoir été toujours satisfaisants. Sur une dizaine de cas de névralgies sciatiques, j'ai obtenu un seul succès complet ; je dois avouer qu'il a eu lieu rapidement et qu'il n'y a pas eu de récidive.

Dans plusieurs cas de névralgies intercostales, je n'ai obtenu que des améliorations momentanées, mais pas un seul cas de guérison. Je n'ai eu que très peu d'occasions de l'employer dans la névralgie trifaciale ; ce n'est que dans deux cas que j'ai pu le faire. Dans l'un des deux cas, il y eut amélioration momentanée ; dans l'autre, les douleurs semblèrent s'exaspérer notablement sous l'influence du traitement.

En résumé, je crois que le procédé de M. Duchenne, pour être jugé définitivement, a besoin d'être expérimenté dans un certain nombre de cas et dans les diverses espèces de névralgies. Ce n'est en effet qu'avec une statistique raisonnée qu'on pourra se faire une opinion à cet égard. Il est rationnel de l'employer, et on ne devra pas s'étonner si l'on obtient de bons résultats de son usage. Mes essais sur l'électrisation cutanée dans les névralgies remontent à 1851, et je me propose de les reprendre, bien que je sois porté à leur préférer la méthode hyposthénisante par les courants d'induction.

<h3 style="text-align:center">§ 2. — Des hyperesthésies.</h3>

L'hyperesthésie est, dans l'immense majorité des cas, un symptôme de l'hystérie. Elle se présente dans plusieurs conditions, et il est important de distinguer ces cas différents les uns des autres.

1° L'hyperesthésie cutanée est le seul phénomène morbide. Dans ce cas, l'électrisation cutanée ne pourrait que l'augmenter ; je ne pense pas que ce moyen puisse modifier de telle manière cette augmentation de sensibilité, qu'elle la fasse disparaître.

2° L'hyperesthésie cutanée coïncide avec une hyperesthésie musculaire profonde de la partie correspondante. Dans ce cas, comme dans le précédent, l'électrisation cutanée ou la production de contractions musculaires ne pourraient qu'augmenter ces phénomènes morbides.

3° L'hyperesthésie musculaire profonde coïncide, soit avec une sensibilité cutanée normale, soit avec une anesthésie de la partie correspondante.

C'est dans ce troisième cas que M. Duchenne conseille l'application de l'électrisation cutanée. On conçoit, en effet, qu'elle puisse réussir. Son emploi est rationnel, et la dérivation énergique qu'elle produit à la peau peut faire disparaître l'hyperesthésie musculaire profonde. Cette idée, toute rationnelle qu'elle soit, est un peu théorique ; il est à désirer que de nouveaux faits viennent la confirmer.

## ARTHRALGIES.

Sous la dénomination d'arthralgies, nous n'entendons parler ni des douleurs du rhumatisme articulaire aigu, ni de l'arthralgie saturnine, mais simplement de douleurs articulaires qui se rapprochent de la nature de celles du rhumatisme musculaire ou même de douleurs articulaires purement nerveuses.

Ces douleurs peuvent se produire sous l'influence du froid, de l'humidité, quelquefois à la suite de l'immobilité absolue et trop prolongée des membres. Dans cette espèce d'arthralgie, l'électrisation cutanée peut produire de bons effets. Il est au moins rationnel d'en faire usage. M. Duchenne rapporte plusieurs exemples de douleurs articulaires qui semblent avoir cédé promptement à l'application de la fustigation électrique cutanée.

# CHAPITRE V.

### DES ATROPHIES.

Les atrophies musculaires sont de plusieurs espèces ; les unes sont curables, les autres, au contraire, ne peuvent subir aucune modification des agents thérapeutiques qu'on emploie contre elles, et en particulier de l'électricité. C'est faute d'avoir établi ces distinctions qu'on discute encore autant sur la curabilité ou l'incurabilité de ces affections.

Il est d'abord un certain nombre d'atrophies que nous devons éliminer : ce sont toutes celles qui atteignent des muscles qui, pour une cause quelconque, cessent de fonctionner. C'est en particulier ce que l'on observe dans les cas suivants : les paralysies complètes symptomatiques de lésions cérébrales ou médullaires ; les muscles qui servent à faire mouvoir les articulations atteintes de luxations anciennes non réduites et consécutivement ankylosées ; les muscles atteints de paralysie rhumatismale négligée, et bien d'autres espèces encore. Dans tous les cas, les muscles qui ont cessé de fonctionner s'atrophient ; et quand cette atrophie a duré un certain temps, la modification qu'elle a déterminée dans les muscles est devenue incurable.

Ce n'est pas de cette variété d'atrophies que nous voulons parler ici, il en a déjà été suffisamment question ; mais en dehors de ces espèces, il en est deux dans lesquelles l'atrophie joue le rôle principal et qui, en conséquence, méritent plus particulièrement ce nom.

La première est l'*atrophie musculaire* ou *paralysie atrophique* découverte par M. le professeur Cruveilhier ;

la deuxième est l'*atrophie musculaire essentielle*. Nous expliquerons plus loin la différence qu'il est possible d'après nous d'établir entre ces deux affections.

### Atrophie musculaire progressive, ou paralysie atrophique.

Cette paralysie musculaire, tantôt partielle, tantôt générale, est caractérisée cliniquement par la paralysie graduelle avec atrophie correspondante des muscles soumis à la volonté, paralysie et atrophie qui coïncident avec l'intégrité parfaite du sentiment, l'intégrité parfaite des facultés intellectuelles et affectives et l'intégrité parfaite des fonctions nutritives autres que la nutrition musculaire. La myotilité volontaire est donc la seule fonction lésée. Cette paralysie musculaire est caractérisée cliniquement : 1° par l'atrophie musculaire de la vie de relation ; 2° par l'atrophie des racines antérieures des nerfs spinaux avec intégrité parfaite des racines postérieures des mêmes nerfs, intégrité parfaite de l'encéphale et de la moelle épinière. Les nerfs et les muscles de la myotilité volontaire sont donc seuls lésés.

Dans le mémoire intéressant qu'il a lu sur ce sujet à l'Académie des sciences, M. Cruveilhier s'exprime ainsi : « Le hasard a voulu que je fusse le premier à qui il ait été donné de faire l'anatomie pathologique de cette maladie ; c'est là tout le secret de la part que j'ai prise à sa détermination, dont, je ne crains pas de le dire hautement, parce que c'est la vérité, la priorité ne saurait m'être contestée. » C'est, en effet, ce qui est accepté comme tel sans contestation.

La première observation recueillie par M. Cruveilhier remonte à 1832. C'était chez une dame âgée de qnarante ans, qui succomba à une paralysie musculaire générale. On avait cru à une lésion profonde de la moelle ; on put en obtenir l'autopsie, et l'on fut profondément surpris de trouver le cordon rachidien parfaitement intact. A cette époque, il ne songea pas à examiner les racines des nerfs rachidiens.

Pendant huit années qu'il fut médecin de la Salpêtrière, M. Cruveilhier n'observa pas de paralysie atrophique ; ce qui le porta à penser que c'était une maladie de la jeunesse et de l'âge adulte, et nullement de la vieillesse.

M. Cruveilhier a observé depuis plusieurs exemples tant en ville qu'à l'hôpital de la Charité, mais ils restèrent stériles, faute d'autopsie.

L'observation la plus complète qu'il put recueillir fut celle d'un jeune berger de dix-huit ans, nommé Legrand, et qui fut admis dans son service le 20 mars 1848. Il succomba, onze jours après son entrée, à une variole confluente. L'autopsie révéla l'atrophie des muscles, l'absence d'altération du cerveau et de la moelle épinière. Mais M. Cruveilhier ne songea pas encore à examiner les racines des nerfs. C'est à dater de cette époque (avril 1848) que ce professeur détermina cette paralysie et la sépara définitivement d'avec les paralysies qui ont leur principe au cerveau et à la moelle épinière. Il en fit le sujet d'une de ses leçons d'anatomie pathologique à la Faculté, pendant le cours du semestre d'été 1848, à l'occasion de la classe des atrophies.

M. Duchenne, de Boulogne, qui avait observé le malade dans les salles de M. Cruveilhier, mais qui n'avait pas assisté à l'autopsie, présenta à l'Académie des sciences, au commencement de 1849, un mémoire

intitulé *Atrophie musculaire avec transformation graisseuse*, en reconnaissant loyalement, à la tête de son
travail , que c'était à une autopsie dont M. Cruveilhier lui avait communiqué les résultats, qu'il devait la connaissance de ce fait d'anatomie pathologique.

C'est encore par suite de cette autopsie , dit
M. Cruveilhier, qu'en septembre 1850, M. Aran a pu
résumer, dans un excellent travail sous le titre d'*Atrophie musculaire progressive*, un grand nombre de faits
du même genre, recueillis pour la plupart à l'hôpital
de la Charité.

C'est enfin chez un malade nommé Lecomte, admis
dans son service à l'hôpital de la Charité en juillet 1850,
et qui ne succomba qu'en 1854, que M. Cruveilhier
découvrit l'atrophie des racines antérieures des nerfs
spinaux.

Si nous résumons maintenant les conséquences auxquelles M. Cruveilhier est amené dans son travail, nous
pourrons établir ce qui suit :

La paralysie atrophique est caractérisée par l'atrophie du système musculaire de la vie de relation et par
l'atrophie des racines antérieures des nerfs spinaux :
les racines postérieures des mêmes nerfs et les différentes parties de l'encéphale et de la moelle épinière
étant dans un état d'intégrité parfaite. Il n'y a donc de
lésés dans cette affection que les organes de la myotilité volontaire, *muscles et nerfs.*

Cette espèce de paralysie atrophique musculaire en-
vahit successivement et graduellement, faisceau par
faisceau, fibre par fibre, les muscles soumis à la volonté, en laissant intactes la sensibilité générale et spéciale, les facultés intellectuelles et affectives et toutes

les fonctions de la vie de nutrition autres que la nutrition musculaire.

M. Cruveilhier reconnaît deux degrés dans l'état d'atrophie des muscles.

PREMIER DEGRÉ. — *Atrophie par macilence* qui réduit le muscle du cinquième au dixième, et même au vingtième de son poids et de son volume ordinaires, sans altération de sa structure, mais seulement avec diminution notable dans l'intensité de la coloration rouge.

DEUXIÈME DEGRÉ. — *L'atrophie par transformation graisseuse.* — Un degré intermédiaire est la décoloration du muscle qui présente une teinte rose pâle, à la manière des muscles de la vie organique.

Quelle est l'action de l'électricité sur les muscles atteints de ces deux degrés d'atrophie. C'est une étude intéressante à faire et qui mérite d'être prise en considération.

M. Duchenne, et plus tard M. Valérius, qui se sont livrés à cette étude, ont reconnu qu'en faisant circuler un courant interrompu à travers un muscle atteint d'atrophie progressive, la sensibilité et la contractilité électriques étaient diminuées, mais non abolies, et que la sensibilité des nerfs du sentiment qui se distribuent à la peau était conservée ou peu affaiblie. M. Valérius a noté de plus qu'en prolongeant l'action des courants pendant un quart d'heure à peu près, le malade éprouvait une chaleur intense et qui se prolongeait pendant plusieurs heures après l'application de l'électricité. Cette expérience contribue à prouver la conservation de la sensibilité des nerfs de sentiment. A une époque plus avancée, et même avant que les fibres musculaires se soient toutes atrophiées, le muscle ne se contracte plus, quelque intenses que soient les courants auxquels on le soumet ; mais la sensibilité des nerfs sensoriaux persiste toujours.

Les expériences auxquelles je me suis livré chez plusieurs sujets atteints de cette affection me permettent de formuler d'une autre manière le résultat de mes observations relatives à l'action de l'électricité.

La contractilité musculaire persiste dans les fibres restantes, et elle y a le même degré d'énergie. Mais comme ces fibres sont considérablement diminuées de nombre, il résulte de là que la contractilité totale du muscle est notablement diminuée. On peut dire d'une manière générale que le degré de la diminution de la contractilité électro-musculaire est en raison directe de la diminution du nombre des fibres musculaires. Lorsque les muscles sont le siége de la transformation graisseuse, la contractilité électro-musculaire est anéantie.

Peut-on espérer guérir cette grave maladie au moyen des courants électriques? On a pensé pouvoir y parvenir surtout dans la première période de l'affection. C'est une étrange erreur. L'atrophie musculaire est la conséquence de l'atrophie des racines antérieures des nerfs spinaux, et l'électricité ne saurait avoir aucune action reconstituante sur des muscles atrophiés sous cette influence. De nombreuses tentatives ont déjà prouvé que cette conclusion n'était que trop vraie. Non-seulement les courants électriques n'exercent aucune influence heureuse sur la marche de l'atrophie, mais encore quelquefois ils semblent hâter la marche de la maladie et accélérer l'atrophie. M. Valérius est arrivé aux mêmes conclusions lorsqu'il dit : « J'ai appliqué ce moyen avec assez de persévérance pour pouvoir me prononcer sur sa valeur, et je dois déclarer que l'électricité employée sous forme de courants interrompus, appliqués sur les muscles atteints, n'a pas eu plus de succès que tous les autres remèdes dont on avait fait usage. »

Je crois que ce qu'il y a de mieux à faire dans des cas de paralysies atrophiques symptomatiques d'une atrophie des racines antérieures des nerfs spinaux, c'est de ne pas songer à appliquer l'électricité.

### *Atrophies musculaires essentielles.*

En dehors des atrophies musculaires qui se produisent comme conséquence de l'atrophie des racines antérieures des nerfs rachidiens, il existe un certain nombre d'autres atrophies qu'on ne peut rapporter à cette cause. Nous examinerons successivement les cas divers qui peuvent être rangés dans cette catégorie.

#### 1° Atrophies musculaires graisseuses.

Nous rangeons dans cette première section un certain nombre de cas d'atrophies musculaires auxquels M. Duchenne donne le nom d'*atrophies musculaires graisseuses*, et qui portent sur des muscles isolés ou sur des parties bien circonscrites du système locomoteur et n'embrassent qu'un petit nombre de muscles. Ces atrophies isolées ont été bien étudiées par ce médecin qui y reconnaît deux périodes.

*Première période ou période d'atrophie.* — Cette période est caractérisée par la diminution du nombre des fibres musculaires, mais non par la diminution de volume de chacune d'elles. On y observe des contractions fibrillaires et l'irritabilité y est conservée. La durée de cette période est quelquefois très longue, et la guérison est possible tant que la maladie ne l'a pas dépassée. M. Duchenne pense que, prise à temps, au début surtout, et traitée par des courants développés par des appareils d'une grande force et à intermittences très rapides, ces atrophies peuvent guérir ; suivant lui, ces courants peuvent non-seulement arrêter la maladie, mais ramener la nutrition de la partie atrophiée à son type normal. Les observations recueillies par M. Duchenne viennent confirmer son opinion. J'ai recueilli deux faits analogues à ceux dont il a donné l'histoire. M. le docteur Maurin en a également publié une observation remarquable dans sa thèse. On peut donc admettre qu'à cette première période, on doit toujours tenter de traiter cette maladie par les courants électriques.

La *deuxième période* est appelée par M. Duchenne période de transformation ; c'est à cette époque que la transformation graisseuse s'opère. Les courants électriques ne peuvent plus exercer aucune influence sur les muscles atrophiés ; la guérison n'est plus possible.

M. Valérius se demande si l'on ne serait pas plus heureux si l'on pouvait agir sur les ganglions du grand sympathique, qui envoient des filets aux vaisseaux du muscle souffrant. Car, dit-il, l'atrophie musculaire pourrait très bien dépendre d'une lésion de quelques filets du grand sympathique qui, comme on sait, paraît présider à la nutrition des organes. M. Valérius se hâte d'ajouter que cette idée n'est qu'une pure hypothèse, et qu'il ne sait même jusqu'à quel point elle pourrait être réalisée.

L'espèce d'atrophie essentielle dont je viens de tracer une esquisse rapide n'est pas séparée par M. Duchenne de la paralysie atrophique de M. Cruveilhier ;

ces deux maladies pour lui n'en forment qu'une seule.

### 2° Atrophies rhumatismales.

Le rhumatisme musculaire a souvent pour effet, ainsi que nous l'avons dit plus haut, de rendre impossibles pendant un certain temps, sinon pour toujours, les mouvements des muscles qui en ont été atteints : c'est là la paralysie rhumatismale dont nous avons indiqué le traitement au moyen de l'électricité. Ces paralysies nous présentent une autre particularité : c'est que, soit à leur suite, soit pendant leur développement même, et quelquefois avec une grande rapidité, les muscles atteints subissent une véritable atrophie.

Les atrophies musculaires de cette nature peuvent très bien rentrer dans l'espèce précédente, et il n'est pas rare d'y observer les deux périodes d'atrophie et de transformation graisseuse. L'existence de ces deux périodes est cependant loin d'être constante, et quelquefois la durée de la première période est si longue que la deuxième semble ne jamais survenir.

Quoi qu'il en soit, dans la première période des atrophies rhumatismales, la contractilité musculaire électrique est conservée, bien que diminuée, et l'électricité est un excellent moyen de la guérir. Il faut, il est vrai, l'employer quelquefois avec persévérance et faire usage, comme dans le cas précédent, d'appareils très énergiques.

Je crois donc qu'on peut admettre d'une manière positive que l'atrophie rhumatismale est parfaitement susceptible de guérison ; j'en ai recueilli plusieurs observations bien évidentes.

### 3° Paralysie atrophique graisseuse de l'enfance.

M. Duchenne a décrit sous ce nom une maladie bien connue du reste, et décrite avec grand soin par M. Rilliet sous le nom de *paralysie essentielle* de l'enfance.

D'après M. Duchenne, il existe deux paralysies essentielles de l'enfance. L'une suit, la plupart du temps, une marche aiguë, et se termine par une guérison rapide ; c'est celle qui a été décrite par Kennedy sous le nom de *paralysie temporaire* de l'enfance. L'autre ayant une durée plus longue et se terminant par l'atrophie et la transformation graisseuse d'un plus ou moins grand nombre de muscles, et plus tard par la déformation et l'attitude vicieuse des membres, c'est à cette dernière qu'il donne le nom de *paralysie atrophique graisseuse* de l'enfance.

L'exploration électro-musculaire permet de distinguer ces deux affections ; car, tandis que dans la première la contractilité électro-musculaire est intacte, elle est au contraire affaiblie ou abolie dans la paralysie atrophique graisseuse ; il est bien entendu que le degré de diminution de la contractilité est en rapport avec le nombre de fibres musculaires disparues. Quand l'abolition est complète, c'est que la transformation graisseuse est également complète.

L'électricité appliquée à temps, c'est-à-dire à une époque rapprochée du début de la paralysie atrophique graisseuse de l'enfance, peut abréger la durée de la maladie, diminuer ou prévenir l'atrophie des muscles et peut-être empêcher la transformation graisseuse.

A une époque déjà ancienne de la maladie (après un an et plus de durée), M. Duchenne a vu les muscles qui ne sont pas graisseux recouvrer leur contractilité électrique, quelque atrophiés qu'ils aient été. C'est en favorisant la nutrition de ces muscles et en développant leur force qu'il pense que l'électrisation peut être utile.

Telles sont les vues de M. Duchenne sur cette maladie nouvelle ; elles nous semblent dignes d'attention, et il est à désirer que les médecins placés dans les hôpitaux destinés à l'enfance nous fassent connaître des faits de cette nature et nous donnent des résultats statistiques qui permettent de fixer la science à cet égard.

---

# CHAPITRE VI.

## APPLICATIONS DIVERSES DE L'ÉLECTRICITÉ.

### § 1. — Aménorrhée.

Bartholin, Van Swieten, de Haen, Sarthringen, Sigaud de Lafond disent avoir appliqué l'électricité avec succès contre l'aménorrhée. Il est bien entendu que c'est de l'électricité statique qu'il s'agit. Mojon prétend lui avoir substitué avec succès le galvanisme. Labaume, Golding Bird annoncent des succès rapides avec l'électricité dans l'aménorrhée et la dysménorrhée.

M. Massé, M. Hervieux ont publié aussi des cas où ils pensent avoir également combattu avec succès l'aménorrhée au moyen de l'électricité. D'après M. Duchenne, quel que soit le point du corps sur lequel on applique l'électrisation, elle a toujours pour résultat de provoquer l'augmentation des menstrues.

M. Duchenne est heureux d'avoir observé de semblables résultats ; j'ai bien souvent et bien longtemps

appliqué l'électricité, et je n'ai rien vu de semblable.
J'ai vu une jeune femme à laquelle on appliqua l'électricité pour une névralgie à l'époque de ses règles, et
chez laquelle ces dernières furent supprimées sous l'influence de l'électrisation et de l'émotion ou de la secousse qu'elle lui avait causée. J'ai donc un peu le droit
de m'étonner de toutes ces assertions et de toutes ces
tentatives. Il semble, en effet, que l'aménorrhée soit une
maladie qu'il faille combattre comme une pneumonie ou
une bronchite. A quoi ont donc servi les progrès récents
de la médecine pour en arriver là? L'aménorrhée ainsi que
la dysménorrhée ne sont, en général, que l'expression
d'un état plus général, tel que une anémie, une chlo-
rose, des maladies diathésiques ou des affections d'autres organes. Elle n'est d'autres fois que le symptôme
d'une maladie de l'utérus lui-même. Or ce n'est pas à
l'aménorrhée, qui est un effet, qu'il faut s'adresser,
mais à la cause, c'est-à-dire la maladie générale ou
l'affection locale qui en est le point de départ.

Je m'élève donc tout à fait contre l'emploi de l'électricité dans l'aménorrhée. Je la regarde comme entièrement inutile. Si l'on voulait absolument combattre ce
symptôme d'une manière spéciale, il y a une foule de
moyens révulsifs qui seraient infiniment préférables,
moins douloureux, et causeraient beaucoup moins d'impression au malade, et surtout aux femmes nerveuses.
On sait en effet que la plupart des femmes aménor-
rhéiques ou dysménorrhéiques sont éminemment impressionnables. Si l'on tenait beaucoup à appliquer
en pareil cas l'électricité, il faudrait placer un excitateur
à l'hypogastre et l'autre à une cuisse, ou bien encore
appliquer un excitateur à chaque cuisse et agir avec
des courants énergiques. Quant à placer un des exci-

tateurs sur le col utérin, ce n'est pas exécutable, d'abord parce qu'il s'agit souvent de jeunes filles, ensuite parce que ce moyen n'est pas proposable à beaucoup de femmes.

## § 2. — **Accouchements.**

Herder, en 1803, émit l'opinion que le galvanisme pourrait être employé dans les cas d'accouchements laborieux pour hâter les contractions utérines. Son idée eut peu de succès. En 1844, Ramsbotham renouvela cette idée sans la mettre à exécution. Hœsinger et Jacobi employèrent l'électricité avec succès pour provoquer un accouchement avant terme. Radford l'employa pour un cas d'hémorrhagie utérine due à une inertie de l'utérus. Plus tard, Simpson, d'Édimbourg, se livra à de nombreuses expériences qui ne donnèrent pas de résultats très avantageux.

Pour l'appliquer, il faudrait simplement placer un des excitateurs humides au côté droit de la région hypogastrique, l'autre au côté gauche.

On a renoncé à peu près à appliquer l'électricité à l'art des accouchements, et l'on a parfaitement bien fait. Ainsi je n'en ai parlé ici que pour mémoire.

## § 3. — **Asthme.**

M. Duchenne annonce avoir essayé l'électrisation cutanée dans l'asthme nerveux comme dans d'autres affections douloureuses, et avoir vu ce moyen, employé pendant la crise ou l'exacerbation, triompher alors qu'on avait épuisé tous les autres moyens. Il ne rapporte aucune observation.

L'asthme nerveux, indépendant de l'emphysème

pulmonaire et de toute bronchite, est déjà une maladie assez rare. Quant à la guérir ainsi rapidement, cela est au moins très curieux. Je ne conteste pas les faits que M. Duchenne peut avoir par devers lui ; mais comme il ne les a pas publiés, il me permettra d'en douter jusqu'à ce qu'il les ait fait connaître au public. Il faut pour des guérisons aussi belles un diagnostic bien établi et basé sur une observation recueillie avec beaucoup de détails.

### § 4. — Angine de poitrine.

L'angine de poitrine est une maladie fort rare, et contre laquelle la plupart des médications échouent. C'est une affection probablement de nature nerveuse et qui s'allie, dans la plupart des cas, à une affection organique du cœur et des gros vaisseaux.

M. Duchenne a consacré un chapitre intéressant à cette affection dans son *Traité d'électrisation localisée.*

D'après M. Duchenne, dans l'angine de poitrine, c'est l'accès qui tue presque toujours, que l'angine soit ou non compliquée de lésion organique du cœur et des gros vaisseaux. Il importe donc de chercher le moyen : 1° d'arrêter les accès d'angine de poitrine, puisqu'un seul peut être suivi d'une mort foudroyante; 2° d'empêcher le retour de ces accès ou d'enrayer la marche de la maladie.

M. Duchenne publie un cas d'angine de poitrine qu'il considérait comme une névralgie, et dont le malade pouvait reproduire l'accès à volonté en faisant des mouvements brusques ou en montant un escalier. Il appliqua pendant l'accès sur le mamelon l'extrémité de deux fils métalliques excitateurs qui communiquaient avec les conducteurs de son appareil d'induction gradué au maximum.

La douleur fut atroce, mais instantanée ; et avec cette douleur artificielle la douleur de l'angine et les autres phénomènes de l'accès avaient disparu complétement.

La deuxième expérience réussit également ; mais au lieu d'appliquer l'excitateur sur le mamelon, M. Duchenne pratiqua l'électrisation cutanée *loco dolenti*, au niveau de la partie supérieure du sternum.

Quatre ou cinq électrisations électro-cutanées pratiquées à des intervalles assez éloignés enlevèrent le reste de l'angine, et le malade a pu reprendre son état de corroyeur. Un an après, l'angine n'avait pas reparu.

M. Aran a communiqué à M. Duchenne une observation d'angine de poitrine également suivie de succès.

M. Duchenne n'a rapporté qu'un succès, et il n'a pas parlé d'insuccès. Un très honorable membre de l'Académie de médecine m'a rapporté qu'un de ses clients, atteint d'une angine de poitrine, avait été soumis à l'électrisation par ce médecin sans en avoir éprouvé aucune amélioration.

## § 5. — Étranglement interne.

En 1826, M. Leroy d'Étiolles proposa : 1° d'appliquer le galvanisme comme moyen purgatif ; 2° de le diriger par le moyen des aiguilles à acupuncture sur les portions d'intestin étranglées ; 3° de l'employer dans les invaginations par engouement.

De tous les moyens employés pour dégager l'intestin dans les maladies appelées *volvulus* et *ileus*, « je ne crois pas, dit M. Duchenne, qu'il en existe un plus efficace que l'excitation électrique dirigée sur les muscles abdominaux et le tube digestif. On place un des excitateurs dans le rectum, et l'autre sur différents points de l'abdomen ou à l'orifice cardiaque à l'aide de la sonde œsophagienne. M. Guitard dit avoir fait rentrer l'intestin d'une hernie étranglée en appliquant les excitateurs (courants du deuxième ordre) directement sur la tumeur.

J'ai essayé l'application de l'électricité dans un cas d'étranglement interne développé chez un vieillard qui, du reste, succomba ; je l'ai employé avec persévérance pendant près d'une demi-heure et sans le moindre succès. Lorsque je verrai moi-même des faits de guérison d'étranglement interne on de hernie étranglée au moyen de l'électricité, je les croirai ; jusqu'alors je douterai.

### § 6. — Emploi de l'électricité pour rappeler la sécrétion lactée.

Telle est la nouvelle application annoncée dans le numéro de la *Gazette des hôpitaux* du 2 septembre, application que l'on doit à M. Aubert. Je me bornerai à transcrire cette note.

« Une femme de vingt-six ans, mère de trois enfants, allaitait le troisième depuis onze mois et demi, lorsqu'il fut atteint d'une pneumonie double. Malgré les soins que l'on prit d'exercer plusieurs fois par jour la succion du sein, et bien que la mère prît assez de nourriture et d'exercice, le lait diminua graduellement, et quand le petit convalescent eut besoin de nourriture, il trouva les seins presque taris. L'enfant refusait le biberon et la presque totalité des aliments. Il dépérissait à vue d'œil, faute de la nourriture qui convenait le mieux à son goût et à ses besoins. Cet état persistant, M. Aubert voulut essayer l'électrisation des seins pour voir si ce moyen réveillerait la sécrétion complétement tarie depuis quatre jours. Il employa les excitateurs humides placés de chaque côté du sein alternativement et augmenta progressivement la force du courant, de manière à produire de fortes vibrations en évitant toutefois de faire contracter les pectoraux et de causer de la douleur. Après quatre séances de vingt minutes environ chacune, la montée du lait s'était effectuée d'une manière complète. L'allaitement avait repris, s'est continué avec la même facilité sans nouvelle excitation électrique, et l'enfant bien rétabli, a été sevré au terme ordinaire. »

Après avoir lu cette observation, ma première pensée fut tout à fait défavorable à une semblable application ; je ne la regardais pas comme sérieuse, et j'avais de la tendance à considérer le rétablissement de la sécrétion lactée dans ce cas comme une simple coïncidence.

Telles étaient mes dispositions, lorsque dans le mois d'octobre de cette année, il se présenta une occasion de vérifier l'exactitude de cette assertion et de faire une application analogue. Voici le fait :

Une jeune femme de vingt-sept ans, d'une bonne constitution et d'une bonne santé habituelle, quoique un peu délicate, nourrissait un enfant d'une bonne santé et alors âgé de sept mois. La sécrétion lactée venait en abondance, l'enfant prenait bien le sein et profitait parfaitement ; il était d'une bonne santé, lorsqu'en octobre, à la suite d'émotions morales répétées, la sécrétion lactée diminua dans le sein droit et se tarit à peu près complétement dans le gauche ; vingt fois par jour la mère donnait ce dernier à son enfant, qui n'en tirait que quelques gouttes à peine, et bientôt le laissait. On essaya de suppléer à l'absence de lactation par l'allaitement artificiel, mais le succès ne suivit pas cette tentative. L'enfant fut pris de diarrhée, il dépérit, et huit jours après j'annonçais qu'il fallait lui donner une nourrice. La mère s'y refusa d'une manière absolue. Je songeai alors à essayer de rappeler la sécrétion lactée à l'aide de l'électricité. Le sein droit en fournissait toujours un peu, je me bornai à essayer l'opération sur le gauche. Il y avait onze jours qu'il ne fournissait pas ou qu'il ne donnait que des traces très faibles de lait. J'appliquai les courants à l'aide d'une machine de Gaiffe et Loiseau d'une médiocre intensité. Le courant était assez modéré et à intermittences ordinaires, et je lui faisais traverser la glande mammaire à l'aide des réophores munis d'éponges humides, placés successivement dans les divers points de la surface du sein et de manière qu'ils pénétrassent dans presque toutes ses parties.

On fit trois séances de quinze minutes chacune. Dès la première, la montée du lait se fit dans la soirée ; elle continua sans cesse : et le soir du troisième jour, le lait était abondant dans le sein gauche. L'enfant put le reprendre ; le lait s'était maintenu en quantité assez suffisante dans la mamelle droite pour que j'aie pu me dispenser d'y appliquer les courants.

Depuis cette époque, cette jeune dame n'a pas cessé d'avoir du lait en abondance, et l'enfant continua de venir très bien. .

Cette expérience doit engager les praticiens à tenter de semblables applications.

Ne pourrait-on pas rapprocher ces faits des observations curieuses rapportées par M. Ludwig au Congrès scientifique de Vienne ? Ce savant démontra que l'électricité peut augmenter la quantité des liquides sécrétés, et il montra comme exemple un accroissement considérable de la sécrétion des glandes salivaires ; augmentation résultant de l'action des courants électriques méthodiquement appliqués sur ces glandes.

## § 7. — Extraction des métaux introduits et séjournant dans l'organisme, au moyen de l'électro-chimie.

Tel est le titre d'un travail qui a été présenté à l'Académie des sciences dans la séance du 29 janvier 1855, au nom de M. Poey, par M. Dumas. Nous ne pouvons mieux faire que de reproduire ici le résumé de cette communication.

« Le nouveau procédé électro-chimique, dit M. Poey, a pour but d'extraire les métaux introduits et séjournant dans l'organisme, qu'ils aient été pris, soit sous la forme de remèdes, soit par absorption dans les arts et métiers qui exigent leur emploi.

» Je ferai remarquer que le premier essai fut pratiqué par M. Vergnès : Un ulcère dangereux, produit par l'introduction des particules métalliques, s'était développé sur le dessus de ses mains qu'il avait trempées sans précaution dans des dissolutions de nitrate et de cyanure d'or et d'argent employées dans la dorure et l'argenture au galvanisme par le procédé de MM. Ruolz et Elkington. M. Vergnès ayant plongé ses mains dans le bain électro-chimique au pôle positif de la pile, à notre grande surprise, nous vîmes, au bout d'un quart d'heure, une plaque métallique de 163 millimètres de longueur sur 109 de largeur, en contact avec le pôle négatif, se couvrir d'une mince couche d'or et d'argent que n'avaient pu éliminer des mains du malade les remèdes les plus énergiques. Le premier essai fut fait à New-York (États-Unis d'Amérique), le 16 avril 1852.

» La disposition de ces bains est comme il suit : Le malade est plongé jusqu'au cou dans une baignoire métallique isolée du sol, et assis horizontalement sur un banc de bois de toute la longueur du corps, qui se trouve également isolé de la baignoire. On acidule l'eau avec de l'acide nitrique ou de l'acide chlorhydrique, pour l'extraction du mercure, de l'argent, de l'or, et avec de l'acide sulfurique pour le plomb.

» Le patient étant dans le bain, on met en contact une extrémité de la baignoire avec le pôle négatif de la pile par le moyen d'une vis, et on lui fait tenir le pôle positif, tantôt de la main droite, tantôt de la main gauche. Le bras est soutenu par des supports en contact avec le banc. L'extrémité du pôle positif que tient le patient est armée d'un manche de fer massif, entouré de linges, pour diminuer l'action calorifique des courants qui est très énergique et qui, sans cette précaution, cautériserait les mains.

» Le patient étant placé de la sorte, le courant positif entre par le bras droit ou gauche, circule de la tête aux pieds, et va se neutraliser sur les parois de la baignoire, ou sur les planches du pôle positif. Étant isolé du contact direct du pôle négatif, ainsi que du sol, son corps radie l'électricité dans le bain, laquelle forme une multiplicité de courants qui sortent de toute la surface après avoir traversé les organes internes et même les os, pour les neutraliser sur les parois de la baignoire au pôle négatif.

» J'ai retiré du fémur et du tibia d'un sujet une grande quantité de mercure qui s'y trouvait depuis quinze ans, selon l'opinion de plusieurs médecins. D'un autre côté,

M. Duchenne, de Boulogne, a prouvé qu'en rendant la peau et les excitateurs très humides, on pouvait faire agir l'électricité dynamique sur les nerfs, les muscles et même les os, et atteindre la plupart des organes éloignés.

» Une preuve incontestable de cette manière d'agir du courant électrique, c'est que les atomes métalliques se déposent indifféremment sur toute la surface des parois de la baignoire, depuis le cou jusqu'aux pieds, et toujours avec plus d'abondance vis-à-vis la partie du corps où l'on suppose que le métal se trouve logé. J'ai vu, après le premier bain d'une personne qui se plaignait de douleurs aux bras pour avoir pris du mercure, se dessiner sur la plaque négative le contour de son bras par le seul dépôt des atomes métalliques qui provenaient sans doute de cet endroit.

» Par cette nouvelle disposition, on peut former un circuit complet du pôle positif au pôle négatif, et *vice versâ*, lequel, après avoir traversé le corps et l'eau comme simple conducteur, se neutralise au pôle contraire. C'est alors que le courant positif décompose et précipite au pôle négatif les sels métalliques qu'il rencontre sur son chemin. Ce qui prouve que le corps radie l'électricité positive qu'il reçoit de la pile, c'est non-seulement la décomposition et précipitation des sels, mais c'est encore le fait que l'eau acidulée du bain s'électrise négativement par induction, de telle sorte qu'elle entre en décomposition, et l'on peut voir à l'œil nu les bulles qui arrivent à la surface d'une manière très prononcée et qui annoncent l'échappement dez gaz. De même que, dans les bains électro-positifs de M. de Giacomini, toute la surface du corps étant électrisée positivement, l'air qui l'entoure est ainsi par induction rendu électro-négatif. Je dirai encore que le courant étant très énergique, on peut suivre avec une loupe l'onde électrique par le seul mouvement de l'eau.

» Admettant que la pile agisse de la même manière quand le sel se trouve dans le corps humain ou hors du corps, j'exposerai en un mot la manière de considérer en électro-chimie la décomposition d'un sel métallique sous l'influence de la pile galvanique. Prenons le carbonate de plomb : les éléments du sel sont décomposés, l'acide carbonique se porte au pôle positif, et la base ou l'oxyde de plomb au pôle négatif. Mais si l'un et l'autre sont susceptibles d'être décomposés et que le courant soit suffisamment intense, la base ou l'oxyde de plomb est réduit à l'état métallique au pôle négatif ; et quant aux éléments de l'acide carbonique, ils se changent en oxygène et en oxyde de carbone. Le plomb de l'hydrate ira de même au pôle négatif. L'eau qu'il contient sera également décomposée ; de manière qu'on aura, au pôle négatif, tout le plomb sous son état métallique, l'hydrogène et l'oxyde de carbone, et au pôle positif l'oxygène.

» Nous employons une pile de trente couples qui se rapproche de celle de Bunsen et de Grove, c'est-à-dire qu'elle participe du coke et du platine ; par cette raison elle est bien plus énergique que les deux autres. Chaque couple a 40 millimètres de diamètre sur 217 millimètres de hauteur. Le nombre des couples que l'on doit employer pour ne pas faire trop souffrir le malade dépend de son tempérament et de l'état de la maladie.

» Par exemple, une personne délicate et très nerveuse sera soumise premièrement à l'action de dix à douze couples, et puis on augmentera le nombre successivement, de cinq en cinq minutes, jusqu'à ce qu'elle puisse endurer sans trop de souffrance un plus grand nombre d'éléments ou les trente couples de la pile. Un individu d'un tempérament sanguin ou lymphatique pourra endurer plus d'éléments. La quantité d'acide à employer se trouve dans les mêmes conditions que celle des couples ; pour une personne très nerveuse, il faut moins d'acide que pour une autre d'un tempérament lymphatique ou sanguin ; la première sera plus sensible à l'électricité que les deux autres. Quoique cette remarque, basée sur l'expérience, ne se soit jamais démentie dans mes expériences, elle est en contradiction avec l'opinion généralement admise que les nerfs sont des conducteurs très inférieurs en comparaison des muscles et des autres parties du corps.

» Pourrait-on supposer que l'électricité dynamique se porte sur la vie nerveuse et non sur les cordons nerveux. On concevrait alors pourquoi les nerfs, après la mort ou isolés du corps humain, sont quatre fois moins bons conducteurs que d'autres parties, par exemple, que les muscles.

» La force vitale n'a alors aucune action sur le sel métallique ou le métal pur, qui forme un composé avec les parties organiques, et avec lesquelles il n'a point d'efficacité. C'est par cette raison que l'on peut décomposer et précipiter avec beaucoup de facilité les sels métalliques étrangers à l'organisme, sans toucher au fer du sang, ni au soufre, ni au phosphore des os, qui sont maintenus par affinité aux parties organiques sous l'influence de la force vitale.

» Quant à la grandeur des taches métalliques, elle varie beaucoup ; il y en a depuis l'état microscopique jusqu'à la grandeur d'un petit pois, et celles de la grandeur de la tête d'une épingle sont très communes.

» On peut retrouver sous trois formes diverses le métal décomposé et éliminé de l'organisme : la première

directement sur les parois de la baignoire au pôle négatif; la seconde dans l'atmosphère de la chambre où
l'on expérimente, par l'évaporation du métal due à l'action calorifique des courants; et la troisième après le
bain, par le dépôt des atomes en suspension dans l'eau
ou par l'analyse chimique de l'eau.

Avant de conclure, j'indiquerai le résultat auquel est
arrivé le savant chimiste, M. Barauca, par l'analyse
qu'il fit d'un bain administré à ce sujet qui avait été
frictionné pendant une semaine entière avec l'onguent
napolitain pour le soumettre ensuite à l'action des
bains électro-chimiques. Cette expérience fut faite en
présence des membres de la Faculté de médecine de la
Havane. Voici un extrait du certificat que me donna
M. Barauca : « Je certifie que j'ai assisté à deux séances
dans lesquelles M. Andrès Poey a cherché à démontrer
l'extraction du mercure des corps vivants au moyen de
ses bains électro-chimiques; que la deuxième séance
eut lieu le 26 de ce mois, en présence de plusieurs savants médecins; que j'eus le soin de prendre de l'eau
du bain, quand il fut aiguisé par de l'acide muriatique
du commerce, et que le malade fut plongé dans le bain
avant toutefois de se soumettre à l'action de l'électricité galvanique; que j'avais lavé d'avance aux acides,
à grande eau et à l'eau distillée, la bouteille dans laquelle fut recueillie l'eau du bain, et qu'elle était éti-
quetée n° 1 ; qu'après une heure d'action du bain
électro-chimique, je fis remplir devant moi une autre
bouteille, n° 2, lavée d'avance avec les mêmes précautions, pour examiner ces deux liquides dans mon labo-
ratoire, comme il sera dit plus loin.

» Je certifie que la plaque de cuivre, parfaitement
propre et décapée, qui était placée au pôle négatif,
sortit de l'eau, après ce traitement du malade, avec

une couche de la hauteur de l'eau ayant une teinte jaunâtre, ou mieux dite verdâtre, indiquant une oxydation dans laquelle le mercure semblait prendre part, bien différente de celle bleuâtre que l'on voyait à fleur d'eau ; qu'il y avait une série de petites taches blanches éparpillées sur divers points, et qu'une d'elles, de plus d'une ligne carrée, était fort brillante, avait le blanc du mercure, et chauffée en dessous de la plaque, disparaît, laissant reparaître la couleur propre du cuivre, ce qui prouve que la tache était mercurielle.

» La personne qui prit ce bain électro-chimique avait subi pendant une semaine entière un traitement mercuriel externe (frictions avec de l'onguent napolitain) ; elle avait pris, après ce traitement, plusieurs bains tièdes pour bien se nettoyer, et l'on ne pouvait guère supposer raisonnablement qu'il restât du mercure sur la peau.

» L'examen de l'eau n° 1 ne donna, ni au moyen du sulfure de sodium, ni par l'immersion d'une plaque bien décapée et brillante, aucun indice de mercure ; ce qui prouve qu'avant de faire agir l'électricité galvanique, environ cinq minutes après que le malade fut plongé dans le bain, il n'y avait pas la moindre trace de mercure.

L'eau n° 2, c'est-à-dire après l'action de l'électricité, devint noirâtre par le sulfure alcalin, et donna des indices certains de l'existence d'une très faible quantité de mercure par l'immersion d'une lame de cuivre, eu égard à ce que cette eau était acidulée par de l'acide muriatique, comme nous l'avons dit déjà. Ainsi donc, il reste bien prouvé qu'après avoir fait agir l'électricité pendant une heure, l'eau du bain tenait du mercure en dissolution.

» L'eau, d'ailleurs, était bien diaphane, et évaporée

au bain-marie, elle n'a pas fourni une seule trace de matière grasse pouvant provenir de l'onguent.

» Un chimiste français, M. Charles Moiraux, qui a fait l'analyse de l'eau de deux bains, l'un pour un cas d'extraction du mercure, et l'autre pour l'extraction du plomb, est arrivé aux conclusions suivantes : Dans la première expérience, le liquide à analyser pesait 912 grammes. Après l'opération, il vit se former en trois minutes un globule d'un beau brillant métallique qu'il n'eut pas de peine à reconnaître pour du mercure. Ce globule pesait $0^{gr},0011$, et avait environ $0^{m},0009$ de diamètre.

» Par la seconde analyse, il se forma un très léger précipité blanc, qui, traité à la flamme antérieure du chalumeau, par de la soude, donna deux globules de plomb métallique, peu appréciables à l'œil nu, mais parfaitement visibles à la loupe.

» Ce nouveau procédé électro-thérapeutique peut être employé avec succès dans les paralysies et coliques produites par des absorptions métalliques, soit dans l'étamage des miroirs, des dorures au mercure, des peintures au blanc de plomb, des travaux des mines, soit enfin dans les infirmités provenant de l'abus du mercure ou d'un métal quelconque pris sous forme de remède. »

Dans le travail que nous venons de résumer il y a plusieurs erreurs relatives aux propriétés physiologiques de l'électricité et à son action sur les tissus, erreurs que nous ne pouvons laisser passer sans protestations. Nous sommes entrés à plusieurs reprises dans des détails tellement circonstanciés à l'égard de ces propriétés que nous nous bornons à signaler ces erreurs à l'intelligence de nos lecteurs ; mais il est d'autres points plus importants peut-être que nous ne pouvons laisser passer sans discussion. Ce sont en particulier les suivantes :

Fabré-Palaprat avait pensé le premier qu'il était possible de faire passer des composés chimiques au travers du corps en employant les courants électriques. Pour cela, il plongeait un des doigts de chaque main dans une capsule qui contenait un liquide et dans lequel plongeait un des pôles de la pile ; il était évident que le corps, par l'intermédiaire des deux bras, fermait le circuit voltaïque. En mettant de l'iodure de potassium du côté négatif, il prétendait que l'iode manifestait sa présence de l'autre côté. Mais on n'a pu répéter cette expérience, et il est probable qu'en opérant alternativement avec les deux mains, Palaprat avait porté de l'iodure de potassium d'une capsule dans l'autre.

M. Poey a tenté des expériences du même genre ; et il resterait d'abord à démontrer si les traces métalliques obtenues sur la baignoire ne proviennent pas du bain, et de substances se trouvant sur la peau des malades et dissoutes dans l'eau. Il y a probablement lieu de penser que le mercure, qu'il a cru extraire du corps, provenait simplement du résidu de frictions mercurielles faites antérieurement aux malades, et dont il restait des traces sur le tégument cutané. C'est un premier point qu'il faudrait d'abord établir avant de baser aucune application sur cette disposition. C'est ce qui n'a pas été fait.

D'un autre côté, quand le courant électrique circule dans l'organisme, il passe dans les tissus les meilleurs conducteurs, et il est difficile de croire que son action se porte sur les os, par exemple, dans les cas des maladies mercurielles en supposant d'abord qu'il y eut du mercure dans les os ; et cela eût-il lieu, la décomposition des sels métalliques se ferait dans les points mêmes où se trouvent ces matières.

Lorsque la décomposition électro-chimique des sels métalliques a lieu, il se produit des recompositions de molécule à molécule, de façon que les éléments qui apparaissent aux électrodes, et non pas des molécules intermédiaires, à moins de l'agitation de la masse liquide.

Cependant, dans quelques cas exceptionnels, et ainsi que Porret l'a observé le premier, on a vu que les courants électriques, en même temps qu'ils décomposent les corps, sont doués d'un pouvoir de transport tel que des substances sont entraînées au travers d'une membrane ou d'une cloison perméable. Il y a loin de ce transport à celui que l'on annonce avoir lieu rapidement au travers du corps, mais néanmoins cela fait que l'on ne peut rejeter *à priori* d'une manière absolue les résultats publiés par M. Poey ; et nous en avons rendu compte en entier, afin que l'on puisse juger des effets obtenus par lui, et pour engager les expérimentateurs à faire des recherches en s'entourant de précautions convenables, ce qui ne me semble pas avoir été fait jusqu'ici : on pourrait alors juger à quelle cause on doit rapporter les dépôts métalliques que l'on dit avoir observés.

---

# CHAPITRE VII.

### APPLICATIONS CHIRURGICALES DE L'ÉLECTRICITÉ.

### § 1. — Traitement de l'adénite cervicale au moyen de l'électricité localisée.

On a songé à employer l'électricité pour opérer la résolution des tumeurs, et spécialement de celles qui résultent de la tuméfaction des ganglions.

De Haen essaya sur deux jeunes filles atteintes d'adénite cervicale, et persista pendant huit mois à donner des chocs, avec la machine, sur la partie malade ; il échoua complétement.

Mauduyt obtint deux guérisons remarquables, dont l'une sur un jeune soldat atteint, depuis dix-huit mois, d'engorgement général des glandes du cou. Il y joignit quelques remèdes internes ; la guérison ne se démentit pas.

Sigaud de Lafond cite des observations analogues d'Adams et de Lovetz.

M. J. Massé prétendit, en 1850 (*Journal des connaissances médico-chirurgicales*), avoir guéri ou amélioré un grand nombre de tumeurs ganglionnaires par l'influence des courants électriques.

M. Duchenne rapporte deux cas de guérison obtenus par l'électrisation cutanée.

M. Boulu, dès l'année 1853, essaya de faire pénétrer l'excitation électrique dans l'épaisseur de la tumeur ganglionnaire, d'agir à la fois sur toute sa surface, et enfin de la cerner à sa circonférence, de manière à l'isoler des parties voisines et à borner autant que possible l'action des courants aux tissus malades.

M. Boulu se sert d'excitateurs construits d'une manière particulière par MM. Breton frères. Ce sont habituellement deux demi-disques métalliques à surface granulée ou garnie de pointes mousses supportées par une plaque d'ivoire, de manière à ne pas se toucher, et recevant chacun un des fils conducteurs. L'application des disques se fait avec une certaine énergie sur la peau. Le courant se subdivise en autant de courants secondaires qu'il y a de pointes. On agit ainsi à la fois dans l'épaisseur de la tumeur et à sa surface.

Quand la tumeur est volumineuse, M. Boulu fait usage d'une plaque plus large, dont le disque, partagé en quatre, reçoit les fils produits par la bifurcation des réophores et conduit ainsi dans la tumeur des courants divisés.

M. Bouvier, dans le rapport dont j'ai parlé et auquel j'emprunte beaucoup de détails, regarde cette dernière modification comme inutile ; il pense qu'un disque de même diamètre, partagé en deux moitiés seulement, comme dans les plus petites plaques de M. Boulu, donne le même résultat : il est évident en effet qu'un courant simple se répand aussi bien qu'un courant divisé dans toute l'étendue de la plaque, et que l'effet du premier n'est pas moins disséminé que celui du second.

M. Boulu agit quelquefois d'une manière mécanique pour ajouter à l'influence de l'électricité. C'est tantôt un cylindre granulé qui, promené sur la tumeur, l'échauffe en la pénétrant de ses aspérités et de ses courants, tantôt une ou deux molettes dentées, qui la sillonnent en tous sens, ou une double rondache, sorte de diviseur destiné à séparer les ganglions en s'enfonçant dans leurs intervalles. Ces moyens mécaniques sont encore variés de différentes manières ce qui ne me semble pas d'une grande utilité ; j'ai seulement voulu indiquer les principales. J'ajouterai cependant encore qu'il a aussi employé une ventouse électrique traversée par les conducteurs afin d'attirer la tumeur au dehors et de faire passer plus sûrement le courant dans sa substance propre. M. Bouvier regarde comme difficile à obtenir ce dernier résultat, et il croit qu'il est préférable de ne pas chercher d'une manière trop absolue à y arriver, afin, dans le doute, de ne pas se priver de l'influence avantageuse de l'excitation électro-cutanée produite par les excitateurs.

Un mot d'observation en passant. Cette électrisation électro-cutanée dont on fait tant de bruit est cependant un moyen qui n'a pas plus d'action sur la peau qu'une foule d'autres agents. Ainsi les frictions sèches de tout genre, les sinapismes, les frictions avec des liniments stimulants, exercent une action tout aussi énergique, tout aussi utile et tout aussi puissante que cette espèce d'électrisation. Ce n'est pas dans ces excitations électriques que réside l'action spéciale de l'électricité. Ce serait une profonde erreur que de s'engager dans cette voie. L'électrisation cutanée n'est qu'un stimulant de la peau, et rien autre chose ; ce stimulant n'est ni moins bon, ni meilleur que d'autres, il agit de même ; et quant à ces prétendus succès dans les névralgies, dans les tumeurs ganglionnaires et dans bien d'autres cas, c'est encore une chose fort douteuse. Des observations nombreuses me permettent d'affirmer qu'on s'est étrangement mépris à cet égard, et que l'on n'obtient avec ce mode d'électrisation que des succès que l'on obtiendrait également avec des excitants de toute espèce. Loin d'imiter M. Bouvier, je louerai M. Boulu d'avoir tout fait pour faire pénétrer les courants à l'intérieur des tumeurs. Sans doute cela est difficile, on ne peut y parvenir d'une manière complète, mais ce n'est pas une raison pour ne pas le tenter.

M. Boulu a administré l'électricité avec l'appareil de MM. Breton, et il a raison, car c'est un bon, un très bon appareil ; et je ne conçois pas la critique que l'honorable membre de l'Académie de médecine lui adresse dès qu'il en trouve l'occasion.

M. Boulu, en même temps que tous ces moyens qui forment déjà un arsenal assez respectable, emploie encore les sétons électriques. Voici ce dont il s'agit.

Ce séton est composé de deux fils de platine parallèles, ou même d'un seul, interrompu dans son milieu par de l'ivoire ou bien par une petite chaîne d'argent, d'or ou de platine semblable à celle dont M. Bouvier fait usage, comme de sétons d'attente, après l'emploi de ses sétons révulsifs ; seulement ici le milieu de la chaîne est d'ivoire, afin que le séton se trouve forcément compris dans le circuit. Il introduit ces sétons dans les tumeurs, et afin d'éviter aux malades la douleur assez vive causée par l'électrisation de la peau aux bords des orifices d'entrée et de sortie de cet appareil, il renferme les fils de la chaîne métallique dans de petites sondes de caoutchouc.

Pour introduire ces petits sétons électriques , M. Boulu emploie de petites aiguilles courbes à pince, semblables à celles dont M. Bouvier se sert pour le séton révulsif.

M. Boulu annonce qu'au moyen de ces sétons, il peut faire passer un courant permanent dans les tumeurs, en faisant communiquer les extrémités du séton avec les deux pôles de la mixture galvanique de MM. Breton.

Je crois que M. Boulu s'est donné beaucoup de peine pour imaginer des sétons qui seraient remplacés parfaitement par des aiguilles à acupuncture en platine ; moyen très simple, très peu douloureux, qui compte déjà des succès en pareil cas, et que tous les médecins persistent cependant à ne pas vouloir employer. J'espère que ce que j'en ai dit, dans le cours de ce travail, pourra contribuer à réhabiliter un peu ce moyen.

Voyons maintenant les résultats auxquels M. Boulu est arrivé à l'aide de ses appareils, si complexes, il est vrai, mais aussi si bien imaginés.

1<sup>re</sup> *Observation.* — Homme de trente-deux ans, portant une tumeur lymphatique, de la grosseur d'une orange, sur la parotide gauche, tumeur survenue deux ans avant, à la suite de douleurs rhumatismales. Ganglions voisins tuméfiés. Guérison complète en deux mois.

2<sup>e</sup> *Observation.* — Homme de dix-sept ans : tumeur lymphatique, du volume d'un œuf, sur la parotide gauche, pouvant remonter à dix ans. Guérison en trois mois.

3<sup>e</sup> *Observation.* — Fille de dix-sept ans, de constitution scrofuleuse. Chapelets de ganglions aux deux régions parotidiennes. Une glande est en suppuration ; simple diminution de volume en deux mois d'électrisation.

4<sup>e</sup> *Observation.* — Homme de vingt-cinq ans. Gros ganglion induré à l'angle de la mâchoire. Petits engorgements ganglionnaires cervicaux plus récents. L'électricité fait disparaître ces derniers ; le ganglion résiste à trois mois d'électrisation.

5<sup>e</sup> *Observation.* — Fille de sept ans. Trois ganglions hypertrophiés, situés aux angles maxillaires et au-dessous de l'oreille gauche. Au bout de neuf mois, le plus gros, qui avait 6 centimètres dans son plus grand diamètre, est réduit au volume d'une olive. M. Boulu attribuait ces ganglions à une carie dentaire.

6<sup>e</sup> *Observation.* — Femme de vingt et un ans. Engorgements ganglionnaires considérables du reste du cou, remontant à deux ans. Diminution notable au bout de deux mois de traitement. M. Boulu cesse le traitement parce que la malade ne veut pas laisser extraire deux dents cariées que ce médecin juge indispensables à la guérison.

M. Bouvier ajoute que deux malades qu'il a adressés à M. Boulu, et dont l'affection datait de dix ans, avaient éprouvé une amélioration notable.

M. Bouvier ajoute, en terminant le rapport, que ces essais sont de nature à encourager les médecins à entrer dans cette voie. Voici de quelle manière il cherche à se rendre compte des effets de l'électricité.

Les effets de l'électricité sont d'ailleurs, dans ce cas, tout à fait comparables à ceux des autres genres d'excitations qui sont la base de la thérapeutique des engorgements ganglionnaires chroniques. Sous l'influence des courants et de la douleur qu'ils provoquent, la peau s'échauffe, rougit, devient moite, et une excitation analogue est sans doute produite dans le tissu glandulaire, dont la circulation est activée, dont le mouvement de décomposition ou d'absorption interstitielle tend à s'accroître. Il y a bien quelque chose de singulier, au premier abord, dans cet effet atrophique d'un agent, considéré, avec raison, comme le meilleur moyen de favoriser au contraire le phénomène de nutrition ou de production de la fibre musculaire ; mais cette contradiction apparente disparaîtra, si l'on tient compte de la différence des organes et des états morbides soumis à l'électrisation, ainsi que dans le mode suivant lequel celle-ci est pratiquée dans l'un et l'autre cas.

Je ne puis être aussi optimiste que M. Bouvier sous le rapport de la guérison des adénites cervicales par l'électrisation. Je n'y crois pas, et je fonde mon opinion sur des expériences dont j'ai été témoin et que j'ai aidé à faire, expériences qui me permettent d'avoir une opinion à cet égard.

D'abord, les faits de M. Boulu ne sont pas parfaite-

ment concluants. Les deux premiers, les seuls annoncés comme guéris complétement, n'étaient pas des
tumeurs scrofuleuses ; les individus qui en étaient porteurs sont annoncés comme d'une bonne constitution ;
les tumeurs étaient uniques et placées dans la région
parotidienne.

Les quatre autres faits et les deux malades adressés
par M. Bouvier n'ont été qu'améliorés. Il a pu se faire
dans ces six derniers cas que tout ce qui était le résultat d'un phlegmon chronique simple ait disparu, tandis
que la partie restante était liée à une altération plus
profonde, contre laquelle toute tentative plus longue
eut échoué.

Maintenant cette méthode n'est pas nouvelle. En
1838, MM. Becquerel père et Breschet imaginèrent
d'appliquer l'électricité à la médecine, et se livrèrent à
des expériences de diverses espèces. Parmi ces expériences étaient celles destinées à opposer la fonte des
tumeurs. Ils essayèrent d'abord de placer des couples
voltaïques sur les côtés opposés de la tumeur ; l'application fut difficile, on y renonça bientôt, on n'avait du
reste obtenu aucun résultat. Mon père imagina alors
d'introduire des aiguilles à acupuncture dans les tumeurs. Ces aiguilles, implantées dans différents points,
étaient mises en communication avec les pôles d'une pile
à auge de vingt éléments chargée d'eau salée ou très
légèrement acidulée. On laissa circuler les courants,
en changeant toutefois leur direction par une implantation différente des aiguilles, jusqu'à six et huit jours
de suite sans aucune interruption. Interne de Breschet
à cette époque, les malades étaient placés dans ma
salle, et je prenais moi-même le soin des appareils électriques. Voici quel fut le résultat, dans deux cas, de

tumeurs bien évidemment scrofuleuses du cou, tumeurs composées de chapelets, de ganglions, et ne siégeant que d'un côté : le résultat fut complétement nul ; il n'y eut qu'une apparence très légère de diminution.

Le troisième cas est plus curieux. Il s'agit d'une femme de cinquante ans, portant une tumeur probablement de nature fibreuse et du volume de la tête d'un enfant de un à deux ans. Cette tumeur avait son siége dans l'abdomen, dont elle soulevait la paroi dans la région hypogastrique. Il est probable qu'elle siégeait dans le grand épiploon ; mais il n'y avait aucune certitude à cet égard. La malade était dans un assez bon état général. On introduisit les aiguilles de platine dans divers points de la tumeur, points qu'on faisait varier matin et soir ; le courant de la même pile décrite plus haut fut laissé en circulation pendant quinze jours consécutifs, sauf quelques instants de repos. Au bout de ces quinze jours, la tumeur était diminuée d'une manière notable. Le traitement ennuyait la malade, elle voulut s'en aller, et nous n'en entendîmes plus parler. Cette malade ainsi que les deux autres ont été vus, à cette époque, par les nombreux élèves qui suivaient Breschet dans sa visite de l'Hôtel-Dieu.

Je prétends maintenant que l'emploi de l'électricité ne peut avoir que de bien légers avantages, et voici comment l'anatomie pathologique me conduit à cette opinion.

Quelle est la nature des tumeurs des ganglions du cou. Ces organes peuvent être le siége d'une simple inflammation aiguë (adénite aiguë). Personne ne songera à employer l'électricité en pareil cas. D'autres fois les ganglions s'enflamment chroniquement, soit que cette adénite chronique soit la suite d'une adénite aiguë, soit qu'elle se développe d'emblée. Cette tumeur chronique peut se développer parfaitement en dehors de tout tempérament lymphatique et de toute cause strumeuse, et elle peut être le résultat de causes très diverses. Eh bien, cette adénite est la seule qui puisse se trouver bien de l'emploi de l'électricité ; c'est la seule qui puisse se résoudre, peut-être en vertu du mode d'action exposé par M. Bouvier à la fin de son rapport. Mais hâtons-nous d'ajouter que bien d'autres moyens, employés à temps et d'une manière convenable, produiraient un résultat aussi bon, et peut-être plus rapide. Rien donc de spécial ici.

Arrivons aux adénites scrofuleuses. Qu'entend-on par là ? On entend deux espèces de tumeurs qui sont les suivantes :

1° Une adénite chronique se développant chez un sujet lymphatique ou scrofuleux tend à s'éterniser à l'état chronique et à passer à l'état d'induration. Voici pourquoi. La phlegmasie chronique des ganglions a pour effet de déterminer dans les mailles de ce petit organe le dépôt d'une lymphe albumino-fibrineuse amorphe d'abord, et qui peut être résorbée tant que cet état amorphe persiste. Mais quand l'état chronique persévère, alors il se fait un travail d'organisation dans cette lymphe albumino-fibrineuse, et un véritable tissu fibreux est la conséquence de cette organisation nouvelle.

Une fois que le ganglion hypertrophié a subi cette transformation fibreuse, il ne peut plus disparaître, à moins qu'une suppuration s'y établissant ne l'entraîne. Voici comment ceci peut arriver, et cette explication nous servira à nous rendre compte des améliorations qu'a pu amener l'électricité.

La transformation fibreuse des ganglions atteints de phlegmasie chronique n'est jamais complète ; il y a autour, dans une certaine étendue, ou bien dans les intervalles des divers ganglions qui se réunissent pour constituer une tumeur, des parties qui ne sont pas encore transformées, et qui sont simplement le siége d'une inflammation chronique, c'est-à-dire qui sont infiltrées d'une lymphe albumino-fibrineuse amorphe.

Eh bien ! ce sont ces parties qui suppurent quelquefois et entraînent avec le liquide qu'elles produisent tout le reste du tissu ganglionnaire organisé ou non.

Ce sont encore ces parties enflammées chroniquement qui probablement peuvent se résoudre par l'absorption de la lymphe amorphe, sous l'influence de l'électricité ou de tout autre moyen. Lorsqu'il en est ainsi, les parties non organisées des ganglions disparaissent ; la partie organisée transformée reste, et le ganglion semble diminuer du quart, du tiers, de la moitié.

Voilà ce qui a lieu. Sans doute il est préférable d'arriver à ce résultat plutôt que de n'en avoir aucun ; mais je crois qu'il peut être obtenu par l'application de tout autre agent que l'électricité, qui, entre autres inconvénients, a celui d'être un moyen très long.

2° La deuxième espèce de tumeurs est constituée par la dégénérescence tuberculeuse des ganglions. Le tubercule peut se développer d'emblée dans le ganglion ; il peut, au contraire, ne se déposer dans cet organe que consécutivement à l'inflammation chronique dont il est le siége.

Dans les deux cas, l'électricité ne peut évidemment absolument rien sur ces ganglions tuberculeux ; mais là il peut arriver ce que je viens de décrire dans le cas d'induration fibreuse des ganglions. La partie tuberculeuse est presque toujours entourée de tissu ganglionnaire enflammé chroniquement. Eh bien! c'est cette phlegmasie chronique qui peut soit suppurer, soit se résorber sous l'influence d'agents divers, et en particulier de l'électricité. C'est ce qui explique les améliorations et les diminutions très notables que l'on obtient souvent dans le cas de tubercules ganglionnaires. Mais ce n'est jamais le tissu tuberculeux lui-même que l'on parvient à faire disparaître.

Le tissu tuberculeux présente un caractère que n'offre pas le tissu fibreux, il possède la faculté de se ramollir et de donner naissance à des abcès froids, sans que l'inflammation chronique du tissu ambiant intervienne.

En résumé, il faut de nouveaux faits et de nombreux faits pour admettre l'efficacité de l'électricité dans les tumeurs cervicales ganglionnaires ; il faut surtout bien distinguer la nature des tumeurs sur lesquelles on agit.

Si l'on veut essayer de traiter des ganglions hypertrophiés au moyen de l'électricité, je conseillerais d'opérer avec de simples aiguilles à acupuncture en platine, introduites dans diverses parties de la tumeur, et de faire circuler les courants entre les diverses aiguilles; je suis convaincu que c'est la meilleure manière de faire pénétrer les courants dans l'épaisseur de pareilles tumeurs.

### § 2. — Traitement des anévrysmes au moyen de l'électricité.

La propriété que possèdent les courants électriques de coaguler le sang était connue depuis longtemps, lorsqu'en 1831, M. Guérard songea à employer l'élec-

tricité pour coaguler le sang dans les anévrysmes.
M. Pravaz, à qui il communiqua cette idée, fit avec lui
sur les animaux quelques expériences qui n'eurent pas
de suite.

Depuis lors, plusieurs chirurgiens firent des tentatives qui ne conduisirent à aucun résultat. En voici une
qu'Auguste Bérard me pria d'exécuter dans son service
à l'hôpital Necker, en 1837.

Voici le fait. Un homme, jeune encore, était porteur
d'un anévrysme de l'artère sous-clavière gauche parfaitement caractérisé et formant un tumeur ovoïde sous
la peau. La cavité anévrysmale ne paraissait pas con-
tenir de caillots coagulés, elle était molle et fluctuante,
mais il n'y avait aucun amincissement de la peau.
A. Bérard me pria de lui appliquer un appareil qui pût
coaguler le sang dans cette cavité. Voici ce que je pra-
tiquai devant lui : Une aiguille de platine très mince
fut introduite à chaque extrémité de la tumeur, de manière à pénétrer dans son intérieur, mais disposée de
telle sorte que l'une ne pût rencontrer l'autre au sein
de la tumeur. Les deux aiguilles de platine furent mises
en communication avec les deux pôles d'une pile à
auge de vingt couples, peu chargée.

Un emplâtre résineux fut placé entre les deux aiguilles sur la peau, afin d'empêcher le courant de
suivre cette voie. On fit passer le courant pendant
quarante-huit heures sans aucune interruption. Au bout
de ce temps, A. Bérard examina la tumeur, qui était
toujours aussi molle et aussi fluctuante. Il ne semblait
y exister aucun caillot. De plus la peau était rouge,
douloureuse, légèrement érysipélateuse, et la piqûre
des aiguilles paraissait un peu plus grande qu'à l'instant
de leur application, ce qui semblait indiquer un com-

mencement d'ulcération. A. Bérard, en présence de ces lésions, crut devoir renoncer immédiatement à cette méthode ; il exerça pour l'instant une légère compression, et quelques jours après il opéra le malade.

En 1845, M. Pétrequin obtint le premier succès et la première guérison d'un anévrysme avec l'électricité.

Dans un deuxième travail qu'il publia en 1850, le chirurgien de Lyon chercha à établir que la pile possédait trois actions : 1° une action qu'il appelle électrique, qui agit sur le système nerveux ; 2° une action calorifère qui produit la combustion des tissus ; 3° une action décomposante. D'après M. Pétrequin, pour traiter des anévrysmes, c'est de cette dernière qu'il faut profiter. On doit chercher à l'augmenter en diminuant les deux autres. Pour arriver à ce but, on doit, suivant lui, faire agir la pile sans multiplicateur, c'est-à-dire se servir d'un courant continu (comme je l'avais fait pour A. Bérard), et transmettre le fluide à l'aide d'un conducteur isolant ; l'action calorifique est réduite au minimum quand les disques voltaïques sont de petite dimension et fonctionnent en courant continu. La force décomposante est en raison directe du nombre des éléments. Il faut donc rejeter, dans le traitement des anévrysmes, les appareils à multiplication, et opérer en changeant souvent la direction des courants. Chaque séance doit être de douze à vingt minutes.

En 1846, M. Hamilton avait proposé d'introduire seulement l'aiguille positive dans le sac anévrysmal, et de mettre le pôle négatif en contact avec la peau sur la tumeur.

MM. Baugmarten et Wertheimber répétèrent en 1852 les expériences d'Hamilton, et virent également que si l'on plonge dans le sac anévrysmal l'aiguille qui est en communication avec le pôle négatif, on n'obtient pas de coagulation, tandis qu'avec l'aiguille positive, la coagulation est prompte, rapide et complète; le caillot est petit, mais il est solide.

Il semble donc que le pôle positif de la pile jouisse de propriétés que le pôle négatif n'a pas.

M. Guitard partage cette opinion, qu'il a surtout adoptée d'après des expériences faites sur des chiens. Il a vu que lorsque le pôle positif est seul plongé dans l'artère, il coagule parfaitement le sang, ne provoque pas de douleur, et n'amène ni inflammation, ni eschares au point de contact avec les tissus.

Le pôle négatif, au contraire, jouirait, suivant ce médecin, de la propriété de fluidifier le sang, de causer des douleurs et de pouvoir produire de l'inflammation ou des eschares.

M. Bougard, dans la série des trois articles qu'il a fait paraître dans le *Journal de médecine* de Bruxelles, a résumé les cas suivants des opérations faites jusqu'à présent. Je lui emprunte ce catalogue.

M. Pétrequin (1845), 2 cas : l'un un anévrysme traumatique de l'artère temporale, l'autre un anévrysme du pli du coude, suite de saignée.

M. Ciniselli (1846), un anévrysme poplité guéri.

M. Debout (1847), un anévrysme du pli du bras, suite de saignée.

M. Guérineau (1847), un anévrysme de l'arcade palmaire.

M. Rosselli (1847), un anévrysme du pli du coude.

M. Abeille (1849), trois anévrysmes de la sous-clavière.

MM. Viguerie et Estevenet, à Toulouse (1850), un anévrysme du pli du coude, suite de saignée.

M. Bossé (1850), un anévrysme du pli du coude.

M. Amussat (1851), un anévrysme faux consécutif de l'artère cubitale à la partie inférieure du bras gauche.

M. Amussat, en 1851, présente à l'Académie de médecine un boucher guéri, en 1847, d'un anévrysme par l'électro-puncture. Il donne le résumé de 18 observations de tumeurs anévrysmales traitées par ce moyen ; il compte 11 succès et 7 insuccès. Il rejette les revers sur le peu de perfectionnement de la méthode.

Un anévrysme du cuir chevelu guéri en 1852 dans le service de M. Nélaton.

M. Ricord, un anévrysme faux consécutif de l'artère humérale.

Dans ces cas divers, les procédés ont été souvent défectueux. Les uns se sont servis de la pile à colonne, 40 couples cuivre et zinc, 4 épingles implantées en croix dans la tumeur anévrysmale, séance d'une demi-heure en changeant la direction du courant.

D'autres, une pile à auge de 20 couples, 4 aiguilles enfoncées, changement des courants dans chaque paire d'aiguilles, une à deux séances. On a aussi employé la pile de Bunsen.

Ce qu'il y a de mieux, si l'on veut essayer de nouveau, c'est d'enfoncer une aiguille de platine au centre de la tumeur, de placer à son extrémité une plaque métallique circonscrite, et de faire communiquer l'aiguille avec le pôle positif et la plaque avec le pôle négatif. Le courant qu'on ferait passer serait celui d'une pile à auge de 20 couples médiocrement chargés. La durée de la séance serait d'une demi-heure. On pourrait encore remplacer la plaque par une seconde aiguille enfoncée en dehors de la tumeur, mais toutefois dans son voisinage et de manière que le courant traversât toujours la cavité anévrysmale.

Si l'on n'obtenait pas de résultats au moyen de ce procédé, on pourrait revêtir les aiguilles d'un vernis isolant, sauf tout à fait la pointe. On serait alors certain de diriger et de faire passer le courant où l'on veut.

Les chirurgiens ou les médecins qui voudront employer l'électricité comme agent coagulant dans les anévrysmes ne devront pas perdre de vue qu'un certain nombre d'accidents peuvent arriver à la suite de l'application de ce moyen. Ces accidents sont les suivants :

1° L'inflammation des bords de la piqûre et celle de la peau qui recouvre l'anévrysme ;

2° L'ulcération de ces mêmes piqûres ;

3° De petites eschares le long du trajet de ces piqûres.

Il ne serait pas impossible qu'à la suite de ces accidents, la tumeur rhumatismale vînt s'ouvrir au dehors.

M. Broca (1), dans son intéressant *Traité des anévrysmes*, auquel, du reste, nous renvoyons le lecteur qui voudra approfondir cette question, formule de la manière suivante son opinion à l'égard de l'électro-puncture :

« Dire quel est l'avenir réservé à la galvano-puncture me semble bien difficile ; elle a fourni de bons résultats dans le traitement des anévrysmes traumatiques du coude ; mais il faut dire aussi que, d'une manière générale, ces anévrysmes cèdent facilement à beaucoup d'autres méthodes.

» La galvano-puncture est applicable à plusieurs

_____

(1) Broca, *Des anévrysmes et de leur traitement*, 1856, 1 vol. in-8.

anévrysmes que leur siége spécial soustrait à la compression indirecte et même à la ligature. C'est là un avantage incontestable qui suffit déjà à lui seul pour lui assurer un rang honorable.

» Mais nous ne devons pas oublier que cette méthode est souvent très douloureuse, qu'elle expose à plusieurs accidents sérieux, et surtout qu'elle a l'inconvénient de procurer une oblitération défectueuse, puisque le caillot galvanique se comporte exactement de la même manière que les caillots passifs ordinaires. »

Les caillots actifs sont, pour M. Broca, ceux qui ne contiennent que de la fibrine, et qui, par conséquent, sont plus durs et s'organisent beaucoup plus vite.

Les caillots passifs, plus mous, plus facilement destructibles, sont ceux qui sont formés à la fois de fibrine et de globules.

### § 3. — De l'électricité comme agent caustique (galvano-caustique).

La galvano-caustique est le nom sous lequel on a essayé de désigner, dans ces derniers temps, l'ensemble des opérations chirurgicales qui s'accomplissent avec l'aide de la chaleur électrique.

Heider, de Vienne, à l'instigation du professeur Steinheil, de Munich, essaya le premier de cautériser les nerfs dentaires avec le galvanisme.

En 1846, M. G. Crusell, de Saint-Pétersbourg, imagina de couper les tissus à l'aide d'un mouvement de scie de va-et-vient imprimé à un fil de platine incandescent.

M. Sédillot (1849) publia l'observation d'une tumeur érectile guérie par l'emploi du cautère électrique.

John Marshall (1850) guérit une fistule de la joue à l'aide de la cautérisation galvanique.

Thomas Harding (1851) et Georges Waite, dentistes, s'en servirent, la même année, pour cautériser les nerfs dentaires.

Hilton, de l'hôpital de Guy, à Londres, entoura d'un fil de platine, mis en communication avec une pile de Cruikshank, la base d'une tumeur érectile, dont il enleva successivement les deux moitiés.

Depuis 1850, M. Nélaton s'est livré à d'assez nombreuses applications de la cautérisation électrique.

M. Regnault, professeur agrégé de la Faculté de médecine, imagina à cet effet une batterie galvanique d'un petit volume, d'un usage facile et d'une grande puissance calorifique, que nous ne pouvons décrire ici.

D'après M. Nélaton, on peut employer cette cautérisation dans des cas où la partie à cautériser est profonde, comme dans le pharynx ; ou pour détruire des tumeurs érectiles en conservant la peau.

Nous insisterons peu actuellement sur ce travail, nous aurons occasion d'y revenir au sujet d'un second mémoire sur le même sujet, publié par M. Regnault, en 1856.

M. Amussat fils (4 juillet 1853) adressa à l'Académie des sciences une note dans laquelle il fit connaître les résultats qu'il avait obtenus en se servant de l'électricité comme agent de thérapeutique chirurgicale.

En employant un fil de platine chauffé à une température très élevée, au moyen d'une batterie électrique composée de grandes piles de Bunsen, il a pu :

1° Cautériser l'intérieur d'une grenouillette, du volume d'une grosse amande, et en obtenir la guérison ;

2° Cautériser l'intérieur d'une cavité anfractueuse,

occupant toute la face postérieure de la glande mammaire droite, chez une femme de vingt-quatre ans, et en obtenir la cicatrisation ;

3° Cautériser extérieurement et intérieurement le col de l'utérus dans les cas d'engorgements avec ulcération de cette partie de l'organe ;

4° Faire l'ablation de deux tumeurs cancéreuses : l'une siégeant dans la paume de la main, et ayant 10 centimètres de longueur et 8 centimètres de largeur ; l'autre, plus volumineuse, placée dans la région mammaire.

Pour l'ablation des tumeurs mobiles, il emploie le procédé suivant : Soulevant la tumeur avec la main gauche, il en traverse la base avec une aiguille d'acier portant une anse de fil de platine ; lorsqu'elle est parvenue du côté opposé, il la retire, en coupant l'anse métallique, il a alors deux fils distincts dont les extrémités sont tenues en rapport avec les pôles de deux batteries électriques puissantes.

En tirant doucement les fils en sens opposé, il fait l'ablation de la tumeur ; il reste ensuite une surface cautérisée sur laquelle on applique d'abord des réfrigérants, et que l'on panse ensuite avec des compresses trempées dans de l'eau simple, jusqu'à cicatrisation complète.

Le nombre des éléments doit être tel que les fils métalliques projettent une lumière très vive, et l'on doit les tenir doucement, car à cette température ils se brisent facilement quand on sectionne la base de la tumeur ; on obtient ainsi une cautérisation suffisante de la couche de tissu placée au-dessous.

M. Amussat fils fit une deuxième communication à l'Académie des sciences le 16 octobre 1854.

C'est encore à des piles de Bunsen qu'il a recours pour échauffer les fils de platine à la température nécessaire. Il fait usage de fils du nᵘ 27 de la filière ou de petits rubans de platine correspondant au n° 35 de cette même filière. Il leur donne de préférence 25 centimètres de longueur.

A l'aide de cet appareil, il fit l'ablation d'une troisième tumeur carcinomateuse, siégeant dans la région mammaire ; mais, au lieu de pédiculer la tumeur avec la main, il le faisait avec un instrument d'acier très simple que nous ne pouvons décrire ici.

Ce médecin pense qu'en employant des piles de Bunsen plus puissantes, il serait possible d'appliquer l'électricité à l'amputation des membres. Réunissant 10 couples de Bunsen de 35 centimètres de hauteur, chargés avec de l'acide nitrique du commerce et de l'eau acidulée marquant 15 degrés, il a pu faire rougir, dans l'étendue de 80 centimètres, un fil de platine du n° 18 et un ruban du même métal du n° 32, de 3 millimètres de largeur et de 60 millimètres de longueur. Il n'a mis son idée à exécution que sur un cadavre, et il a opéré facilement la section des chairs de la cuisse et du bras d'un adulte ; l'os a été coupé avec la scie.

M. Amussat fils a même cautérisé la base d'une tumeur hémorrhoïdale à l'aide d'une pince d'ivoire dont les baguettes articulées à l'une de leurs extrémités sont traversées par un ruban de platine de 3 millimètres de large, fixé par un petit anneau à l'articulation de la pince.

Enfin il a cautérisé avec l'électricité le col de l'utérus dans un cas de névralgie de cet organe.

Pour opérer la section des tissus, M. Amussat imprime au fil ou au ruban de platine un mouvement de va-et-vient semblable à celui d'une scie. Il emploie comme conducteurs, pour mettre le platine en rapport avec les piles de la batterie, de minces rubans de cuivre recouverts de soie.

Il lui a semblé avantageux de placer la batterie électrique le plus près possible du lieu de l'opération sans incommoder le malade, afin de donner aux conducteurs moins de longueur et d'éviter la déperdition du calorique électrique.

M. le docteur A.-Th. Middeldorpff, de Breslau, a publié un travail important sur la *galvano-caustique* ; M. Axenfeld en a publié une analyse détaillée dans les *Archives de médecine* (1855).

Après un historique assez complet, M. Middeldorpff traite d'abord des instruments galvano-caustiques.

La pile de Grove semble préférable à l'auteur ; au deuxième rang, il met celle de Sturgeon ; au troisième, celle de Daniel. Les instruments qu'il emploie sont les suivants :

1° *Les cautères galvaniques.* — Le principe de leur construction est le suivant : Un manche d'ébène, pouvant être séparé en deux moitiés latérales, est traversé suivant sa longueur par deux fils de cuivre doré qui reposent dans deux gouttières creusées dans chacune de ces moitiés. L'extrémité postérieure de chacun de ces fils reçoit l'extrémité de l'un des réophores. A l'extrémité antérieure saillante, au delà du manche, se visse un fil de platine disposé en anse. — C'est cette anse qui constitue le cautère. On peut lui donner diverses formes ; un mécanisme particulier permet d'interrompre le courant et de le rétablir à volonté.

Comme modificateurs du cautère galvanique, citons le cautère à double tige, le cautère à olive de porcelaine, le cautère du sac lacrymal, le cautère pour les rétrécissements ou bougie galvanique.

2° *Les porte-ligature galvanique* (*anse coupante*, *ligatura caudens*). — Ils consistent dans des fils que l'on fait passer, soit dans des tubes de verre, soit dans des tubes métalliques et bon conducteurs, mais isolés l'un de l'autre. L'anse coupante fait saillie à l'extrémité du tube. Les fils qui passent à travers les tubes permettent de donner à l'anse terminale le volume et l'étendue que l'on désire.

3° *Les sétons galvaniques.* — Ce sont des fils de platine de différentes grosseurs que l'on conduit au moyen d'aiguilles droites ou courbes à travers les canaux ou les tissus dans lesquels il s'agit de développer un travail inflammatoire.

Les avantages de la galvano-caustique, d'après M. Middeldorpff, sont les suivants :

1° L'absence d'hémorrhagie ;

2° La rapidité et l'énergie d'action ;

3° La limitation exacte des effets de l'opération ;

4° La possibilité de brûler et de couper des parties profondes qui sont absolument inaccessibles à l'instrument tranchant ;

5° La production de bourgeons charnus de bonne nature ;

6° Il évite au malade la terreur que lui cause toujours l'emploi du fer rouge.

La galvano-caustique, d'après l'auteur dont nous résumons les idées, est applicable dans un grand nombre de cas qui sont les suivants :

1° *Les hémorrhagies.* — Il permet de les arrêter là où le fer rouge ne peut être introduit, comme pour les alvéoles, les amygdales, la langue, le palais, le pharynx, l'orbite, les sinus frontaux ou maxillaires supérieurs, quelques hémorrhagies du rectum, de l'utérus, ou du vagin.

2o *Les névralgies*. — L'auteur conseille la galvano-caustique pour la destruction du nerf dentaire ; il l'emploie dans certaines névralgies, comme celle du nerf sous-orbitaire, pour la destruction de ce nerf dans le canal de même nom, ou bien encore pour cautériser le tragus, le dos du pied, le voisinage de la tête du péroné, dans le cas de sciatique. Dans ces cas divers, il pourrait, selon l'auteur, remplacer la cautérisation transcurrente.

3o *Quelques paralysies*. — M. Middeldorpff, qui se fait peut-être illusion à cet égard, conseille l'emploi de ses moyens pour cautériser le muscle élévateur de la paupière supérieure dans la paralysie de ce muscle, et l'applique à la région intermédiaire à l'apophyse mastoïde et au maxillaire dans la paralysie du nerf facial.

4o *Gangrène*. — La galvano-caustique paraît surtout utile pour enrayer les progrès de la destruction (pourriture d'hôpital, phagédénisme), pour élever autour des parties mortifiées une barrière formée par des tissus enflammés et infiltrés que le mal ne franchit pas.

5o *Ulcérations*. — On peut faire usage des caustiques électriques pour cautériser les ulcérations par points, par lignes simples ou croisées, par larges places, pour détruire les callosités, ou enfin pour exciser leurs bords décollés.

M. Middeldorpff regarde la galvano-caustique comme un précieux moyen pour traiter les ulcérations du col de la matrice ; il pense que l'on pourrait faire usage d'un fil de platine pour cautériser la cavité du col utérin.

6o *Cancers*. — Le même auteur pense que la galvano-caustique est de nature à présenter quelques avantages dans le cancer de la langue et d'autres parties très vasculaires ; elle permet d'arrêter facilement l'hémorrhagie. Son action extrêmement circonscrite permet en outre d'attaquer les organes les plus délicats.

7° *Fistules*. — C'est dans les fistules que la galvanocaustique offre, d'après notre auteur, les plus nombreuses applications peut-être.

On peut l'employer en pareil cas :

1° Pour la cautérisation ou la simple adustion du trajet fistuleux.

2° Pour la cautérisation de l'ouverture fistuleuse et de son pourtour, pour obtenir le rétablissement de l'occlusion de cette ouverture par rétraction de la cicatrice, pour déterminer la formation de bourgeons charnus de bonne nature.

3° Pour exciser les parois de la fistule.

Les avantages de la galvano-caustique dans tous ces cas sont l'absence ou le peu d'abondance de l'hémorrhagie, la production de granulations abondantes et vivaces, la destruction ou la fonte de tissus fongueux et calleux, la possibilité de porter sans danger une excitation vigoureuse dans les trajets les plus profonds, d'agir sur n'importe quel point et dans n'importe quelle étendue.

4° Pour cautériser le trajet fistuleux. On l'applique au traitement de la glande lacrymale, de la parotide, des fistules dentaires, de celles des canaux salivaires, des conduits lacrymaux, du sac lacrymal, du canal nasal, pour les fistules vésico-utérines, uréthro-vésicales, rectales, recto-vaginales, recto-uréthrales, et urinaires.

M. Middeldorpff cite plusieurs exemples de fistules traitées par ses procédés,

1° Une fistule de la région trochantérienne, datant de cinq mois et produite par le décubitus, chez un sujet atteint de fièvre typhoïde. On avait employé d'autres moyens sans succès.

2° Des trajets fistuleux du creux axillaire, suite d'un abcès ganglionnaire. Plusieurs traitements avaient échoué.

3° Une fistule stercorale de l'aine traitée sans succès par le fer rouge et la suture.

A la suite de ces observations, il cite plusieurs cas de guérison par incision des fistules.

1° Une fistule borgne interne traitée par l'ouverture rectale et la galvano-caustique. Guérison.

2° Des fistules nombreuses de la fesse ayant résisté à tous les moyens, y compris l'extirpation de toute la surface malade. La guérison fut obtenue lentement. Le malade succomba à la phthisie pulmonaire.

3° Un rétrécissement du canal lacrymal datant de dix-huit mois ; blennorrhée du sac et du canal ; ouverture du sac ; cautérisation galvanique. Guérison.

M. Middeldorpff conseille la galvano-caustique pour l'ectropion : c'est la muqueuse qu'il attaque par la galvanisation électrique ; pour le trichiasis et le distichiasis, il combat ces deux affections : 1° en détruisant le bord palpébral ; 2° en produisant une brûlure linéaire au voisinage immédiat de ce bord, d'où résulte le renversement des cils en dehors ; 3° en oblitérant les bulbes des cils, soit au moyen d'une ligne profonde tracée parallèlement au bord libre de la paupière sur la face antérieure de ce voile, soit en touchant directement les points d'implantation des cils ; il conseille encore la galvano-caustique pour rétablir la position des cartilages tarses déformés, pour toucher les petites ulcérations irrésolubles de ce cartilage, des glandes de Meibomius ou des bulbes ciliaires, pour l'ablation du cancer des paupières ou des caroncules.

*Rétrécissements de l'urèthre.* — M. Middeldorpff ne mentionne encore qu'à titre d'essai l'emploi de la galvano-caustique contre les rétrécissements. Il cite cependant un rétrécissement calleux, long de 1 centimètre, ne pouvant être franchi qu'avec des bougies de 1 millimètre 1/2 ; il y avait maladie de vessie. Il appliqua le cautère à rétrécissements. La guérison eut lieu au bout d'un mois, sans accident. Neuf mois après, elle persistait.

*Epulis.* — L'auteur cite deux cas de guérison par la galvano-caustique, il rapporte également un cas de névrome guéri.

*Tumeurs vasculaires.* — La cautérisation galvanique a pour but de provoquer dans ces tumeurs la coagulation du sang, l'inflammation et la suppuration. Elle réalise l'avantage de porter la chaleur la plus intense aussi loin et aussi profondément qu'on veut, et de ne faire à la peau que des pertes de substance insignifiantes. Il emploie pour obtenir ce résultat le séton galvanique, qui se fait en traversant la base ou l'épaisseur de la tumeur avec un ou plusieurs fils minces de platine, qui ne doivent se toucher par aucun point. On y fait passer le courant, et après l'opération, on trouve presque toujours la tumeur dure, noueuse, traversée par des espèces de cordes solides ; la peau est légèrement salie et jaunie au pourtour seulement des trous faits par les aiguilles ; l'hémorrhagie nulle ou facile à arrêter ; le gonflement, la douleur, la rougeur, l'inflammation, la fièvre sont faibles, eu égard à l'importance de l'opération ; ces accidents sont même, absolument parlant, moindres qu'après l'emploi d'autres méthodes.

M. Middeldorpff cite, à l'appui de son opinion, un bel exemple de guérison qu'il a obtenue en opérant sur une tumeur sanguine d'un grand volume, occupant l'angle de la mâchoire à gauche. Cette observation, très intéressante, est publiée par l'auteur, avec de grands détails ; la guérison a été longue, difficile, et obtenue non sans peine.

Il cite une deuxième observation de cinq petites tumeurs érectiles traitées par deux cautérisations, et guéries.

La lecture de ces deux observations montre que l'inflammation et la suppuration des tumeurs n'ont pas été aussi peu intenses et bénignes que le pense l'auteur.

*Tumeurs pédiculées superficielles.* — On peut enlever à l'aide de l'anse coupante les fibroïdes pédiculés, les lipomes, les condylomes, les névromes, les tumeurs épithéliales, papillaires, etc. Deux observations sont citées à l'appui.

*Amputations.* — L'auteur cite l'exemple d'un enfant de six mois qui portait au-dessous de l'articulation métacarpo-phalangienne du pouce droit un deuxième pouce bien complet, aussi gros que le premier, auquel il adhérait par une soudure osseuse. La ligature incandescente opéra la section, non-seulement des parties molles, mais encore de l'os, dont le volume égalait celui d'une plume de pigeon. L'enfant guérit rapidement.

M. Middeldorpff pratique par la galvano-caustique la résection de la luette, celle des amygdales, et il cite des observations à l'appui.

Il pense également que, pour l'amputation du pénis
et du clitoris, opérations dont l'hémorrhagie est le principal danger, de même que celle de la castration, on se
trouverait très bien de la galvano-caustique ; il en est
de même pour l'amputation des membres entiers, et
surtout de ceux dont le squelette se compose d'un os
unique.

Hâtons-nous d'ajouter que l'auteur ne cite aucun fait
à l'appui de sa manière de voir.

*Polypes.* — La galvano-caustique non-seulement favorise l'ablation des polypes, mais même la rend possible là où ne peuvent pénétrer les instruments ordinaires. Les avantages de la méthode appliquée dans ces
cas sont les suivants :

1° Action hémostatique ;

2° Douleur faible pendant et après l'opération ;

3° Accès rendu possible dans des cavités où l'on ne
peut porter le couteau ou les ciseaux, du moins sans
courir les dangers de blesser les parties voisines ;

4° Fixation des parties à diviser, par l'instrument
même qui divise ;

5° Limitation exacte des effets de la galvano-caustique ;

6° Facilité de l'opération ;

7° Formation facile de bourgeons charnus abondants
et rapidité de la guérison ;

8° Elle réunit les avantages de la ligature à ceux de
la cautérisation.

M. Middeldorpff passe successivement en revue : les
polypes du nez, les polypes du conduit auditif, les polypes du pharynx, les polypes du larynx, les polypes de
l'œsophage et les polypes utérins.

Il cite des cas de guérison de polypes du nez, po-

lypes naso-pharyngiens, polypes pharyngiens et polypes laryngo-pharyngiens.

Relativement aux polypes utérins, l'auteur reconnaît
à la galvano-caustique les avantages suivants :

1° L'hémorrhagie est évitée ;

2° L'extirpation est complète ;

3° L'action est entièrement limitée aux tissus qu'on
veut enlever ;

4° La tumeur est fixée par l'instrument lui-même et
ne peut s'échapper ;

5° L'inflammation et le danger sont presque nuls ;

6° Les granulations se forment bien et la guérison
est rapide.

Deux cas de guérison sont rapportés à l'appui.

Enfin, pour terminer, M. Middeldorpff cite comme
autant de cas auxquels on pourrait appliquer la galvano-
caustique : l'hémorrhaphylie, les varices, la carie, l'établissement de fontanelles, la cautérisation des plaies
empoisonnées, l'évacuation et la cautérisation des abcès
froids, des kystes, de la grenouillette, la destruction ou
la section sous-cutanée des pseudarthroses.

Tel est le résumé du travail de M. Middeldorpff, résumé que je n'ai pu faire que grâce aux trois articles
que M. Axenfeld lui a consacrés en août, octobre et
décembre 1855, dans les *Archives générales de médecine.*

Si mon analyse est aussi étendue, c'est que l'importance de la question le méritait, et que de telles idées
me paraissent devoir être répandues dans le public médical. Sans doute, il y a de l'exagération dans toutes
les applications de la galvano-caustique. Beaucoup de
cas dans lesquels l'auteur l'applique peuvent être traités tout aussi bien et peut-être plus facilement et plus

simplement par les autres moyens que la chirurgie
met à la disposition du médecin ; mais il n'en faut pas
moins reconnaître que le nouveau mode d'application
de la cautérisation offre certains avantages incontestables et que l'avenir confirmera. Il est à désirer que ce
moyen soit expérimenté, et c'est pour engager dans
cette voie les médecins qui voudront bien me lire que
j'ai résumé ici le travail du professeur de Breslau.

M. Regnault a présenté à l'Académie des sciences,
dans la séance du 18 juin 1856, un mémoire qu'il nous
semble intéressant de résumer ici, et dont les médecins
qui voudront appliquer désormais la galvano-caustique
devront tenir largement compte.

Le but que les chirurgiens veulent atteindre quand
ils choisissent le cautère actuel de préférence aux
caustiques potentiels et chimiques, est parfaitement
net et défini : il s'agit non-seulement de désorganiser,
mais encore de détruire par une inévitable ustion ou
carbonisation certaines parties plus ou moins volumineuses avec lesquelles un instrument incandescent de
forme convenable est mis en contact. La destruction
des tissus morbides ou normaux doit être complète
et rapide ; son principal mérite résulte, selon toute
probabilité, d'après M. Regnault, de la limitation
exacte des eschares produites, de l'absence d'hémorrhagie pendant l'application, et de la répulsion
qu'inspire à juste titre l'emploi d'agents chimiques dont
l'application peut avoir de graves inconvénients et même
offrir de sérieux dangers.

Dans un mémoire présenté à l'Institut en 1855,
M. Regnault a insisté sur quelques avantages du cautère électrique ; aujourd'hui il signale les conditions
auxquelles il ne peut satisfaire, et les circonstances où

son usage paraît offrir des difficultés presque insur-
montables. Ces résultats sont déduits d'expériences en
parfaite conformité avec les lois du développement de
la chaleur dans les courants voltaïques, dont la découverte récente est due à M. Toule, savant physicien
anglais.

M. Regnault s'occupe d'abord de l'influence de la
masse incandescente et de la nature du métal employé
sur la cautérisation. Pour produire des phénomènes
calorifiques puissants au moyen d'un appareil voltaïque,
il ne faut donner au circuit une résistance considérable
qu'entre des points assez rapprochés, car l'intensité de
la pile diminue avec l'augmentation des résistances dans
le conducteur interpolaire.

Le diamètre des fils de platine ne doit pas dépasser
une faible limite, $0^{mm},50$ à $0^{mm},75$, au plus, sur une
longueur de 6 à 8 centimètres. On n'arriverait à rougir au blanc un fil métallique d'une plus grande section
ou d'une plus grande longueur qu'à la condition d'employer des piles d'une puissance hors de toute proportion avec le but qu'on se propose d'atteindre. La faible
masse que les conditions de production des phénomènes thermiques assignent au platine incandescent est
une raison pour rejeter l'emploi du cautère électrique
toutes les fois que l'on veut détruire des tissus volumineux. Dans ces circonstances, en effet, il est nécessaire,
indispensable, non-seulement d'avoir un cautère porté à
une haute température, mais encore un poids de matière
incandescente suffisant pour détruire des parties gorgées
de liquides qui, dans l'opération, vont s'échauffer, se
réduire en vapeur et absorber beaucoup de calorique,
sans que l'ustion ou la carbonisation se produise.

Le défaut de masse du platine, relativement à son

poids, et la faible chaleur spécifique de ce métal paraissent à M. Regnault un obstacle insurmontable à la substitution proposée du cautère électrique aux cautères rougis à blanc par le feu, avec les formes et la masse que l'usage leur a assignés.

On a dit, il est vrai, que le fil de platine du cautère électrique, traversé sans cesse par un courant, compense par la continuité de son action ce qu'il perd sous les deux rapports sus-mentionnés. Les expériences de M. Regnault et les lois des phénomènes thermovoltaïques démontrent qu'il n'en est point précisément ainsi. Le contact de tissus baignés de liquides refroidit le stylet d'une manière continue et l'empêche d'arriver à la haute température qu'il avait dans l'air. Par le seul fait de refroidissement, la résistance au passage de l'électricité dans cette partie du circuit diminue, et l'on sait que l'élévation de température est en raison inverse du pouvoir conducteur ; l'augmentation de la quantité d'électricité produite dans le même temps est très faible à cause du rapport très petit de la résistance du fil de platine aux résistances totales du système. M. Regnault conclut de ses observations sur ce sujet que, si l'on emploie le cautère électrique avec une pile assez intense pour faire rougir à blanc le platine dans l'air, c'est par des applications successives du stylet rougi hors des points attaqués que l'on aura la certitude d'arriver au résultat qu'on se propose. Sans cela on prendra souvent l'apparence pour le fait.

Il n'y a certainement pas impossibilité à faire rougir à blanc un fil de platine au sein des tissus gorgés d'humeurs, mais on se trouve en présence d'un ensemble de difficultés qui, dans la pratique, méritent d'être prises en sérieuse considération. M. Regnault appuie cette opinion sur le résultat de quelques expériences faites sur le cadavre, où pourtant les conditions sont beaucoup moins défavorables que sur l'homme vivant. Que l'on veuille, par exemple, cautériser dans toute sa longueur un trajet fistuleux à deux orifices. Si la pile ne fournit pas une très grande proportion de fluide électrique, le fil ne rougira pas dans l'épaisseur des tissus, il les chauffera plus ou moins fortement, mais sans produire une véritable ustion. Si, au contraire, la pile est très puissante ou le fil très fin, on aura toutes les chances possibles de le fondre. Quelquefois cette fusion s'opère au sein même des tissus, parce que la constitution du liquide à l'état sphéroïdal par le platine incandescent arrête la soustraction de calorique, et que le fil ne résiste pas à la trop forte proportion d'électricité qui le traverse. Le plus souvent c'est à l'un des orifices que le phénomène a lieu ; en voici la raison : Quelle que soit l'intensité du courant, la portion du fil plongée dans les tissus leur cède de la chaleur, sa résistance diminue et l'intensité du courant augmente. Si, dans ces circonstances, la plus grande longueur du fil de platine sort à ras de la peau, elle fond presque instantanément. On évite cet accident en ne cautérisant pas le trajet fistuleux dans toute sa longueur ; ce qui arrive presque constamment, malgré les apparences contraires, ainsi que M. Regnault l'a constaté par des dissections minutieuses.

M. Regnault résume son travail en concluant de ses recherches :

1° Que les avantages de ce genre d'appareils résultent de leur faible masse qui permet de les porter aux plus hautes températures sans avoir à redouter les effets du rayonnement sur les parties voisines de celle que l'on veut détruire.

2° Que cette qualité même du cautère électrique le rend impropre à la destruction de tissus volumineux, cas où le cautère actuel reste seul efficace ;

3° Que cet instrument a une grande supériorité sur les autres moyens pour les cautérisations exercées sur des surfaces peu étendues situées dans le voisinage d'organes délicats ou dans la profondeur de quelques cavités naturelles ;

4° Que le mode le plus sûr d'application consiste à répéter successivement les contacts du stylet incandescent et de la partie sur laquelle on opère.

5° Quant aux opérations dans lesquelles le fil de platine doit rester plongé dans les tissus (cautérisation de longs trajets fistuleux, excision et ablation de tumeurs volumineuses) sans nier absolument leur possibilité, j'ai déduit de mes expériences que l'opérateur se trouve entredeux écueils : ou de fondre le fil métallique ou de ne pas le porter à la température nécessaire pour produire une vraie cautérisation.

Les conclusions de M. Regnault doivent être admises sans contestation : elles reposent sur des expériences trop positives pour qu'il puisse en être autrement. Je ferai cependant deux observations à ce sujet.

La première, c'est que si tous ces faits sont exacts, il est difficile de s'expliquer les succès nombreux que M. Middeldorpff a annoncés dans un intéressant travail.

La seconde, c'est que les expériences de M. Regnault ayant été faites sur le cadavre, elles ne sauraient en aucune manière être comparées à celles qui auraient été faites sur le corps vivant, l'effet du calorique présentant de notables différences dans les deux cas.

Quoi qu'il en soit, les observations de M. Regnault

doivent être prises en sérieuse considération, en raison de l'importance du sujet et de son avenir.

Nous terminerons ce chapitre en rapportant textuellement plusieurs fragments du rapport de M. Broca sur la galvano-caustique. Nous empruntons à la *Gazette des hôpitaux* cet extrait du rapport lu à la Société de chirurgie le 5 novembre 1856.

« Personne n'ignore que les courants galvaniques ont la propriété d'échauffer les conducteurs qu'ils traversent, et que le dégagement de calorique peut être porté assez loin pour rougir à blanc et même pour fondre un fil de platine. Il est donc naturel que beaucoup de chirurgiens aient songé à pratiquer des cautérisations au moyen de la chaleur galvanique ; mais la plupart des expérimentateurs, peu satisfaits des résultats, ou découragés par les difficultés d'exécution, avaient fini par renoncer à la cautérisation électrique, lorsque M. Middeldorpff entreprit ses importantes recherches. Grâce aux efforts persévérants de ce savant aussi ingénieux qu'habile, la galvano-caustique est aujourd'hui une méthode régulière, féconde en applications et digne de prendre place parmi les plus précieuses innovations de la chirurgie contemporaine.

» Le cautère galvanique peut, dans tous les cas, remplacer, et presque toujours avec avantage, le cautère actuel ; il permet en outre de pratiquer, sans effusion de sang, plusieurs opérations dans des régions à peu près inaccessibles jusqu'ici au fer rouge et aux caustiques.

» Qu'un conducteur ou rhéophore parfaitement homogène, un fil métallique par exemple, soit mis en communication avec les deux pôles d'une pile, les deux électricités contraires se précipitent l'une vers l'autre sous forme de courant continu, et le fil s'échauffe aussitôt d'une manière uniforme dans toute son étendue. En quelques secondes, il acquiert une certaine température qui ne varie plus pendant toute la durée du courant.

» La quantité du calorique dégagée est extrêmement variable. Quelquefois l'élévation de température est à peu près inappréciable ; d'autres fois, elle peut aller jusqu'à faire fondre le platine. Tout dépend de la nature de la pile et de celle du rhéophore.

» Plus la source de l'électricité est abondante, plus les effets calorifiques sont prononcés ; or, l'intensité d'une pile est en rapport avec l'étendue en surface des éléments de chaque couple. Il faut donc prendre des piles à grandes surfaces pour pratiquer la cautérisation galvanique. M. Middeldorpff a donné la préférence à la pile de Grove, dont les éléments sont disposés comme dans les couples de Bunsen, avec cette différence, toutefois, que le cylindre de charbon est remplacé par plusieurs minces lames de platine entrecroisées en étoile, de manière à fournir une très grande surface dans un espace assez restreint.

» Pour que la température s'élève d'une manière notable, il faut que le courant rencontre un obstacle et qu'il le surmonte. Ainsi, avec la même pile, un gros fil s'échauffe beaucoup moins qu'un fil plus petit composé du même métal. C'est parce que la résistance que le rhéophore oppose au passage de l'électricité est d'autant plus grande que le fil est moins gros. On a même démontré que le dégagement de la chaleur augmente en raison inverse de la quatrième puissance du diamètre du fil. Par exemple, un fil de 4 millimètre de diamètre s'échauffe seize fois plus qu'un fil de 2 millimètres (lois de Riess).

» Pour le même motif, les métaux mauvais conducteurs, comme le platine, s'échauffent plus aisément que les bons conducteurs, comme le cuivre ou le fer.

» Enfin, lorsque le rhéophore n'est pas homogène, la chaleur se produit presque exclusivement dans les points où l'électricité rencontre le plus d'obstacles.

» Tous les cautères de M. Middeldorpff sont formés d'une pièce de platine (lame ou fil) mise en communication avec les pôles au moyen de deux conducteurs de cuivre : avec la même pile, en faisant varier le volume et la nature des rhéophores, on peut obtenir des effets calorifiques très différents.

» Mais il ne suffit pas que l'électricité rencontre un obstacle, il faut encore qu'elle puisse le surmonter ; car sans cela le courant n'aurait pas assez de force pour chauffer le rhéophore. Or, la propriété de surmonter la résistance des conducteurs ne dépend pas de l'intensité de la pile, mais de la tension. La tension, c'est-à-dire la force avec laquelle les électricités des deux pôles tendent à se précipiter dans le rhéophore, est indépendante de l'étendue de chaque couple ; elle est proportionnelle au nombre des couples. Par conséquent, lorsqu'on veut obtenir des effets caloriques puissants, il faut avoir soin d'augmenter le nombre de couples à mesure qu'on prend des rhéophores moins volumineux, c'est-à-dire plus résistants. Il résulte clairement de ce qui précède que la même pile ne peut servir pour chauffer indistinctement tous les rhéophores. Quand le conducteur est gros, il n'est pas nécessaire que la pile ait beaucoup de tension, mais il faut qu'elle ait beaucoup d'intensité. Pour les conducteurs de petit diamètre, au contraire, on peut se contenter d'une pile peu intense, pourvu qu'on ait soin d'employer plusieurs couples afin d'avoir une forte tension.

» Or, il est indispensable pour pratiquer, dans les divers cas, la cautérisation galvanique, de pouvoir chauffer à blanc des conducteurs de volume très variable. Il faut donc que le chirurgien ait à sa disposition plusieurs piles de tension et d'intensité différentes, et cette complication instrumentale aurait certainement beaucoup nui à la vulgarisation de la galvano-caustique, si M. Middeldorpff n'avait heureusement réussi à remplir toutes les indications au moyen d'un seul appareil électrique. Quatre couples ou éléments de Grove, hauts de 6 pouces et demi et larges de 4 pouces et demi (mesures rhénanes ; un pouce fait un peu plus de 26 millimètres), sont disposés dans une boîte à quatre compartiments. Au milieu de la boîte, entre les quatre couples, est situé le commutateur, petit appareil où sont placés les deux pôles, et qui est destiné à combiner les couples de plusieurs manières pour faire varier à volonté la tension et l'intensité de la pile.

» Le commutateur se compose d'une cuvette à huit trous et de trois couvercles différents. Les huit trous de la cuvette sont pleins de mercure ; ils sont parfaitement isolés de leurs voisins, et chacun d'eux communique, par un gros conducteur, avec l'un des zincs ou l'un des platines des couples. Il y a donc quatre trous zinc et quatre trous platine. Chaque couvercle porte huit petites fiches métalliques qui pénètrent dans les huit trous de la cuvette et se mettent en contact avec le mercure ; ces fiches enfin sont reliées entre elles deux à deux ou quatre à quatre, au moyen d'une armature métallique diversement disposée dans les trois couvercles. L'armature du couvercle n° 1 est construite de telle sorte que les zincs et les platines se succèdent et s'entre-croisent un à un. L'appareil forme ainsi une pile à quatre couples, dont l'intensité est représentée par la surface de chaque couple considéré isolément, et dont la tension est représentée par quatre, puisque les couples sont au nombre de quatre. Le couvercle nº 2 combine successivement deux zincs, puis deux platines, puis encore deux zincs, et enfin les deux derniers platines ; les quatre couples, par conséquent, n'en forment plus que deux, dont la surface est devenue deux fois plus grande : l'intensité se trouve donc doublée, tandis que la tension est diminuée de moitié. Le couvercle nº 3, enfin, marie tous les zincs ensemble et tous les platines. Il ne reste donc, en réalité, qu'un seul couple dont la surface, c'est-à-dire l'intensité, se trouve représentée par quatre, et dont la tension se trouve réduite à un. Un simple changement de couvercle permet de remplir avec autant de facilité que de simplicité toutes les indications de la galvano-caustique.

» Voyons maintenant comment M. Middeldorpff a disposé les instruments destinés à appliquer sur les tissus la chaleur galvanique. Deux tiges de cuivre fixées sur le commutateur, l'une au pôle zinc ou pôle positif, l'autre au pôle platine ou pôle négatif, viennent faire saillie à l'extérieur de la boîte. Chacune d'elles donne insertion à un gros conducteur flexible, long de près de deux mètres, et composé de huit fils de cuivre entourés de soie. L'extrémité libre de chaque conducteur aboutit à une douille de cuivre dans laquelle on fixe, au moyen d'une simple vis de pression, les divers cautères dont on veut se servir. Les cautères de M. Middeldorpff sont nombreux et variés. Tous se composent d'un manche en ivoire ou en ébène, parcouru dans sa longueur par deux tiges de cuivre parfaitement isolées. Ces deux tiges sortent du manche par l'une de leurs extrémités pour être reçues dans la douille qui termine chaque conducteur. Leur autre extrémité fait également saillie en dehors du manche et supporte l'armature de platine. Celle-ci, dont la forme varie beaucoup, peut toujours, en définitive, être considérée comme une anse insérée par ses deux bouts sur l'extrémité des tiges précédentes. Lorsque le manche est fixé sur les grands conducteurs, le courant galvanique parcourt les deux tiges et le circuit se trouve fermé au moyen de l'anse de platine qui s'échauffe seule, en vertu des lois qui ont été exposées plus haut. C'est elle, en effet, qui, à cause de son moindre volume, et de la nature du métal qui la compose, constitue la partie du circuit la plus résistante, c'est-à-dire celle où le courant passe le plus difficilement.

» Une des tiges qui traverse le manche est coupée dans un point de sa longueur, et l'on peut à volonté, au moyen d'un bouton, d'un coulant ou d'une bascule, ouvrir ou fermer le tissu galvanique qui dégage la chaleur ; avantage inappréciable qui permet de manier les cautères de M. Middeldorpff avec une tranquillité et une précision bien différentes de la précipitation inséparable jusqu'ici de la cautérisation au fer rouge. Par exemple, lorsqu'on veut cautériser le fond d'une cavité, on introduit l'instrument à froid lentement, doucement ; puis, lorsqu'on s'est bien assuré par la vue, par le toucher ou par tout autre moyen, qu'il est exactement en place, on appuie sur le bouton ou sur le coulant, et deux ou trois secondes après la cautérisation commence. De même, lorsqu'on veut retirer l'instrument, on pousse le coulant en sens inverse, et au bout d'un temps fort court le cautère est suffisamment éteint.

» Le calorique renaissant à mesure qu'il se dépense, on peut, sans retirer l'instrument, cautériser les tissus jusqu'à une profondeur en quelque sorte indéfinie. Opère-t-on dans le fond d'une cavité? On peut, bien mieux qu'avec le cautère actuel, protéger les parties environnantes ; on peut même, sans arrêter la cautérisation, lancer un jet d'eau froide sur les tissus qu'on veut soustraire aux effets du rayonnement. Le cautère électrique, enfin, répand autour de lui une lumière si éclatante, qu'il permet d'éclairer parfaitement le fond d'un spéculum et de prendre une exacte connaissance de l'état des parties qu'on se propose de cautériser.

» C'est la disposition de l'armature de platine qui établit entre eux les principales différences des cautères de M. Middeldorpff. Dans le galvano-cautère, l'armature de platine est constituée par une lame de platine large de 3 à 4 millimètres, recourbée en anse, et dont les deux branches sont situées dans le même plan, de manière à former un fer à cheval très étroit.

» Cet instrument, appliqué à plat, produit une eschare de 7 à 8 millimètres de diamètre ; appliqué sur la pointe, il sert à pratiquer la cautérisation pointillée ; enfin, appliqué sur l'un de ses bords, il fournit une eschare linéaire. Il remplace le cautère cultellaire pour la cautérisation transcurrente ; au moyen d'une légère pression, on peut le faire pénétrer à une grande profondeur, soit pour ouvrir un abcès, soit pour disséquer et enlever les tumeurs sans écoulement de sang. Telle est la puissance de ce cautère qu'il peut, en quelques secondes, traverser une planche de chêne de plusieurs centimètres d'épaisseur. Dans le cautère en coupole, l'armature consiste encore en une lame de platine recourbée sur le plat, de telle sorte que ses deux branches ne sont plus dans le même plan. La surface cautérisante a ainsi moins de largeur, mais elle a beaucoup plus d'épaisseur et fournit un rayonnement plus considérable. Ces deux cautères réclament l'emploi de la pile la plus intense qu'on obtient au moyen du couvercle n° 3. Ni l'un ni l'autre, cependant, ne peuvent remplacer les grosses boules de fer rougies au feu, qui brûlent d'un seul coup les tissus dans une grande étendue. Pour remplir cette indication, il faut se servir du cautère de porcelaine. Dans ce dernier cautère, l'armature est constituée par un fil de platine qui s'enroule en spirale autour d'une boule de porcelaine grosse comme le bout du doigt, ou même plus grosse encore. La porcelaine étant mauvais conducteur de l'électricité, le courant galvanique parcourt toute la spirale de platine qui devient instantanément incandescente, et qui, en quelques secondes, chauffe à blanc la boule de porcelaine. Ce cautère réclame l'emploi de la pile à forte tension (couvercle n° 1) ; cependant on peut le chauffer au rouge sombre avec le couvercle n° 2, ce qui est préférable dans quelques cas, notamment lorsqu'on se propose d'arrêter certaines hémorrhagies artérielles.

» On se sert de fils de platine pour faire plusieurs petites cautérisations qu'il était jusqu'ici très difficile ou tout à fait impossible d'exécuter au moyen du cautère actuel. Pour cautériser les tumeurs érectiles, on les transperce avec un ou plusieurs fils, en manière de séton, puis on touche simplement les deux extrémités de chaque fil avec les deux gros conducteurs de la machine. La cautérisation commence aussitôt, et on l'arrête instantanément lorsqu'on juge qu'elle est suffisante. Pour cautériser l'intérieur d'un trajet fistuleux ou d'un conduit comme le canal nasal, on introduit à froid et avec précaution, jusqu'au fond du trajet; une anse de platine très étroite, dont les deux chefs, sortant par l'orifice extérieur, sont mis ensuite en communication avec les deux rhéophores de l'appareil. Si le trajet ou le conduit est très profond, on peut craindre que les deux chefs de l'anse ne se touchent dans leur longueur, ce qui empêcherait le courant électrique de parcourir l'anse jusqu'à son extrémité. Pour obvier à cet inconvénient, on peut disposer les deux chefs le long d'un petit stylet d'ivoire qui les isole. Deux petites tiges de platine, réunies en angle très aigu, forment l'armature de l'instrument destiné à cautériser les dents. Pour cautériser les rétrécissements de l'urèthre, M. Middeldorpff a fait construire une algalie composée de deux demi-cylindres de cuivre que sépare une mince couche isolante. Un court stylet de platine formé de deux moitiés isolées dans leur trajet, et unies seulement à leur extrémité terminale, est fixé au bout de l'algalie. L'instrument est introduit à froid dans l'urèthre; le stylet de platine est poussé avec précaution dans le rétrécissement; puis on met l'algalie en communication avec les deux conducteurs de la pile (couvercle n° 2). La chaleur se produit aussitôt, et se produit exclusivement dans l'armature de platine, c'est-à-dire au niveau du rétrécissement. Le reste de l'urèthre échappe ainsi à la cautérisation.

» Le plus important peut-être des cautères de M. Middeldorpff est celui qui est destiné à couper sans hémorrhagie le pédicule des tumeurs situées dans les cavités profondes, telles que le vagin, le rectum, le pharynx et même le larynx; car M. Middeldorpff a opéré avec succès un polype de l'extrémité supérieure de ce dernier organe. Un fil de platine est d'abord passé autour du pédicule de la tumeur ; puis, lorsqu'on est cértain qu'il est bien en place, on saisit les deux chefs qui sont libres à l'extérieur, et on les introduit dans une sorte de serre-nœud de cuivre. Ce serre-nœud, assez long pour arriver jusque sur la tumeur, est formé de deux tiges isolées, et porte à son extrémité deux trous distincts pour recevoir les chefs de l'anse de platine. Ceux-ci viennent se fixer sur le manche autour d'une petite manivelle jusqu'à ce que le serre-nœud soit arrivé sur la tumeur, qui se trouve ainsi étreinte par le fil. Le manche est alors mis en communication avec les deux conducteurs (couvercle n° 1). On s'assure de nouveau que le fil est bien en place, et l'on pousse le coulant du manche afin de fermer le circuit. La cautérisation commence aussitôt ; la chaleur ne se produit que dans la partie de l'anse de platine qui est située au delà du serre-nœud et qui embrasse la tumeur. On tourne lentement la manivelle, afin de ne pas couper trop promptement le pédicule et d'éviter l'hémorrhagie. Si; malgré cela, la section marchait trop vite, on substituerait le couvercle n° 2 au couvercle n° 1, afin de diminuer la tension de la pile. Suivant le volume du pédicule de la tumeur, la durée de l'opération varie de une à quatre ou cinq minutes. Ce cautère, destiné à couper les tissus par cautérisation, est désigné par M. Middeldorpff sous le nom d'anse coupante galvanocaustique.

» Pour donner une idée des effets de l'anse coupante, M. Middeldorpff a pratiqué deux amputations de cuisse sur un lapin. La première amputation, faite avec la combinaison du couvercle n° 1, c'est-à-dire avec la pile à forte tension, fut achevée en trois minutes environ ; mais la section avait été trop rapide, et l'artère fémorale fournit une hémorrhagie considérable.

» La seconde amputation fut faite avec la pile à moyenne tension (couvercle n° 2). Cette fois la section fut achevée seulement au bout de cinq à six minutes, et il n'y eut aucune hémorrhagie. Ainsi il importe, lorsque l'on veut éviter l'écoulement du sang et lorsque l'on suppose que le pédicule de la tumeur renferme des artères un peu grosses, il importe, dis-je, de ne pas chauffer trop fortement le fil, et pour cela on doit donner la préférence à la combinaison n° 2.

» Immédiatement après l'amputation sur ce lapin, M. Broca a examiné la surface de la plaie : elle était presque aussi nette que si l'opération avait été faite au moyen du bistouri. Elle était chaude et parfaitement sèche, et pourtant elle ne paraissait pas escharifiée, car elle présentait la couleur naturelle de la chair du lapin. L'animal survécut plus de quatre jours.

» A l'autopsie, M. Broca reconnut une eschare très régulière, ayant une épaisseur uniforme de 1 millimètre. Ainsi, on peut dire que l'anse coupante ne produit que des eschares fort minces. L'artère fémorale était oblitérée par un caillot long de 5 à 6 millimètres, et il n'y a vraiment pas lieu de redouter beaucoup la production des hémorrhagies consécutives.

» Trois malades de mon service, ajoute M. Broca, ont été soumis à la cautérisation galvanique. M. Middeldorpff a cautérisé lui-même en ma présence le col de l'utérus sur une femme qui avait déjà deux fois été cautérisée au fer rouge. Il s'est servi du cautère à porcelaine. Il a ensuite cautérisé avec le cautère en coupole une large fistule recto-vaginale sur une femme qui avait déjà été opérée ou cautérisée plusieurs fois par M. Guérin. Enfin, j'ai moi-même cautérisé une hémorrhoïde

interne sur un malade atteint d'hémorrhoïdes depuis
plusieurs années, très affaibli par des hémorrhagies
qui, depuis dix-huit mois, ne lui laissaient aucun repos
et qui lui faisaient perdre quelquefois deux ou trois
verres de sang par jour. A l'extérieur on n'apercevait
que trois petites tumeurs dures, indolentes, qui n'avaient
jamais flué. Le sang venait d'une tumeur hémorrhoïdale grosse comme une amande, située à la partie
postérieure de l'anus, à 2 centimètres environ au-dessus du sphincter. Cette hémorrhoïde n'était jamais
sortie, et pour l'attirer à l'extérieur, il aurait fallu la
saisir avec une pince de Museux. On aurait pu, à la ri-
gueur, la cautériser en introduisant un fer rouge jusqu'au-dessus du sphincter ; mais on aurait brûlé la
muqueuse dans toute la circonférence de l'anus, ce qui
aurait exposé à la formation ultérieure d'un rétrécissement. J'aurais peut-être hésité dans le choix du procédé
opératoire si la galvano-caustique ne m'avait offert une
ressource précieuse. J'introduisis d'abord dans l'anus
une demi-valve de buis destinée à protéger la paroi
antérieure de l'anus et du rectum, puis j'allai reconnaître avec l'index de la main gauche la situation de la
tumeur hémorrhoïdale, et je fis pénétrer jusqu'à ce
point la boule du cautère à porcelaine. Je m'assurai
une seconde fois que l'instrument était bien en place,
qu'il cautériserait bien la tumeur, et rien que la tumeur. Après avoir pris toutes ces précautions, je pous-
sai le bouton du manche, et aussitôt la cautérisation
commença. On voyait quelques vapeurs s'échapper de
l'anus, et l'on entendait le bruit particulier qui accompagne la combustion des tissus. Au bout d'à peu près
dix secondes, sans déranger le cautère, je coupai le
courant. Presque immédiatement le bruit s'arrêta, et

une demi-minute après environ, je retirai l'instrument, dont la boule, déjà suffisamment refroidie, franchit l'ouverture anale sans la cautériser. Il ne survint aucun accident. Le malade fut tenu au lit pendant quelques jours, puis il commença à se promener. Il quitta l'hôpital quinze jours après l'opération.

» La galvano-caustique a déjà reçu de très nombreuses applications, et l'on est surtout frappé de l'innocuité des opérations pratiquées par cette méthode. Elle ne met pas seulement à l'abri des hémorrhagies primitives, elle paraît encore conjurer le danger des hémorrhagies consécutives. En outre, M. Middeldorpff n'a jamais vu survenir l'érysipèle ni l'infection purulente, et il est dès lors disposé à substituer au bistouri le galvano-cautère ou cautère tranchant dans l'ablation d'un grand nombre de tumeurs tant superficielles que profondes. Cette dernière question ne pourra être jugée que par une longue expérience, car ces deux accidents, surtout le dernier, viennent quelquefois compliquer les brûlures ordinaires, et il serait fort étonnant que la galvano-caustique en rendît le développement impossible.

» Quoi qu'il en soit, la galvano-caustique est et restera une ressource très précieuse. Quand même elle n'aurait pas l'avantage considérable de faciliter le maniement du feu et d'en élargir la sphère d'application, elle aurait toujours une grande supériorité sur le fer rouge, parce qu'elle est incomparablement moins effrayante pour les malades ; elle supprime cet appareil terrible inséparable de la cautérisation ordinaire. »

# CHAPITRE VIII.

### DES DANGERS ET DES INCONVÉNIENTS DE L'EMPLOI DE L'ÉLECTRICITÉ.

Cette question est une des plus importantes à traiter, et je compte y insister d'autant plus, qu'elle a été négligée davantage par la plupart des auteurs. Ces dangers et ces inconvénients sont cependant des conditions dont on doit tenir largement compte dans l'administration de l'électricité, car ils peuvent quelquefois obliger le médecin de renoncer à ce moyen dans des cas où il eût été utile. D'autres fois il produit des accidents qu'on aurait peut-être pu éviter, si l'on avait pu prévoir la possibilité de leur développement.

Pour traiter cette question d'une manière complète, et avant d'exposer les accidents qui peuvent résulter de l'emploi de l'électricité en thérapeutique, il faut s'éclairer de la connaissance des effets qui peuvent se produire dans trois conditions bien déterminées, qui sont :

1° Les effets de la foudre ;

2° Les effets d'une atmosphère chargée d'électricité;

3° Les expériences physiologiques.

### § 1er. — Des effets de la foudre.

Ces effets ont été étudiés par M. Boudin dans trois intéressants mémoires qu'il a publiés successivement dans les *Annales d'hygiène* (année 1855). D'après ce médecin, la foudre peut produire trois choses :

1° La mort ;

2° Des infirmités plus ou moins incurables ;

3° La guérison de certaines maladies.

Tel est le programme qu'il faudrait remplir pour être complet. Malheureusement M. Boudin n'en a accompli que le premier tiers, c'est-à-dire qu'il ne s'est occupé que de la manière dont la mort arrive. Nous allons résumer quelques-uns des faits qu'il rapporte et qui sont capables d'éclairer le sujet qui nous intéresse ici.

Le nombre des personnes qui meurent par la foudre est considérable. D'après les relevés approximatifs de M. Boudin, il en meurt chaque année 140 en France en moyenne, et dans l'univers entier 4000 à peu près.

Il est certains individus qui jouissent d'une espèce d'immunité contre la foudre. Un semblable fait avait déjà été observé dans la formation des chaînes que l'on effectue entre plusieurs personnes pour faire passer la commotion de la bouteille de Leyde. Il y a souvent dans ces chaînes des individus qui arrêtent la communication de la commotion; il semble, pour une raison ou pour une autre, que leur corps ne soit pas bon conducteur. Il en est de même pour la foudre ; il est évident, dans ces cas, que la constitution physique des sujets doués de cette immunité, peut-être même leur conductibilité, doit jouer ici un rôle.

Parmi les effets singuliers qui se produisent chez les individus foudroyés, M. Boudin en rapporte trois bien singuliers.

Le premier est la mort debout; les individus foudroyés restent souvent assez longtemps dans la situation où la foudre les a frappés, debout s'ils sont debout, assis s'ils sont assis.

Le deuxième est le déshabillement. Les individus

foudroyés sont souvent déshabillés d'une manière complète, et leurs vêtements transportés souvent assez loin.

Le troisième effet consiste dans la production d'images photographiques sur le corps d'individus foudroyés. Ces images reproduisent certains objets qui les entouraient.

Le quatrième est constitué par le déshabillement, souvent complet, quelquefois incomplet, des individus foudroyés. C'est un des effets les plus singuliers de la foudre, et dont il est difficile de se rendre compte.

Les accidents que l'on observe chez les individus foudroyés sont les suivants :

1° Production d'exanthèmes. On a observé ainsi des urticaires, des érythèmes, des érysipèles, etc., etc.

2° L'épilation de tout le corps, non-seulement des cheveux, mais encore des parties les plus cachées.

3° Des paralysies diverses qui peuvent guérir plus tard ou persister une partie de la vie.

4° Des amauroses plus ou moins complètes.

5° La surdité, la perforation des membranes du tympan.

6° Des brûlures plus ou moins profondes.

7° Des syncopes quelquefois très prolongées.

8° Les lésions qu'on trouve à constater après la mort sont essentiellement variables. Ce sont les suivantes :

a. L'arrachement de la langue.

b. L'arrachement du tronc d'un membre entier.

c. La production d'un trou dans le crâne.

d. La fracture comminutive des os du crâne.

e. La proéminence des yeux ; leur arrachement.

Si l'on recherche l'état du corps après la mort, on arrive aux résultats les plus variables.

Chez quelques sujets la rigidité des membres.

Chez d'autres une flaccidité insolite.

Chez un certain nombre une putréfaction rapide.

Chez d'autres un retard dans l'instant de la putréfaction.

Comme désordres anatomiques, on trouve à signaler des lésions souvent très considérables.

La flaccidité des membres.

Le ramollissement des os.

L'affaissement des poumons.

La fluidité du sang.

M. Boudin conclut, des longs détails dans lesquels il entre sur tous ces sujets, que ce qui caractérise les effets de la foudre, c'est l'imprévu, le protéiforme, les contrastes, l'opposition et le mystère.

Le même agent qui produit la paralysie des muscles de la vue et de l'ouïe peut également guérir des paralysies musculaires, des amauroses et des surdités.

### § 2. — Effets d'une atmosphère chargée d'électricité.

Les effets des temps orageux sur l'organisme sont incontestables. Voici ce qu'on sait de positif à cet égard. C'est bien peu de chose.

Les individus sains et bien portants ressentent un malaise, une agitation, un état de pesanteur difficile à exprimer. Leur système musculaire est plus paresseux.

Les individus atteints de rhumatisme chronique, surtout par les temps orageux, sentent se renouveler leurs anciennes douleurs, ou bien celles qui existaient avant présentent une exacerbation notable. Sous cette même influence les névralgies augmentent d'intensité ou leurs accès reparaissent.

La dyspnée, due à des maladies organiques du cœur ou à un emphysème des poumons, se développe souvent par les temps orageux. On voit quelquefois, sous cette influence, des accès de fièvres intermittentes revenir prématurément.

Les individus scrofuleux et scorbutiques voient souvent les principaux accidents dont ils sont atteints s'exagérer par cet état atmosphérique.

Les malades atteints d'une affection aiguë ou chronique éprouvent, à l'instant d'un orage, une aggravation des principaux accidents ; ils sont plus fatigués, plus agités, et leur état fébrile augmente.

Enfin, dans les maladies dont la terminaison doit être funeste, il n'est pas rare de voir la mort survenir par un temps d'orage et devancer ainsi de quelques heures le moment de cette crise suprême.

L'électricité administrée à forte dose pourrait exercer au minimum des effets analogues. C'est, du reste, ce que nous développerons dans un instant avec des détails plus étendus.

M. Brown-Séquard s'est livré à quelques expériences destinées à éclairer certaines questions qui se rattachent à la mort par l'électro-magnétisme et la foudre. J'en dirai ici quelques mots.

Le premier mémoire de M. Brown-Séquard est intitulé : *Influence de l'électro-magnétisme et de la foudre sur la durée de la rigidité cadavérique.*

Suivant Hunter et Himly, la rigidité cadavérique n'a pas lieu chez les hommes et les animaux foudroyés. Cette assertion a été mise en doute, et les expériences de ce physiologiste ont pour but de démontrer que les observations des deux auteurs anglais sont exactes.

Pour arriver à cette démonstration, M. Brown-Séquard applique l'électro-magnétisme à un animal qui va mourir. C'est ce qu'il pratique en enlevant le cœur à quelques mammifères (lapins, cobayes), et en les soumettant au passage d'un courant électro-magnétique. Il trouve ainsi que les courants agissent sur lui de manière qu'après la mort la rigidité leur arrive d'autant plus vite que le courant employé est plus énergique, mais qu'en même temps elle diminue en durée et en intensité. Il conclut de là que la foudre, c'est-à-dire l'électricité atmosphérique en quantité énorme, fait arriver la rigidité même beaucoup plus tôt que nous ne pouvons le faire avec les appareils que nous possédons ; or si la rigidité arrive beaucoup plus tôt, sa durée devra être incessamment diminuée. En conséquence, il pourra être impossible d'observer son existence chez les individus foudroyés.

J'avoue que je trouve cette manière de raisonner un peu singulière. Tout ceci ne consiste en définitive que dans des inductions fort contestables ; et puis peut-on véritablement assimiler à l'action de la foudre un courant électro-magnétique que l'on fait passer à travers un animal auquel on a enlevé le cœur ?

Dans un second travail, intitulé *Sur la mort par la foudre et l'électro-magnétisme*, M. Brown-Séquard se demande comment tue la foudre. Il est facile, suivant lui, de résoudre cette question.

Toute cause, dit-il, d'excitation des forces nerveuse, musculaire, etc., agit de manière à diminuer d'autant plus la quantité de ces forces qui se trouvent à un moment donné chez un individu, que cette excitation est plus énergique. Tous les faits connus démontrent l'exactitude de cette loi ; il en ressort que la foudre, en tant que cause d'excitation extrêmement puissante, déterminera la dépense de toute la quantité des forces nerveuse, musculaire, etc., chez les individus qu'elle frappera. Ces forces anéanties, on comprend parfaitement bien que la vie doive céder aussitôt, parce qu'aucun des actes vitaux de quelque importance ne saurait s'accomplir en l'absence de ces forces.

Ainsi donc la foudre tue en épuisant toute la quantité des forces dynamiques que possède l'économie animale. On s'explique ainsi bien facilement l'absence de toute lésion visible des organes.

La mort peut-elle arriver autrement? M. Brown-Séquard penche pour l'affirmative ; il croit que, dans ce cas, la mort peut avoir lieu par asphyxie, comme elle a lieu en général chez les animaux qu'on tue par le galvanisme ou l'électricité. Alors tous les muscles du corps, respirateurs et autres, entrent en contraction ; il devient impossible à l'individu (homme ou animal) de faire des mouvements respiratoires, et l'asphyxie s'opère complétement. Dans ce cas, on trouve à l'autopsie toutes les traces de l'asphyxie. De plus, les hommes tués ainsi doivent présenter une rigidité cadavérique très reconnaissable. Cette rigidité, survenue quelques minutes après la mort, sera très peu énergique et durera moins d'une heure. Enfin, la putréfaction, qui survient si vite d'ordinaire chez les individus foudroyés, tardera, dans ce cas, un peu plus à se montrer.

M. Brown-Séquard appuie ici ses idées sur quelques expériences qu'il rapporte.

J'ai donné brièvement le résumé des expériences de ce physiologiste pour embrasser dans un cadre complet tout ce qui se rapporte aux accidents causés par la foudre ou l'électricité. Il se peut, en effet, que l'on trouve à chaque instant des applications de faits qui ne sont encore qu'à l'état expérimental. Le second travail de M. Brown-Séquard est, sous ce rapport, d'une plus grande importance que le premier.

### § 3. — Des dangers et des inconvénients qui résultent de l'emploi de l'électricité.

Ces dangers et ces inconvénients peuvent dépendre de trois conditions bien différentes qui sont les suivantes :

1° La nature des appareils que l'on emploie ;

2 L'intensité des doses d'électricité que l'on administre ;

3° L'idiosyncrasie des sujets.

#### 1° *Nature des appareils employés.*

Une simple machine électrique n'a jamais de sérieux inconvénients par elle-même. Il faut qu'il y ait une disposition particulière des sujets pour qu'il en soit ainsi.

La bouteille de Leyde ou les batteries électriques ont, au contraire, souvent de sérieux inconvénients. On ne peut toujours maîtriser l'intensité de la commotion, et l'on a fréquemment observé des accidents à la suite de leur application.

La pile à auge, quand elle n'est pas très forte, n'a pas de très grands inconvénients ; cependant, en raison des courants continus énergiques qu'elle produit, lorsqu'elle est puissante, elle peut hyposthéniser un peu trop fortement ou pour un temps un peu trop long les systèmes musculaires ou nerveux.

Les appareils d'induction peuvent nuire surtout en raison de leur puissance. Ceux qui sont faibles ont peu d'action, et l'on a peu de choses à leur reprocher. Ceux qui sont puissants, au contraire, et dont on ne peut maîtriser l'action énergique, sont capables de produire des accidents : tel est, par exemple, ce qui arriverait pour l'appareil de de Rhumkorff manié par une main inexpérimentée.

En résumé, dans tous les appareils, les effets nuisibles qui peuvent être produits sont toujours de même nature. S'ils semblent varier, cela dépend de la tension du courant et du mode d'application de chaque appareil.

### 2° *Intensité des courants.*

Il est un fait que personne ne contestera, c'est que plus les courants produits sont intenses, plus les effets qui en résulteront seront énergiques, et plus on aura à redouter les inconvénients que nous signalerons dans un instant.

### 3° *Idiosyncrasie des sujets.*

Il y a chez certains sujets des dispositions particulières relatives à l'action du fluide électrique, dispositions qui ne s'expliquent pas, mais qui n'en sont pas moins réelles.

De même que nous avons vu certains individus qui semblent avoir une immunité contre l'action de la foudre, de même il y en a qui en ont véritablement une pour les effets de l'électricité; ils supportent sans sourciller l'action des courants les plus énergiques, et n'en ressentent jamais aucun mauvais effet. Mais, à côté de ceux-là, il en est d'autres, et ils sont bien plus nombreux peut-être qui sont vivement éprouvés par l'électricité, et chez lesquels des doses très faibles de cet agent sont capables de produire des accidents sérieux.

### ACCIDENTS PRODUITS PAR L'ÉLECTRICITÉ.

L'électricité, administrée même localement, peut agir sur l'organisme entier et y produire des accidents divers.

Cet effet général est-il dû à la production de courants dérivés, ou bien est-il le résultat du retentissement sympathique de l'effet local, c'est ce qu'il est difficile de dire ; on peut invoquer aussi bien l'une ou l'autre de ces causes. Aussi suis-je porté à admettre qu'elles agissent toutes les deux à la fois.

Les accidents qui peuvent se manifester alors sont de plusieurs ordres et peuvent se rattacher à plusieurs catégories, qui sont les suivantes :

#### PRODUCTION D'EFFETS GÉNÉRAUX PROPREMENT DITS.

1° *État général.* — On observe, chez beaucoup de sujets, un état névrosthénique bien caractérisé, et qui se traduit par une susceptibilité nerveuse extrême, une impressionnabilité facile, un état d'agitation bien tranché. En même temps il y a de la céphalalgie et quelques vertiges.

Chez d'autres, l'état général que produit l'électricité est un sentiment de fatigue, de courbature, de brisement des membres.

Enfin, deux accidents que j'ai vus plusieurs fois se produire sous l'influence de l'électricité sont la suppression des menstrues et une congestion cérébrale.

2° *Rappel de maladies anciennes.* — Les maladies qui reparaissent quelquefois sous l'influence de l'administration de l'électricité, surtout quand cette administration est énergique, sont les suivantes : Les névralgies, la migraine, les névroses de divers organes, et en particulier les gastralgies, les palpitations nerveuses, les douleurs rhumatismales chroniques, les divers accidents nerveux qui caractérisent l'hystérie, les syncopes ; quelquefois, enfin, on voit l'électricité favoriser le renouvellement d'hémorrhagies cérébrales et la reproduction de ses symptômes caractéristiques.

3° *Exacerbation des symptômes des maladies chroniques existant au moment où l'on administre l'électricité.* — Les maladies qui se trouvent dans ce cas et dont les symptômes reparaissent ou augmentent d'intensité sous l'influence de l'électricité sont les suivantes : Les maladies organiques du cœur, l'emphysème pulmonaire, l'asthme nerveux, probablement l'angine de poitrine, la plupart des névroses, quelquefois des hémorrhagies, des flux, enfin les diverses lésions organiques.

Je considère l'existence d'une maladie chronique d'une certaine intensité comme devant faire repousser d'une manière absolue l'emploi de l'électricité. Cet agent apporterait peut-être quelque amélioration à l'affection contre laquelle on l'emploierait, mais à coup sûr on courrait la chance de voir quelques-uns des symptômes de cette maladie chronique s'exaspérer.

Les dangers et les inconvénients de l'emploi de l'électricité peuvent être bornés aux parties ou aux organes qui en subissent l'action. C'est ce que nous pouvons désigner dans ce chapitre sous le terme d'effets locaux.

## PRODUCTION D'EFFETS LOCAUX.

Pour étudier les dangers ou les inconvénients locaux de l'action de l'électricité, il faut reprendre les divisions principales que nous avons établies. Comme nous en avons déjà signalé un certain nombre, nous nous bornons ici à les énumérer.

### *Paralysies symptomatiques des maladies du cerveau ou de la moelle.*

Lorsque ces maladies sont récentes, il y a grand danger à employer l'électricité; en pareil cas, on voit souvent une paralysie incomplète se transformer rapidement sous cette influence en paralysie complète. Lorsque ces maladies sont anciennes, le danger est beaucoup moindre. La plupart du temps, l'électricité, si elle ne produit pas de résultats favorables, ne présente pas du moins de sérieux inconvénients. Cependant on voit quelquefois, sous l'influence de l'administration de cet agent, les paralysies reparaître ou devenir plus complètes, ce qui est dû à la reproduction des hémorrhagies ou du ramollissement du centre encéphalo-rachidien.

Ces accidents tiennent en général à une des deux causes suivantes, et quelquefois à toutes les deux : l'idiosyncrasie des sujets et la trop grande énergie des courants électriques dont on fait usage.

### *Paralysies par intoxication.*

La paralysie saturnine est celle dont il s'agit particulièrement ici.

En présence de l'inefficacité des courants électriques

dans un grand nombre de ces paralysies, on est assez disposé à employer dans les affections saturnines des courants électriques d'une très grande énergie, d'une énergie beaucoup plus grande que dans tous les autres cas. C'est un tort, car ces courants sont loin de produire toujours le bien qu'on en attend. Non-seulement alors ils sont inutiles, mais encore ils peuvent contribuer à rendre incurables ces sortes de paralysies. A mon avis, il ne faut donc pas suivre ce conseil donné par plusieurs expérimentateurs, d'administrer dans les paralysies saturnines des courants aussi énergiques que possible. Il faut se borner à en donner de modérés, quoique assez forts, et compter plus sur la persévérance de l'emploi des courants que sur leur extrême énergie.

### Paralysies rhumatismales.

Dans les paralysies rhumatismales aiguës, l'emploi de l'électricité est extrêmement douloureux; de plus, cet agent exagère les douleurs rhumatismales et les rend intolérables.

Dans la paralysie rhumatismale chronique, comme j'ai eu tout récemment occasion d'en observer un cas, l'électricité réussit souvent, mais quelquefois aussi on la voit renouveler dans les muscles paralysés les douleurs dont ils avaient autrefois été le siége et qui avaient souvent disparu depuis longtemps.

### Paralysies hystériques.

L'administration de l'électricité chez les femmes hystériques n'est pas toujours sans inconvénients. Je l'ai vue souvent rappeler des accès hystériques, renouveler des douleurs de la même nature. Quant aux paralysies, je n'ai point observé de cas dans lesquels il y ait eu production de paralysie hystérique, ou transformation de paralysie hystérique incomplète en paralysie hystérique complète ; il ne serait pas impossible cependant que cela arrivât.

### *Paralysies des muscles de la vie organique.*

L'administration de l'électricité contre de prétendues paralysies des intestins, ou de la vessie, n'est pas toujours sans dangers. Je n'ai pas vu, il est vrai, cet agent augmenter ces paralysies ou les rendre plus complètes ; mais ce que je puis affirmer, pour l'avoir maintes fois observé, ce sont les douleurs très vives que ce mode d'administration de l'électricité procure souvent aux malades. Quelquefois les souffrances qui se produisent sous cette influence sont tellement intenses, qu'on est obligé rapidement de renoncer à l'emploi de ce moyen.

L'excitation électro-musculaire du diaphragme par la galvanisation des nerfs phréniques produit quelquefois une suffocation et une dyspnée qui sont la conséquence de la contracture du diaphragme. Ces accidents obligent l'opérateur de renoncer rapidement à cette opération.

Avant de quitter le terrain des paralysies, je rapporterai, d'après M. Duchenne, l'exemple suivant qui est relatif à l'un des inconvénients qui peuvent résulter d'une électrisation trop énergique de certains muscles.

Cet accident lui est arrivé en électrisant le muscle trapèze pour une paralysie du membre supérieur. M. Duchenne dirigeait un courant assez intense sur le bord supérieur du muscle trapèze, lorsque passant subitement au bord externe de ce muscle, il plaça un excitateur sur le sommet du triangle sus-claviculaire, de manière à toucher en même temps une portion de la moitié supérieure du muscle sterno-cléido-mastoïdien. La tête exécuta alors un mouvement de latéralité ou d'inclinaison tellement brusque, que le malade sentit un craquement et une douleur très vive dans le cou. Il éprouva de plus des étourdissements et des fourmillements dans les extrémités, et dut être saigné immédiatement.

Ce fait montre le danger qu'il y a à administrer des doses trop fortes d'électricité ; mais rapporté comme il l'est, on ne peut en vérité le considérer comme une observation sérieuse. De quelle lésion cérébrale cette paralysie était-elle le symptôme ? S'agissait-il d'une hémorrhagie , d'un ramollissement ? Cette maladie était-elle ancienne ou de date récente ? Tout cela était très important à dire, car il est probable qu'il s'agissait chez ce malade d'un de ces accidents qui se produisent si souvent et si facilement quand on administre prématurément l'électricité dans des cas d'hémorrhagies ou de ramollissement cérébral, accident qui aurait pu conduire en effet à une reproduction complète de la maladie primitive. M. Duchenne ne paraît pas avoir pesé toutes ces circonstances, car il attribue uniquement cet accident à ce qu'il a administré au muscle trapèze une dose trop grande d'électricité pour son degré d'excitabilité.

*Des anesthésies et des paralysies des organes des sens.*

En combattant l'anesthésie par l'électrisation cutanée, on ne s'expose pas à de grands inconvénients. On peut

voir seulement cette électrisation dépasser la limite de
l'état normal et produire une hyperesthésie là où il
n'existait avant qu'une anesthésie ; mais cela n'a rien
de grave et ne mérite pas d'arrêter le praticien.

### *Vision.*

Un premier danger dans les applications de l'électricité à l'organe de la vue est la possibilité de l'appliquer à des cas pour lesquels l'emploi de ce moyen
est non-seulement inutile, mais encore dangereux.

En effet, le diagnostic de l'amaurose est souvent fort
difficile, et l'on prend souvent pour une paralysie de
la vue des maladies de la rétine, du corps vitré ou
de l'humeur aqueuse. Or, commettre cette erreur
et employer l'électricité dans ces cas, c'est courir le
risque d'augmenter les désordres physiques qui existent déjà dans les yeux et leur donner même un caractère d'incurabilité qu'ils n'avaient pas avant.

Pour les amauroses proprement dites, l'excitation
électrique n'est pas applicable dans tous les cas. Ainsi,
d'après M. Sichel, lorsqu'un œil est affecté d'amaurose
torpide, il suffit souvent d'une excitation même très
faible pour abolir à jamais les fonctions de la nature.

Dans les cas d'amaurose où l'excitation électrique
peut convenir, on se trouve entre deux écueils. Si l'on
administre des doses d'électricité trop faibles, on n'obtient aucune amélioration ; si l'on en donne de trop
fortes, on court risque d'augmenter les symptômes de
l'amaurose et de la rendre incurable, tandis qu'on
aurait pu avoir encore quelque espérance en employant
d'autres moyens.

Je rappellerai à ce sujet le fait suivant que j'emprunte textuellement à M. Duchenne :

« La propriété que possède le galvanisme (courant
» du premier ordre) d'exciter vivement la rétine peut
» être utilisée dans le traitement des amauroses. En
» raison même de cette propriété spéciale, l'électricité
» doit être appliquée à la face avec circonspection. La
» flamme qu'elle produit est tellement éblouissante,
» qu'elle pourrait compromettre la vue si l'opération
» était trop longue, les intermittences du courant trop
» rapides et le courant trop intense. En voici un exem-
» ple : Un malade atteint de paralysie faciale avait
» subi un grand nombre d'opérations électriques avec
» un appareil électro-dynamique (appareil d'induction
» à pile) et avec un courant rapide, sans éprouver de
» sensation lumineuse. Il est vrai que je ne plaçais
» jamais les excitateurs sur les nerfs sous-orbitaires
» ou frontaux, dans la crainte de provoquer une né-
» vralgie.

» Je l'opérai un jour avec un appareil galvanique à
» un degré très modéré pendant cinq minutes seule-
» ment. Dans quelque point que fussent placés les ex-
» citateurs à la face ou sur une partie du cuir che-
» velu, le malade perçoit des flammes tellement
» éblouissantes et rapides, qu'il lui semblait, disait-il,
» que l'appartement était en feu. Après l'opération, le
» malade avait perdu la vue du côté opéré, et cet état
» dura quelques minutes. L'emploi du galvanisme doit
» donc être proscrit à la face, excepté dans les cas où
» il est indiqué d'agir sur la rétine, et encore faut-il en
» user avec circonspection. »

J'ai cru devoir rapporter ce fait avec détail; mais il ne
prouve qu'une chose, c'est que M. Duchenne avait employé un courant trop énergique.

Quoi qu'il en soit, il vient à l'appui de mon opinion

qu'il faut agir avec une très grande prudence lorsqu'on emploie l'excitation électrique pour les yeux.

## Audition.

Tout ce qui vient d'être dit pour les yeux s'applique également à l'organe de l'ouïe.

Lorsque l'on administre intempestivement l'électricité pour des surdités qui dépendent d'une lésion physique quelconque des oreilles, non-seulement le malade n'éprouve aucune amélioration , mais encore cet agent augmente les désordres et peut aggraver la surdité que ces lésions ont déjà produite.

Pour les surdités nerveuses proprement dites, on se trouvera également entre deux écueils. Ou bien on administrera l'électricité à trop faible dose, et l'on n'obtiendra aucune amélioration de la surdité nerveuse qu'on veut combattre. Si, au contraire, on l'emploie d'une manière trop énergique, on courra le risque d'augmenter la surdité et de la rendre incurable.

## Des névralgies.

J'ai bien souvent employé contre les névralgies les deux méthodes que j'ai indiquées, c'est-à-dire la méthode révulsive par électrisation cutanée et la méthode hyposthénisante : je n'ai jamais observé d'accidents ; je n'ai pas non plus constaté d'augmentation des névralgies sous cette influence. Je ne nie pas qu'il puisse en être ainsi, seulement je n'en ai pas observé d'exemple.

Une de mes clientes m'a prié cet hiver d'essayer de combattre une migraine à laquelle elle était sujette depuis longtemps par l'emploi de l'électricité. — Je mis en usage une machine de Gaiffe et Loiseau faiblement chargée et à intermittences rapides. L'application eut lieu entre les deux temps et à l'aide des conducteurs humides. C'était la méthode hyposthénisante que je mettais ainsi en usage. La malade, fort peu courageuse, essentiellement nerveuse, ne put supporter qu'une minute à peine ce courant. Sa migraine augmenta et fut deux fois plus longue et plus intense que dans son état ordinaire. Est-ce un fait isolé ou se reproduirait-il ? Je l'ignore ; je n'ai pas eu l'occasion d'appliquer une deuxième fois l'électricité pour un cas de migraine proprement dit.

### Hyperesthésie.

L'hyperesthésie cutanée ou musculaire présente sous le rapport de l'électricité des variations bien grandes. Quelquefois elle diminue ou disparaît. D'autres fois, elle ne subit aucune modification. Mais, dans un certain nombre de cas, on la voit augmenter d'une manière bien notable sous l'influence de l'application des courants électriques.

### Atrophies.

L'emploie de l'électricité dans les atrophies rhumatismales, même anciennes, n'a jamais d'inconvénient. Cet agent peut n'exercer aucune influence heureuse, mais je ne sache pas qu'il ait produit des accidents.

Dans les atrophies essentielles avec transformation graisseuse, il peut résulter des inconvénients très sérieux de l'emploi trop tardif de l'électricité. Mise en usage à une époque peu éloignée du début de la maladie, on peut espérer développer à l'aide de l'électricité les fibres musculaires existant encore et rendre une partie de leurs mouvements aux muscles atrophiés. Mais quand l'atrophie est déjà ancienne, et que la transformation graisseuse déjà avancée a remplacé la plus grande partie des fibres musculaires, l'emploi de l'électricité non-seulement devient inutile, mais encore il peut être dangereux, il peut contribuer à accélérer la marche de l'atrophie et la destruction des fibres musculaires existant encore. Ce dernier effet peut être attribué à l'excitation trop énergique que donne l'électricité au petit nombre de fibres musculaires restantes, excitation qui entraîne l'abolition de leur contractilité.

Dans la paralysie atrophique de M. le professeur Cruveilhier, l'emploi de l'électricité non-seulement n'est d'aucune utilité, mais ne peut être que nuisible. Toutes les fois, en effet, que l'atrophie musculaire est la conséquence de l'atrophie des racines antérieures des nerfs rachidiens, cette atrophie musculaire suit une marche invariablement et nécessairement progressive. Employée contre les muscles atrophiés, l'excitation électrique ne fait que hâter les progrès de la maladie et accélérer la disparition des fibres musculaires. C'est une opinion que je suis heureux de partager avec M. le professeur Cruveilhier, qui a constaté qu'il en était ainsi dans tous les cas (et ils sont maintenant assez nombreux) qu'il a observés. On doit donc bien se garder d'employer l'électricité dans la paralysie atrophique consécutive à l'atrophie des racines antérieures des nerfs rachidiens.

### Convulsions et maladies convulsives.

L'emploi des courants électriques dans ces diverses maladies est une des applications de cet agent qui peut être la plus contestée. Les convulsions constituent, en effet, des accidents qui sont analogues aux effets que peut produire l'électricité, et l'on pouvait admettre *à priori* que l'excitation électrique ne pouvait qu'augmenter les phénomènes convulsifs. L'application n'a pas justifié ce qu'indiquait la théorie, et les maladies convulsives, sous le rapport de l'application de l'électricité, peuvent être divisées en trois groupes. Dans un premier se rangent les cas dans lesquels les courants électriques agissent comme hyposthénisants et améliorent la maladie, soit d'une manière passagère, soit d'une manière définitive au bout d'un certain nombre de séances. Dans un second groupe se rangent les affections convulsives dans lesquelles l'électricité n'exerce aucune influence. Enfin, dans un troisième, on placera toutes les affections convulsives qui s'exaspèrent sous l'influence de l'administration de l'électricité. Cela est positif, et j'ai cité plus haut des cas dans lesquels il en était ainsi. Les médecins ne sauraient donc prendre trop de précautions s'ils veulent appliquer l'électricité à ce genre de maladies.

FIN.

# TABLE DES MATIÈRES.

## DEUXIÈME PARTIE.



## TROISIÈME PARTIE.

FIN DE LA TABLE DES MATIÈRES.

**CHEVALLIER** (fils). Essai sur les eaux minérales de Clermon
Dôme), et en particulier sur les eaux de Royat. *Paris*, 1855, gr.

**DECROZANT**. De l'emploi des eaux minérales de Pougu
traitement de quelques affections chroniques de l'estomac et d
génito-urinaires. *Paris*, 1846, in-8....................

**DENOS**. Notice topographique et médicale sur les eaux minéra
gnolles (Orne). *Paris*, 1846, in-8........... ........

**DESBREST**. Traité des eaux minérales de Chateldon, de Vich
rive en Bourbonnais, avec les détails de leurs propriétés médic
analyse. *Paris*, 1778, in-12, relié..............

**DOMENGET**. Des eaux minérales de Challes en Savoie. (
1841-1854, 3 parties, in-8................

**DORGEVAL-DUBOUCHET** (L.). Guide du baigneur aux é
males de Lamotte-les-Bains près Grenoble. *Paris*, 1849, in-8.

**DUCOUX**. Notice sur les eaux minérales naturelles de Cran
1847, in-8................

**DUPASQUIER** (A.). Des eaux de source et des eaux de rivière
sous le double rapport hygiénique et industriel. *Lyon*, 1840, in-

— Histoire médicale et topographique de l'eau minérale sulfur
l'établissement thermal d'Allevard. *Lyon*, 1841, in-8, fig......

**DUVAL** (V.). Manuel du baigneur à Plombières. *Paris*, 1850, in

**EISENMANN**. L'eau amère de Friedrichshall. *Würzbourg*, 18
32 pages..................

**FAURÉ**. Analyse chimique des eaux du département de la Gir
deaux, 1853, in-8................

**FOISSAC**. Notice sur les propriétés médicales des eaux de Lo
cipalement dans les scrofules, les dartres, les rhumatismes,
1836, in-8................

**FONTAN**. Recherches sur les eaux minérales des Pyrénées, d
gne, de la Belgique, de la Suisse et de la Savoie. *Paris*, 1855,
5 pl................

**FOURCROY ET DELAPORTE**. Analyse chimique de l'
reuse d'Enghien pour servir à l'histoire des eaux sulfureuses e
*Paris*, 1788, in-8, relié................

**GANDERAX**. Recherches sur les propriétés physiques, chimi
dicinales des eaux minérales de Bagnères-de-Bigorre. *Paris*,
relié................

**GASTÉ**. Essai sur les bains de Marie-Thérèse, ou Considéra
riques et médicales sur les bains. *La Rochelle*, 1829, in-8....

**GERDY** (Vulfranc). Sur les eaux minérales d'Uriage, et sur
physiologique des eaux en général, et les divers modes de l
*Paris*, 1849, in-8................

**GIRBAL** (A.). Études thérapeutiques sur les eaux miné
salines, ferrugineuses d'Andabre (Aveyron). *Montpellier*, 1

**GUÉRARD**. Rapport sur le service médical des eaux miné
France, pendant l'année 1853, fait au nom d'une commissio
démie impériale de médecine. *Paris*, 1856, in-4............

**HEIDLER**. Marienbad et ses différents moyens curatifs. *Pr
in-8, avec 5 planches................

**HENRY** (O.). Analyse chimique de l'eau minérale des sourc
*Paris*, 1844, in-8................

**HENRY**. Analyse de l'eau naturelle ferrugineuse de Forge
*Paris*, 1845, in-8................

**JACQUEMIN** (E.). Mémoires sur l'eau de Selters ou de Sel

www.ingramcontent.com/pod-product-compliance
Lightning Source LLC
LaVergne TN
LVHW010732060726
842527LV00002B/254